# 现代医院与卫生管理

陈贵东 等 主编

吉林科学技术出版社

**图书在版编目（CIP）数据**

现代医院与卫生管理 / 陈贵东等主编 . -- 长春：
吉林科学技术出版社，2023.9
　ISBN 978-7-5744-0879-1

　Ⅰ . ①现 … Ⅱ . ①陈 … Ⅲ . ①医院－卫生管理－研究
Ⅳ . ① R197.32

中国国家版本馆 CIP 数据核字 (2023) 第 179673 号

# 现代医院与卫生管理

主　　编　陈贵东等
出 版 人　宛　霞
责任编辑　董萍萍
封面设计　刘　雨
制　　版　刘　雨
幅面尺寸　185mm×260mm
开　　本　16
字　　数　311 千字
印　　张　14.5
印　　数　1–1500 册
版　　次　2023年9月第1版
印　　次　2024年2月第1次印刷

出　　版　吉林科学技术出版社
发　　行　吉林科学技术出版社
地　　址　长春市福祉大路5788号
邮　　编　130118
发行部电话/传真　0431-81629529 81629530 81629531
　　　　　　　　　81629532 81629533 81629534
储运部电话　0431-86059116
编辑部电话　0431-81629518
印　　刷　三河市嵩川印刷有限公司

书　　号　ISBN 978-7-5744-0879-1
定　　价　85.00元

# 前 言

　　随着我国医疗市场的发展、医疗保障体系的建立、医院管理体制的改革，医院的经济管理环境发生了深刻的变化。面对新的环境，医院既有良好的发展机遇，又面临着前所未有的挑战。而加强医院经营管理，满足人们不断增长的医疗需求，体现以病人为中心、以质量为核心的办院理念，提高社会及经济效益，是现代医院管理面临的首要问题。

　　医院要想科学合理地使用卫生资源，有效加强医院的经营管理，增强医院的可持续发展能力，就必须采取科学的管理手段及方法。医院管理与统计在医院的运营预测、决策、规划、控制、评价，以及在降低医疗成本、减轻病人费用负担、提高医院的经济及社会效益等方面具有积极的作用。因此，我们必须认真学习与研究管理与统计的理论与方法，并将其应用于医院的管理中，为医院的经营管理服务，以不断提高医院的经济及社会效益。

　　由于笔者水平有限，书中难免有疏漏错误之处，诚恳希望广大读者批评指正。

# 目　录

# 第一章 绪 论

## 第一节 医院的概述

### 一、医院的发展趋势

随着社会的进步和科学技术的不断发展，人们对卫生服务方面的需求也在逐步增加，医院的医疗活动与医院管理的内容和范围也日益丰富。医院的功能在不断扩展，专科发展越来越精细，医院人员的专业化程度越来越高，医疗和管理新技术的应用层出不穷，医院将有更深层次的发展。

#### （一）医院功能和服务范围不断扩展

医疗、教学、科研、预防四项任务是现代医院生存和发展不可缺少的基本功能，四者相辅相成。随着现代医学的发展，特别是当前疾病谱的变化，医院功能呈整体化发展趋势。心血管疾病、肿瘤及意外伤害等疾病，仅依靠控制生物因素、物理因素和化学因素是远远不够的，遗传、行为、心理、生活方式、社会环境等因素在疾病的发生、发展和转归中的作用不容忽视。因此，医院必须在应用传统的医疗手段的同时，重视预防医学、社会医学，注意对社会、心理因素的干预。这就要求医院从治疗服务扩大到预防服务，从技术服务扩大到社会服务，从生理服务扩大到心理服务，从院内服务扩大到院外服务，如家庭医疗服务、家庭保健服务等。随着医疗服务理念的不断变化及先进的科学技术被应用到医疗领域，医院服务范围不断扩展，现代医院已经成为集保健、医疗、康复疗养、科研教学于一身的综合体。

#### （二）专科向专业化、整体化方向发展

现代医学的发展使医院的专业分科越来越细，不断形成新的分支，并具有各自的特色。在新的市场环境中，能突出特色、掌握新的专科技术的医院，才能在激烈的市场竞争中脱颖而出。人体是有机的整体，在疾病的诊治过程中，不能分割地去考虑，必须整体考虑，才能正确地认识疾病，做出准确的诊断，进行全面有效的治疗。医院的专科也在高度专业化的基础上趋向整体化，不断出现各种诊治中心，如癌症治疗中心、心血管疾病治疗中心、器官移植中心等。

#### （三）新技术广泛应用于临床和管理中

不断涌现的高科技成果和医疗技术将会不断应用于医院的诊疗过程中，尤其是生命

科学的发展，使人们对人体健康、生命机制、疾病规律和生命质量有了更深刻的认识，以基因、干细胞技术为代表的生命科学技术给医院诊疗工作不断增添新的手段。新技术层出不穷，更新的周期越来越短，使医院不断推出更多科技含量高的服务。

随着计算机技术的飞速发展，信息技术的运用大大提高了医院的运行效率。医院可通过信息技术提高医院内部信息流动的速度和共享效率，合并部分环节，并提高各个环节的工作效率。通过建立医院的内部信息系统和医生工作站，建立电子病历系统，药品电子计费系统，实现医技结果网络共享。医院之间联网合作可明显缩小城乡医院之间的差距，更加简化患者的就医程序，提高医院工作的效率。随着远程会诊系统等国内甚至国际医院之间的医疗网络的进一步加强，国内、国际医院的合作将得到空前的发展，对疑难杂症的诊断、治疗水平将得到很大的提高。

### （四）设备与医院建筑现代化

医疗技术水平的提高离不开医疗设备。医疗设备是医院现代化的物质基础和重要标志，也是医院技术水平的重要体现。科学技术不断发展并应用到医学领域，使医疗设备不断更新换代。医疗设备正向数字化、精密化、细微化、高效化、无创伤方向发展，将来会有更多精密、准确、微量、自动、无创、高效、快速的诊疗仪器，大大提高医院的诊疗水平。由于中心区域用地紧张，地价昂贵，许多位于城市中心区域的老医院的发展改造受到严重制约，在医院建筑上大多采取集中式高层建筑，建筑标准高，普遍使用自动门、室内空调、无线传呼系统、无菌层流手术间等。随着医院医疗流程的改进及服务功能的扩展，医院的建筑也会相应发生改变，不断会有新的设计理念产生。在规划设计现代化医院时，医院应充分考虑到将来的发展，留出今后发展和改造的空间。

### （五）服务模式不断创新

随着医疗体制改革的不断深入，医院面临着开拓医疗服务领域，不断为社会提供新的服务，实现医院功能和结构的调整的趋势，在满足人民群众日益增长的医疗保健需求中实现自身的良性发展。医院更加重视患者的感受和社会评价，注重分析患者的就医心态，主动收集患者及社会对医院的意见、建议和要求，在向患者提供优质、高效、便捷的医疗服务的同时，突出对患者及其家属的人文关怀，努力改善患者的就医环境，以提高患者的满意度和医院的社会美誉度，吸引患者，拓展服务市场。

医疗市场的不断成熟，竞争的日益激烈，使医院的发展必然离不开适应新形势的服务理念。传统的医院流程是多年沿袭下来的自然流程，其出发点是方便科室的内部管理，缺乏从患者的角度考虑安排就诊程序，造成环节复杂、手续烦琐，从而给患者带来诸多不便。为解决"看病难、看病贵"问题，现代医院纷纷借鉴流程再造这一先进管理思想，进行医院流程再造，减少患者不必要的等待时间，增加患者有效就诊时间，提高医疗服务质量。就诊流程的不断优化，大大缩短了候诊时间，简化了流程，进一步体现以患者为中心的理念。逐步改变患者来回走动，甚至多次排队等候的旧的就诊模式，患者不再需要花费大量时间去完成一系列挂号、收费记账、化验、检查、治疗、取药等烦琐的医疗过程。

为满足群众多层次的医疗服务需求，医院开展各种特色服务，如住院部采用宾馆式设计，为病房营造家庭气氛，开设家庭式病房或家庭产房，等等。

### （六）医院管理模式科学化

医院科学管理首先应强调标准化管理，将 ISO 等管理方法引入医院，强化医院质量评估和医院规章制度、技术质量标准。在工作中严格按标准程序办事，强调医院整体功能，实现医院的整体功能与系统层次的优化组合，以提高工作效率与效能。医院信息化建设能帮助管理者及时、准确地收集、分析、处理各种信息，保持医院内外环境信息的畅通，使医院管理手段高效化、智能化。医院管理逐步走上"依法治院"的轨道。医疗活动是由医护人员和患者在特定的环境和条件下进行的互动活动，服务对象的特殊性和服务内容的复杂性，决定了其必须遵守严格的规范。这种规范包括两个方面的内容，一是医疗行业的服务程序和标准，二是相关的法律法规。医疗和管理活动必须遵守国家法律法规，在法律和规章制度允许的范围之内进行，依法行医是医院生存和创新发展的必然选择。随着社会的发展和进步，公众的法律意识逐渐增强，患者的权益保障更规范，与之相适应的法律进一步倾向于弱势群体，患者的权利意识及维权手段更强。建立和谐的医患关系，是医院持续健康发展必须具备的条件，在这种情况下医院将主动改善医患关系，医患之间服务与被服务的关系既重视道德规范，又重视法制约束，医务人员和患者的行为得到规范，医患双方的责任义务和医院的法治建设逐渐得到重视。

医院的经营管理追求高效、优质、低耗。随着医疗机构之间的竞争日趋激烈，医院要想在竞争中得以生存和发展，首先必须强化经营管理。在医疗管理体制、药品流通体制和医疗保障体制改革的新形势下，医院必须加强内部管理体制，改善运行机制，加强成本管理，努力实现高效、优质、低耗。医院要想在激烈的市场竞争中求生存、求发展，就必须将医院效益放在医院经营的中心位置。提高医院的技术效益、社会效益和经济效益，以及效益最大化始终是医院追求的目标，也是医院现代化和医院可持续发展的关键。医院要协调好成本、质量、效益三者之间的关系，将控制成本、保证质量、提高效益作为医院经营的目标。

### （七）医院的社会化程度越来越高

医院对社会的卫生保障作用，使医院由社会医疗中心向社会保障中心方向发展。除了为社会提供必要的医疗服务，还要与社会上的医疗点形成多渠道、多层次的医疗预防网络。医院为开拓市场，与保险公司、企事业单位的联系越来越密切。随着社会分工越来越细，医院对管理效率的要求越来越高，医院的物资设备供应、器械用具的消毒、生活服务等也将逐步实现社会化，有些城市已经建立了消毒供应中心，在国外，甚至出现了独立的医学实验室。医院后勤社会化改革已经成为医院管理体制改革的重要内容。医院社会化程度的提高，促进了医院管理水平的提高，进而提高了医院的服务质量，提升了医院的服务品质。

### （八）对人才队伍的要求越来越高

现代高新科技手段的大量应用对现代医学科学技术专业队伍的素质和培养提出了更高、更新的要求。信息技术的进步和国际交流合作的加强，使得新的医疗技术冲破了国界和距离的障碍，临床医学与基础医学研究结合得更加密切，新的研究成果很快转化成产品和技术应用于临床，医学的进步更加明显，人们对疾病的认识不断加深，诊疗手段和技术不断更新，要求医务人员在知识结构上掌握现代医学知识，具备现代科学技术能力。

实验医学与临床医学结合得越来越紧密，许多医院不仅开展了临床研究，还建立了实验室及实验学科，配备了实验人员，部分医务人员要从事临床和实验研究工作。医院医务人员的培训和继续教育将越来越规范化、科学化，医务人员的素质将不断提高。

随着医院管理要求的不断提高，经验管理将不再适应现代医院的要求，越来越多的医院管理者参加医院管理专业的学习与培训，并有越来越多专门从事医院管理的工作人员，使医院管理队伍逐步走向职业化。

## 二、医院的功能

医院以尊重生命、救死扶伤、维护和保证公民健康为宗旨，要以患者为中心，在提高医疗质量的基础上，保证教学和科研任务的完成，并不断提高教学质量和科研水平，同时做好预防、指导基层工作。

一般来说，综合医院的基本任务是医疗、教学、科研和预防四大任务。随着医学科技的发展、医学模式的转变及人们对疾病与健康概念的变化，医院已从单纯地诊治疾病和照顾患者向疾病的预防和康复、促进身心向健康方向发展。

### （一）医疗是医院的主要功能和根本目的

诊治和护理是医院医疗工作的两大业务主体，同医院的其他辅助业务密切配合形成医疗整体。医疗是医院工作的核心，其他各项工作必须紧紧围绕这一中心任务，保证医疗工作的正常开展。医院医疗一般包括门诊医疗、住院医疗、康复医疗和急救医疗。门诊、急诊诊疗是第一线，住院患者的诊疗是重点，是对较复杂或疑难危重患者进行诊疗的重要方式。

### （二）教育培训医务人员及其他人员

医疗科学技术现代化建设和经常性医疗任务的完成，需要大量合格的卫生科技人才。医院应在保证医疗质量、完成医疗任务的基础上，根据各自的技术条件与业务能力，承担一定的教学任务，培养、训练医务人员。临床医学是实践医学，医院必须对医学院校不同层次、不同专业的学生进行临床教学，提供专业的实习条件，或对院内外医务人员进行继续医学教育，保证医务人员的知识更新，提高医务人员的技术水平。对不同层次的医务人员有不同的需求：初级技术人员需要实践，掌握基本技能，医院要做好基本技能的规范化培训；中级技术人员要扩大知识领域，逐渐提高到高级的程度；高级医务人员要充分发挥其培养、指导下级医务人员的作用，并加快知识更新。只有医院抓好卫生技术人员的培训，才能有效提高医疗水平，保证医院的发展。

### （三）开展科学研究

医院是医疗实践的场所，是医疗卫生技术人才从事医疗活动并将医疗技术应用于临床的地方，也是医疗技术进步的源头。医院的医疗实践活动是医学科学研究的基础，也是科研工作的重要场所。开展新业务、新疗法，都要经过医院临床的实践检验，临床工作也是科研课题建立的根据。医院开展科学研究是提高业务水平的需要，科学研究往往能对医学发展作出贡献，提高医疗质量和医疗水平。科研也是培养卫生技术人才的重要途径，通过科学研究活动的带动，提高医疗技术人员的理论水平和技术水平。医院的广大卫生技术人员是医学科学研究工作的主要力量之一，对医学科学进步起着不可替代的作用。

县级以上的各级综合性医院都应该大力开展临床科学研究和技术革新活动，努力创造条件进行医学科学研究。医院的科研以结合临床的研究为主，努力将研究成果应用于临床，指导临床工作。在有条件的情况下，也可开展基础医学理论的研究，综合性医院、教学医院应承担技术创新的任务。

### （四）指导基层医疗单位

县（区）级以上的医院有责任对特定的下级医疗单位进行业务指导，对其进行必要的扶持，以保障其医疗工作顺利进行，充分发挥基层单位的人员、床位、设备的作用，促进其医疗质量和管理水平的提高，最大限度地满足人民群众对医疗的要求。要为基层医疗单位的卫生技术人员提供培训，选派经验丰富的医务人员和医技骨干到基层医疗单位指导工作，帮助基层单位开展新技术项目。要接收基层医疗单位转诊的疑难危重患者，使其得到及时诊治。对基层医疗单位的疑难病例，医院应派出有临床经验的技术人员前往会诊，帮助基层单位制定治疗方案，弥补其医疗水平的不足。

### （五）完成应急抢救任务

在完成平时的医疗任务的前提下，医院也要为突发的卫生事件等紧急情况做好医疗救护的准备工作，包括抢救物资的准备和人员的训练、应急预案的制定与演练，保证在紧急情况下的救护能力。在遇到突发卫生事件时，要按照上级部门的要求，做好相应的急救、应急工作。

### （六）预防和保健服务

医院在治疗患者的同时，必须进行预防保健工作和社会医疗服务活动，为人民群众提供健康服务。医院预防保健和社会医疗服务的工作范围随着社会居民医疗需求的变化而变化，并在一定程度上受医学社会化程度的影响。要扩大预防，指导基层，同时还要开展健康咨询、门诊和住院体格检查、社区医疗预防和卫生保健、疾病普查普治、妇幼保健指导、卫生宣教等业务。

### （七）康复功能

医院的康复功能是指以医疗工作为核心，使患者在生理上完全康复，在心理上完全摆脱创伤，早日回归社会，能正常充当以前的角色，尽量减少或不留下疾病带来的不利影响，并预防因再患同一伤病而住院。

## 三、医院工作的性质及特点

### （一）医院的性质

医院是带有一定福利性质的社会公益事业单位，其基本性质体现在公益性、生产性和经营性三个方面。医院的主要任务是治病防病、保障人民健康，通过医务人员的集体协作，对住院患者或门诊患者实施诊疗与防病工作。卫生事业的社会公益性规定了医院的公益性。医院应以治病救人为宗旨，不能以营利为主要目的。国家对非营利医院予以财政补贴并免除税务。营利性的医院亦必须弘扬救死扶伤精神，实行人道主义。由于医院是一个经济实体，因而具有经营性质。

1. 公益性

在不同制度和不同经济发展水平的国家中，医院的性质有所不同。在我国，医疗卫生服务是公益事业，尤其是在我国目前医疗保障体系仍不健全，部分城市下岗职工和农民还未得到基本医疗保障的情况下，医疗机构的定位更应保证其公益性质，以满足低收入群体的基本医疗需求，维护其生命健康权。

2. 生产性

医院通过医疗、预防及康复服务，使患者恢复健康、增强体质，保障社会劳动力的健康，同时通过防病、治病保护和修复劳动力，促进生产力的发展，从而为社会创造效益。作为社会生产的保障系统，医院是整个社会中不可缺少的生产性服务机构。

3. 经营性

医疗活动需要人力、物力、财力的投入，必须讲究投入与产出的关系，根据所消耗的劳动资料和劳动力获得相应的经济补偿。医疗服务活动中存在着社会供求的关系，因而是具有经济性质的经营单位，受到商品经济价值规律的制约，存在着医疗服务市场的一些规律与特点。社会主义市场经济体制日益完善，但目前我国仍有部分医院得不到足够的财政支持，因此医院必须讲究经营管理，只有这样才能维持其正常发展。

### （二）医院工作的特点

医院通过提供医疗服务实现其社会目标。医院医务人员提供医学技术为患者诊治与预防疾病，使其康复，与其他系统有明显的区别。医院的服务手段是医学科学技术，这是其基本特点。医院面对的服务对象主要是患者和社会人群，其工作具有特殊性，必须把握住医院工作的特点，才能管理好医院。综合起来，医院工作有以下特点。

1. 质量和安全是医院工作的基本要求

医院的各项工作关系到患者的健康和生命安全，必须十分重视医疗质量和医疗安全。因此，医院必须有严密的组织结构，严格的规章制度、医疗工作程序和技术操作规范，明确的岗位责任制，以便能及时、准确、有效地完成各项医疗任务，保证其质量与安全。

2. 医院工作的科学性和技术性

医疗技术是医院服务质量的关键。一方面，人体的复杂性和疾病的繁杂性要求医务人员应具有全面的医学理论知识、熟练的医疗技术操作能力和丰富的临床经验，以便胜任医疗工作。现代医疗工作的科学技术性很强，而且新技术、新专业不断发展，所以要坚持科技兴院战略，重视人才培训和技术创新。另一方面，也必须重视技术设备的装备、更新和管理。

3. 医疗服务具有人文性特点

医院生产的是服务产品，患者既是生物属性的人，更是社会属性的人，是一个非常复杂的有机整体，这就要求医务人员必须遵循生物、心理、社会医学的模式开展工作。医院要想赢得患者的信赖，提升信誉，赢得市场，就必须提供人性化的服务。因此，医院建立新的服务理念，加强职业道德建设，抓好医德、医风是不可忽视的工作。

4. 医院工作应具有整体性、时间性和连续性

医院的医疗工作由多名专业技术人员参加，通过多学科、多部门的相互配合完成医疗过程。各个部门必须密切配合，做好各个环节的衔接工作，保证整个医疗过程的完整性，防止在医疗过程中出现差错。医院在提供医疗服务时，不仅要提供诊疗服务，而且要做好生活服务，如生活护理、心理护理、临床营养治疗，塑造整洁、安静、优美、舒适、安全的就医环境。提供良好的生活服务有助于患者顺利接受诊疗服务，并能促进诊疗服务的效果，因而生活服务实际上也是医学服务的一部分。患者的病情是不断发展变化的，医疗工作必须把握诊疗时机，尤其是对生命垂危的患者来说，往往是在赢得时间的情况下才挽救了生命，因而抢救患者时必须争分夺秒。同时，医务人员必须对患者的病情进行连续观察，随时了解病情变化，只有这样才能及时做出正确的判断，对治疗方案进行适时调整，对突发情况进行及时的处理。因此，医院要保证医疗工作的连续性，特别要注意做好医务人员的交接班、值班、节假日工作等的管理。

5. 医院工作具有随机性与规范性

由于疾病的种类繁多，加上患者病情千变万化，各有其特点，医务人员难以准确预料患者的发病和就诊情况，这就决定了医院工作的随机性强。正因为医疗工作具有随机性特点，所以要防止工作中的随意性，要有一系列的工作规范和标准，规范工作行为和医疗活动，防范不安全因素，保证医疗质量。医院还必须具有完备的应急预案，以应对突发的卫生应急事件。

# 第二节 医院管理的概述

## 一、医院管理的概念

管理活动就是对组织的资源进行有效整合以达到组织既定目标与责任的动态创造性活动。医院管理是随着医院的出现而产生的一种组织行为，是为了实现医院的组织目标而进行的一系列活动。它是按照医院工作和发展的客观规律，运用现代管理理论和方法，对医院的人、财、物、时间、信息等资源进行计划、组织、协调、控制，以充分发挥整体运行功能，达到资源配置最优化及最佳综合效益的管理活动过程。

## 二、医院管理的任务

医院管理的目的不仅是使医院得到发展，还要为患者提供优质的服务，满足社会医疗保健的客观需要。医院管理要处理好医院与社会的关系、医院内部各子系统间的关系、医院与患者的关系。医院与社会关系的管理是医院管理系统的对外职能，医院的工作、制度等都必须满足社会的需求，为医院的生存与发展创造一个良好的外部环境；医院内部各子系统关系的管理是医院管理系统的对内职能，通过优化医院系统的一系列管理活动，协调好各子系统的关系，保证最大限度地发挥医院的人、财、物、时间和信息的优势；医院与患者关系的管理就是医院以患者为中心，不断提高医疗质量，不断改善医患关系。总体而言，医院管理的任务是改善服务，规范行为，提高质量，确保安全，不断满足患者日益增长的医疗服务需求，探索科学的医院管理体制、运行机制与监督机制。

## 三、医院管理的主要模式

医院管理模式是医院管理的运作方式和所采取的形式。各国的医院管理模式不尽相同，它与国家的社会制度、经济条件、文化背景、医疗保健制度、市场经济模式等因素密切相关。

大体上，医院管理模式可分为以下八种情况。

### （一）美国医院管理模式

美国实行的是当代最典型的市场经济模式，完全实行自由经济、自由经营、自由竞争，政府对经济的干预十分有限。在医院管理上，美国医院也基本套用了企业管理的模式和方法，大多数医院有较完善的法人治理结构，设有董事会或管理委员会，院长由董事会或管理委员会任命。不设董事会的医院，院长直接由医院职工民主选举产生。在美国，医院院长、资深副院长、副院长和院长助理组成医院的院务委员会，院长全面主持医院的各项管理工作，并对董事会或管理委员会负责。院长一般要有商学硕士或公共卫生管理硕士的学位，有一定工作经验和背景，接受过经济学、市场学、人力资源管理学、商业法学、信息技术学、市场策略学、组织行为学等课程的教育与培训。医院一般设 2 ～ 4 名资深副院长，分别主持医疗业务和行政财务管理工作。一般情况下，美国医院的人事招聘全部实行公开招聘办法。

## （二）英国医院管理模式

英国是一个社会保障齐全的福利国家，有相当完善的社会保障体系。凡英国居民均可享受国家医院提供的广泛的医疗服务，政府支付大部分或全部医疗费用，因此英国是国家医疗服务制度最完善的西方国家之一。英国实行初级卫生保健服务、地区医疗服务（当地政府提供）和医院服务（专科医疗服务）三级服务体制。医院的医务人员均受雇于政府卫生部门，而社会工作者则受雇于地方政府。医院院长基本上都是管理专业或经济、法学专业毕业，并通过培训的专职管理人员，他们全面负责医院的工作。此外，医院设有医务、人事、财务、护理等部门，各部门主任也必须具有管理硕士学位或通过管理专业进修后才能担任。

## （三）日本医院管理模式

日本推行全民医疗制度，其医院可分为国立医院、地方公立医院、社团医院、私立医院。医院的领导层由院长和副院长，以及其所领导的诊疗部长、事务部长、护理部长组成。有的医院在院长领导下设诊疗部长、助理医疗部长、事务部长、护理部长、研究部长、药剂部长、营养部长。院长必须是医师，除从事本专业外，还主持医院全面工作，决定医院大政方针，掌握医院发展方向。副院长也由专家担任，协助院长工作或兼任诊疗部长，在业务上有权威性，负责医疗、教学、科研工作。诊疗部下设若干个诊疗科。事务部长是医院的实际组织者，又称运营部长，全权负责医院日常管理，一般从各级卫生行政领导机构的官员中选派。护理部长、科护士长、护士、准护士、助理护士等形成了医院的护理体系。高校医学生毕业后要作为研究生或住院医师临床培训 5 年，经医院评议会评审合格后才能独立从事诊疗工作。

## （四）法国医院管理模式

法国的医疗卫生服务模式属社会福利型，公立医院面向低收入居民，私立医院面向高收入家庭，主要接纳外科、妇产科患者，慈善性质的医院负责恶性肿瘤等疾病的治疗。法国公立医院可分为 5 类：地区大学医院（医学中心）、省级中心医院、地方医院、专科医院、急诊医院。从管理体制来说，政府对医院的控制较为直接，包括医院登记注册、床位增减、大型设备购置等都必须经卫生行政部门核批。在服务方式和各种制度上，法国医院充分体现了服务患者和方便患者的宗旨。院长负责医院全面工作，一般设副院长 4 人，分别负责行政、财务、后勤和人事工作，下设若干个职能科室。医院设有院务委员会，以及医疗咨询委员会、急诊医疗委员会、卫生保险委员会、预防医学委员会等，帮助院长发挥协调、咨询、监督作用。科室实行科主任负责制，全面负责科室的医疗、护理、教学和科研工作。法国医院设有专科门诊和私人门诊，但门诊不设药房；病房分普通病房、特护病房、私人病房、日间病房等。法国医院的经费主要来自社保组织和公共救济金的补助，医院有充分的使用支配权。

### （五）德国医院管理模式

德国是欧美发达国家中社会保障事业最发达的国家之一，其社会保障涉及社会成员基本生活的各个环节，几乎包括生、老、病、残、死、疗养和教育等各个方面。德国以社会医疗保险制度为基础，政府对医院实行宏观管理，高度重视区域卫生规划，根据医学专科特点、社会服务需求和经济结构的原则，将医院划分为社区服务医院、跨社区服务医院、中心医院和特级医院4个层次。德国医院有公立医院、社团医院（宗教、慈善团体或各类基金会捐资）和私人医院3种。德国医院领导体制的最大特点是设行政院长、医疗院长和护理院长，医院不设职能科室，3名院长配有秘书分别负责各自的职责。行政院长负责整个医院的经营管理、人事、基建、物资供应、财务工作；医疗院长负责医生诊疗工作；护理院长负责医院护理的组织领导。行政院长是经济类、管理类、商业类、法学类的高校毕业生，或经2年医院管理培训取得硕士学位者；医疗院长通常为接受过经济学或社会学，以及医院管理、卫生经济等硕士课程教育后的资深医生；护理院长的任职资格要求通过医院管理强化教育一年。院长的任职由董事会在医院进行绩效考核后决定。

### （六）俄罗斯医院管理模式

俄罗斯的医院管理模式比较严格，是从行政型实报实销医疗费用的公费医疗制度逐步转变为市场型保障体系，医院也从国家预算拨款逐步转变为多渠道、多形式筹资。在组织管理上，医院较早实行院长负责制和科主任负责制，院长下设医务、行政等若干副院长，院长和临床科主任都由医生担任。科室的护士长属科主任领导。俄罗斯医院的人事制度正在逐步实行改革，但从总体来说，政治党派已不再是决定医院领导体系的主要因素，医院工会仍发挥较大的作用。

### （七）新加坡医院管理模式

在医疗保障制度方面，新加坡设立了保健储蓄、医疗保险和医疗福利基金。新加坡的医院分为公立医院和私立医院。1985年，新加坡为了改善公立医院管理，将所有公立医院和门诊部垂直组建成两个医疗集团，即新加坡保健服务私人有限公司和国立健保集团，交给私人有限公司管理。公立医院原股权由新加坡国家卫生保健局管理，卫生部派人员参加公司董事会，但医院则全部按私人企业管理方式管理，使医院的所有权和经营权分离。医院的日常经营由董事会委派行政总监全权负责，行政总监一般由非医务人员的企业管理专家担任，下设医药委员会、医院筹划委员会，相关工作分别由临床主管和行政主管负责。政府对公立医院的补助约占医院总支出的58%，公立医院的收费由政府定价。新加坡医院的病房分 A、B1、B2、C 4 个等级，政府分别补贴 0%、20％、65％、80％，以严格控制医疗需求的导向。私立医院主要提供高水平的医疗护理服务和酒店式的舒适休养服务。私立医院只雇佣数量很少的住院医师和一定数量的护理、工勤人员，医疗服务都由私人专科医师提供，院内设立医疗中心大楼以供这些私人专科医师使用。新加坡的医院管理模式有效提高了服务水平和服务效率，并有效控制了医院的服务成本。

### （八）中国医院管理模式

我国医院管理模式经历了 3 个时期的转变。中华人民共和国成立前，主要套用美、英、德等国的模式，特别是教会医院。中华人民共和国成立后，我国全面学习苏联，完全实行计划经济的管理模式。党组织在医院中具有领导地位，院长在党组织领导下具体分管医院业务工作；经济上实行全额补助，实行低医疗收费标准、低药品价格和低职工工资的政策，医院经营困难、条件较差；公费、劳保患者占大多数。随着社会主义市场经济的发展，医院从纯福利型单位转变为体现一定福利性的公益性事业单位，多渠道、多形式办医正在逐步形成。医院实行院长负责制，重视经营管理，为人民群众提供了基本医疗卫生服务和一定量的特需服务，医院的分配与激励机制逐步完善。我国医院管理无论是实践方面还是理论方面都积累了正反两方面的经验。坚持为人民服务，坚持依靠广大医务人员，坚持以患者为中心和以质量为核心，坚持医疗技术与管理的创新，坚持按经济规律办事和合理利用医院资源，坚持中西医并重，都是值得我们继续坚持和发扬的。但是，我国医院管理还存在一些问题，如医院管理模式尚未适应现代医学模式的转变、分配与激励机制仍不完善、人才流动难、不重视成本管理等。这些医院管理中的问题尚需在医疗卫生改革中逐步解决。

# 第三节　医院的宏观管理

我国卫生事业是公益性的福利事业，其基本目的是为群众提供适宜的医疗卫生保健服务，合理利用资源，体现医院的社会效益和经济效益。由于医疗市场不是一个充分自由竞争的市场，不能完全依赖市场来调节医疗资源的配置与利用，政府需要对医院的经营活动进行宏观管理。有效的医院宏观管理，可以使医院的经营管理不是一种纯粹的市场行为，能有效配置资源，提高资源的利用效率和公平性。政府对医院的宏观管理主要有计划手段、经济手段、法律手段和行政手段。

## 一、计划手段

医院宏观管理的计划手段是方向性和强制性的。政府可通过指令性计划统一分配医疗资源，统一制定医院的基本标准，统一制订医院发展规划，统一确定基本医疗服务项目和基本药物目录，统一部署医院的各项工作任务及重大公共卫生及医疗事件的预案，合理确定医院发展的战略目标，集中有限资源进行重点学科建设、资助重大医学科研项目等。

区域卫生规划是政府计划管理的重要手段，是在一个特定的区域范围内，根据经济发展、人口结构、地理环境、卫生与疾病状况，包括人群需求等多方面因素，来确定区域卫生发展方向、发展模式与发展目标，合理分配卫生资源，合理布局不同层次、不同功能、不同规模的卫生机构，使卫生总供给与总需求基本平衡，形成区域卫生的整体发展。医疗机构设置规划是区域卫生规划的重要组成部分，是以卫生区域内居民实际医疗服务需求为依据，以合理配置医疗卫生资源及公平地向全体公民提供高质量的基本医疗服务为目的，将各类不同隶属关系、不同所有制形式的医疗机构统一规划设置和布局。区域卫生规划的目标是规划期间卫生工作的方向和重点，是区域卫生规划的灵魂。在设立区域卫生规划目标时，对未来预测的部分应以翔实的材料为依据，使用科学的方法进行预测，使卫生资源能更有效地分配和利用，保证医疗服务的公平性、可及性、效率及效果。

## 二、经济手段

医院宏观管理的经济手段具有诱导性、间接性、灵活性，主要包括医疗服务价格政策、收支两条线管理、税收政策、医疗保险政策等。

### （一）医疗服务价格政策

建立适应社会主义市场经济体制需要的宏观调控与市场调节相结合的医疗服务价格政策是卫生事业发展的必然要求。医疗服务价格的管理体系对于调整医疗服务市场、完善医疗机构的运行机制具有非常重要的杠杆作用。它既可以调控医疗服务市场，也可以使医院的运行机制、补偿机制更加合理。医疗服务价格管理必须从完善有关政策入手，引导医疗服务走向健康发展的良性循环的道路。此外，建立医疗成本核算制度也有利于准确核定医疗服务价格，建立医疗服务的定价机制，保证医疗服务价格更趋于科学、合理，最终正确引导医务人员和广大群众的医疗服务和就诊行为。

### （二）收支两条线管理

"收支两条线"是指医院将所得的收入上缴国库或财政专户，其所需经费由财政部门按预算核拨，收入与支出分渠道运作，其收支活动处于财政部门直接、全面的监督之下。收支两条线被认为是一项从源头上预防和治理腐败的措施，收支两条线互不交叉，彻底切断非营利性医疗机构与其营业性收入的利益联系。当然，收支两条线需要全面、完善的补偿和考核机制做支撑，否则医疗服务的效率和质量可能会受到影响。此外，收支两条线的管理需要政府提供较大力度的财政支持，政府财政的压力比较大。

### （三）税收政策

我国对非营利性医院不收税，对营利性医院按其收入所得的一定比例纳税。由于医疗服务是一项特殊的社会服务，不管是非营利性医院还是营利性医院，其提供的医疗服务都具有一定的公益性，医疗服务不能够完全实行市场化经营，不能按企业管理模式管理医院，因此对营利性医院的医疗服务收入应实施相对合理的税率。对营利性医疗机构取得的收入直接用于改善医疗卫生条件的，应延长其税收优惠政策的时间。医院税收政策的确立，要有利于促进医疗资源的合理配置、有利于基本医疗服务的提供、有利于群众获得更好的医疗服务。

### （四）医疗保险政策

医疗保险政策是社会进步、生产发展的必然结果。医疗保险通过征收医疗保险费和偿付医疗服务费用来调节收入差别，抵御疾病风险。医疗保险是一种重要的收入再分配手段，是推进卫生事业健康发展的重要举措。医疗保险对患病的劳动者给予经济上的帮助，有助于消除疾病带来的社会不安定因素，是调整社会关系和社会矛盾的重要社会机制，是促进社会文明和进步的重要手段。近年来，随着医疗保险制度的不断完善，我国医疗保险机构也越来越重视对医院医疗服务的监管，促进医院医疗服务的合理提供，努力控制医疗费用的快速增长。

## 三、法律手段

医院宏观管理的法律手段具有强制性、稳定性和超前性。国家依照法定的权限和程序制定的法律法规，是医院在经营管理中必须遵循的。目前，我国出台的与医院经营管理有关的法律法规有《医疗机构管理条例》《中华人民共和国医师法》《中华人民共和国传染病防治法》《医疗事故处理条例》《中华人民共和国护士条例》《中华人民共和国献血法》《中华人民共和国母婴保健法》《中华人民共和国中医药条例》《医疗废弃物管理条例》等。医学技术和生命伦理的发展不断推动着相关法规的建设，调整着公民、法人和其他组织的行为和相互关系。科学、合理的卫生法律法规的制定，可最大限度地保障公民的健康权，促进医院工作向法治化方向发展，推动医学科学进步和经济发展，防止和遏制医学科学技术的滥用，营造公平的竞争环境。不断健全和完善相关的法律法规，是医院、社会和政府共同的责任。

## 四、行政手段

医院宏观管理的行政手段具有权威性、垂直性和强制性。行政手段是指国家用政权力量直接干预，可采用发布命令、指令、规定等形式，按照行政系统、行政区域，直接引导和控制社会经济活动。采用行政手段对我国医院进行宏观管理也是比较有效的管理方式，它的针对性强，措施的效果具有一定的可预见性，传播速度较快，对相关者的影响较大。由于行政手段的这些特点，在运用行政手段时必须尊重客观规律，重视社会和经济效果。事实上，行政手段与经济手段是相辅相成的，如在对医院医疗费用的总量控制中，可同时使用行政手段和经济手段，以调整医院的医疗行为，抑制医疗费用的过快增长。

此外，为了保证卫生政策和相关法规在医院中的顺利执行，卫生监督也是一个有效的行政管理手段。卫生监督可以了解卫生政策和法规的执行情况与成效，促进医院的运行符合相关的法律法规和政策要求，规范医疗市场的行为。当前，卫生监督机构对医院的监督，已从医疗服务的准入，到人员、设备和设施的配备，再到医疗服务的质量与安全，逐步完善。

# 第二章 医院战略管理

## 第一节 医院战略概述

战略本是军事用语，是与战术相对而言的。战略是指总体的、全局性的、宏观的决定和决策；战术是指部分的、局部的、微观的决定和决策。波兰与法国的国际象棋大师萨维利·塔塔科维（Savielly Tartakower）认为，战术是当准备做某事时明白去做什么，而战略是当无事可做时明白去做什么。

### 一、医院战略管理的产生与发展

最早将战略概念与经营联系在一起的是 20 世纪 40 年代末的约翰·冯·诺依曼（John Von Neumann）和奥斯卡·摩根斯特恩（Oskar Morgenstern）。在 20 世纪 40 年代末和 50 年代初，战略管理包括规划、编制、预算系统；20 世纪 60 年代和 70 年代，战略规划在经营单位迅速发展，人们认识到单纯的财务计划不足以成为一个完整的管理系统。1972 年，美国学者伊戈尔·安索夫（Igor Ansoff）在《战略管理思维》一文中最早提出"战略管理"一词。1979 年，他又出版了《战略管理》一书，系统阐述了战略管理模式。同时，美国掀起了战略管理与实践的热潮。战略管理先是在营利性组织（如企业）中实施，而后逐渐扩大到非营利性组织，如教育机构、医院和政府机构等，以应对竞争环境。

战略管理理论发展很快，国外分为三大学派，即竞争战略学派、资源配置学派和目标战略学派。事实上，竞争、资源配置和目标都是医院战略管理的重要内容，必须给予同等关注。

### 二、医院战略管理的特征与作用

#### （一）医院战略管理的特征

1. 全局性

现代医院是一个多层次、多要素、多重关系交织的系统。医院战略管理必须以医院全局为对象，根据医院总体发展的需要规定医院的总体行为，从全局出发去实现对局部的指导，使局部得到最优的结果，保证全局目标的实现。具体地说，作为指导全局的总方针，医院战略是协调医院内部各科室之间、管理层之间关系的依据，是促进医院内各单位均衡发展与重点发展相结合的保证。每所医院都应根据自身的条件和特点，有计划、有重点地发展一批优势学科，以增强医院的竞争优势，并带动其他学科共同发展，使医疗、预防、保健、教学、科研等各项工作协调发展。

全局性还体现在服从国家大局上。我国医院的发展不能照抄、照搬发达国家的模式，不能脱离国情。不适当的超前消费只能使国家、集体、个人背上沉重的包袱。

2. 长远性

医院战略管理应着眼于未来，对较长时间内（5 年以上）医院如何生存和发展进行通盘筹划，以实现较快发展。面对激烈、复杂的医疗市场竞争环境，医院若没有超前的战略部署，其生存和发展将受到影响。长远性也是战略的全局性特征在时间概念上的表现，它直接关系到医院的未来和发展。对未来的设想重要的不是回答未来怎样，而是通过预测未来的变化趋势来制定现在的策略和措施。对于医院来说，在内部建设及外部环境预测等方面，必须有长远的战略眼光，决不能急功近利、搞短期行为，而是要致力于实现医院的长期战略目标。

3. 关键性

关键性又称重点针对性，是指那些对医院整体目标的实现起决定性作用的因素和环节。战略讲究的是环境的机会和威胁、自身的优势和劣势。实施战略管理，就是要抓住机会，创造相对优势，增强医院的竞争力。比如，全面质量管理就是一所医院工作的重中之重。好的医疗服务质量可以成为一所医院吸引患者的招牌，差的医疗质量可以成为阻碍患者前来就诊的主要因素。

4. 权变性

权变性是指善于随机应变、适时调整、灵活机动的能力。医院在其发展过程中，必然会受到诸多方面因素的影响，并随内外环境的变化而变化。医院管理者应根据实际情况的变化，修正战略，调整计划，把战略贯穿于实际行动之中，以求不断适应未来的多变性。战略管理本身就是一个动态的过程。由于医院战略具有长远性，必须经过一定时期的努力才能实现医院的战略目标。同时，战略管理又包括战略制定、战略实施、战略控制等不同阶段，其中每一阶段又包括若干步骤。因而，战略管理过程的各个阶段和步骤是不断循环和持续的，是一个连续不断的分析、规划与行动的过程，要求医院管理者开拓进取、求变创新，制定和实施适应性的应变战略。

### （二）医院战略管理的作用

1. 促进医院快速、顺利发展

制订医院发展战略规划是一个调查研究及学习的过程。通过制订战略规划，可使医院领导者对医院当前和未来的发展环境、发展方向和经营能力有一个全面、正确的认识，全面了解医院自身的优势与劣势、发展的机会与威胁，做到"知己知彼"，以采取相应的策略，不失时机地把握机会、利用机会，扬长避短，使医院快速、顺利发展。

2. 提高医院经营的目的性

管理学中有一个共识：工作成绩＝目标×效率。有的专家认为，"做对的事情"要比"把事情做好"更重要。因为"把事情做好"只是个效率问题，而一开始就设立正确的目标，"做对的事情"才是关键。战略管理中的战略规划，就像战争中的战略部署，在开展之前就基本决定了成败。有了战略规划，医院就有了发展的总纲和奋斗的目标，就可以优化资源配置，创造相对的优势，解决关键问题，以保证医院战略目标的实现。

3. 增强医院的管理活力

医院实施战略管理，就可以围绕战略目标进行组织结构等方面的相应调整，理顺内部的各种关系；还可以顺应外部环境的变化，审时度势，正确处理医院目标与国家有关政策，医疗市场需求、竞争与联合等一系列关系，降低医院经营风险，增强医院管理活力。

4. 提高医院领导及员工的素质

实施战略管理有助于医院领导者从琐碎的日常管理实务中摆脱出来，集中精力于医院环境分析工作，发现和解决那些有关医院前途命运的重大战略问题；有助于领导者总结自己的经营管理理念，使之上升到战略高度，并进一步指导实践；有助于领导者高瞻远瞩，树立战略思想和观念，用战略眼光将医院经营活动的视野放到全方位的未来发展和广阔的市场竞争中，获得更大的成功。对广大员工来说，可以通过战略管理培养他们通观全局的思维方式和价值观念，使之更关注医院的长期目标与自身发展的关系，以便卓有成效地进行合作与配合。这对于 21 世纪的医院来说是十分必要的。

5. 激励全体医务人员和管理人员

战略管理可以使医院更加主动而不是被动地塑造自己的未来。通过战略管理，医院可以掌握自己的命运，使医院内各级管理者都认识和理解战略管理的益处。

## 三、医院战略管理相关概念

医院战略管理可定义为制定、实施和评价使医院能够达到其总体目标的措施和策略。医院战略管理是对医院长期性、全局性发展的目标、途径、手段的谋划或方案的制定。医院战略管理的主要任务包括提出医院的愿景和使命，凝聚人心，指明发展方向，确立医院基本发展态势和市场竞争的策略，制定医院职能战略，把长远、全局性的战略和目标落实到医院具体部门的日常工作中，在服务对象确立、诊疗技术选择、质量水平提高、服务特色塑造、人才队伍建设、信息技术支撑、财务资源支持等环节上建立具体行动方案、财务预算和工作程序。

医院战略管理的工作流程包括 4 个环节：第一步是战略分析，运用分析工具描述国家政治、经济、社会文化、技术方面的变革，以及医疗机构、医药企业等相关机构的竞争状况，为战略制定打基础；第二步，在战略分析的基础上，结合医院自身条件，选择合适的总体发展战略、竞争战略和职能战略；第三步，在战略指导下，整合组织、人力、财务、信息等资源落实战略；第四步，战略控制与调整，在战略实施过程中判断战略是否偏离原定目标，是否遭遇了重大的环境变化而需要对原定战略进行调整。

医院战略管理涉及一系列名词术语，以下仅列出经常遇到的名词解释。

1. 宗旨

宗旨又称使命，是对医院存在的意义的一般描述，应与医院和主要利益相关者的价值观或期望相一致。

2. 目的

目的是医院遵循自己的宗旨所要达到的长期的、特定的目标，它可以看作医院活动在一定时期所要得到的结果。一般情况下，目的是定性描述。

3. 目标

目标是对上述目的的进一步量化或更精确的描述，有时可能表明具体的完成时限。

4. 行为 / 任务

行为 / 任务是实施战略的具体步骤，与具体经营问题及具体个人有关。

5. 控制

控制是将实际战略实施成效与预定目标进行比较，检测两者的偏离程度，并采取有效措施进行纠正，以促使目标的实现。

## 四、促进战略成功的管理模式

战略是对组织的整体运营。在一个组织中，基层人员在组织的各个部门工作，其日常工作主要与其职能、部门或项目小组相关。随着组织结构不断向扁平化的方向发展，组织中各个业务部门管理者的努力、决策和偏好，对组织整体战略的成败有越来越重要的作用。作为医院的领导者，必须认真地看待和思考这一变化趋势对于医院整体战略规划的影响，尤其要注重人员、信息、资金和技术这四类至关重要的资源管理，打破各个组织部门间狭隘的体制和程序束缚，以使医院的各个部门能够不断开发新的资源和提高资源的利用效率，来适应不断变化的战略。

### （一）人员管理

人是战略的核心，人们所掌握的知识和经验是促进战略成功的关键因素。因此，在医院领导者进行战略规划时，必须将组织中的人作为最重要的一类资源来对待。人力资源不仅是人力资源管理部门所关心的问题，同时也应是组织中各个层级的管理者所考虑的中心问题。

在进行人力资源管理时，通常有两种不同的方法，即人力资源管理的硬性方法和人力资源管理的软性方法。前者将人员视为一种资源，考虑组织如何运用其体制和程序来获得、使用、培养及留住人员以保持其战略优势。在这种方法下，组织的需要占主导地位。后者则更为关注人的行为（包括个人行为和集体行为），考虑文化如何成为促进战略成功或者阻碍战略成功的因素。组织的人力资源管理通常过分注重硬性方法而忽略了软性方法，导致组织的战略发展或转变受到较大阻碍。因此，在医院领导者进行人力资源的战略管理时，必须适当地将硬性方法和软性方法有机结合起来，以确保人力资源的管理既能够满足组织的需要，维持组织在人力资源方面的优势，同时也能给予员工的行为以充分的关注，构建起适应组织发展的文化。

### （二）信息管理

在战略管理中，信息是一种重要的资源。没有物质，就什么都不存在；没有能量，就什么都不会发生；而没有信息，就什么都没有意义。随着科学技术的进步，信息技术也在发生着日新月异的变化。在当今充满竞争的市场上，信息管理成为有效提高一个组织竞争力的途径。从战略的角度来看，信息的处理能力能够在多大程度上帮助组织创造新的知识及在组织内外有效分享知识，将成为组织在战略规划中必须仔细考虑的问题。

作为医院的领导者，还应该从以下 3 个方面来理解信息在战略中的重要性。

1. 提高管理能力

例如：医院在采用信息化电子病历后可以提高服务的质量和效率，并能够更快捷地收集患者卫生需求的相关信息，以便于医院制定更加具有针对性的市场战略；医院库房采用信息化的库存管理系统，则能够制定更为科学的存货计划、采购计期，从而降低成本，为医院提供相应的战略竞争优势。

2. 改善组织结构

随着信息技术的飞速发展，组织内部信息的交流将越来越快，医院的领导者可以针对战略问题与基层进行更多直接的沟通和互动，减少信息在不同层级传递过程中的损耗，这将有利于组织发展的"扁平化"，决策者也能够更好地利用信息为组织的未来发展做出合适的战略规划。

3. 发掘市场机会

随着信息更加容易获取，以及对信息的分析技术更加成熟，医院领导者在进行战略规划时有可能依据信息做出更佳的决策。例如，医院所在地域居民疾病发生的相关信息、药品零售机构药品的销售情况、高新诊疗技术的信息等，都能够帮助医院领导者对医疗市场进行分析，做出更加符合实际的战略规划。

### （三）财务管理

资金与资金的管理方式是决定一个组织的战略能否成功的关键因素之一。对于资金的管理，医院的管理者主要应考虑如下 3 个方面的问题：①为提高资金的价值所进行的管理，无论是为股东、员工创造价值，还是保证公共资金的最佳使用效果，都是管理者应该考虑的一个重要问题；②为医院的战略发展提供资金的支持，医院领导者在进行融资活动时要特别注意保证融资活动的性质与战略类型相适应，要关注业务成效和财务成效的平衡；③要照顾到各利益相关者的财务预期，不同的利益相关者对财务成效会有不同的预期，因此在设计不同的战略时，必须充分考虑到不同利益相关者的预期，制定适合的战略。

## （四）技术管理

在科技迅猛发展的当代：首先，要能够及时获得能给组织带来战略竞争优势的技术；其次，要对技术进行适当的管理，使技术能够发挥出真正的作用，成为为组织带来优势的源泉。医院要想通过技术获得竞争优势，需要创造一个有利于发挥创造性的氛围，使技术的创新受到鼓励，且能广泛沟通和交流，形成学习型的组织文化。对医院的领导者来说，首先应该使医院拥有与其自身定位相适应的业务技术，其次要使各项业务技术之间相互配套，最后要使医院有重点、科室有特色、人员有专长。

## （五）资源整合

大部分组织的战略不仅要在每个资源领域具有相应的能力和优势，而且要具备将上述的各类资源整合在一起的能力，这样才能使各类资源对组织战略的实施提供更好的支撑。例如，医院对于人才的培养和引进、对于市场信息的调查和利用、对于高新设备技术的采购和使用、对于资金的投资规划等，看似是一个个不相关的相对独立的活动，但如果从医院的战略管理层面来看，就必须对以上每项涉及资源管理的活动进行整合，只有将医院所拥有的各类资源和能力有效并快速地融合，才能真正从资源的管理上取得竞争的优势，确保各项资源为战略的实施提供最大的支持。

# 第二节　医院战略规划的制订

战略管理的目的就是为组织创造一种独特、有利的定位，从而能够成功地与竞争对手进行竞争，满足顾客的需求，获得卓越的业绩，实现组织目标。医院战略是医院面对激烈变化的经营环境提出的严峻挑战，为求得长期生存和不断发展而进行的总体性谋划。这种谋划注重从全局的视野创造医院的未来。医院战略就是在对医院的内外部环境进行正确分析的基础上，认清医院现有的优势、劣势，面对的机会和风险，选择、确定医院的总体目标和实现目标的方针与策略。

## 一、医院竞争战略的内涵

波特竞争战略与医院战略管理所提出的竞争战略为理论界和企业界所熟知，它是由著名战略管理学家、美国哈佛商学院的迈克尔·波特（Michael Porter，以下简称"波特"）教授提出的，即通常所称的通用竞争战略。波特的 3 种竞争战略分别是低成本战略、差异化战略和集中型战略。低成本竞争战略即企业在提供相同的产品或服务时，其成本或费用明显低于行业平均水平或主要竞争对手的竞争战略。低成本战略的意义是通过成本优势使企业在相同的规模经济下取得更大的利润，积累更多的发展基金，或在不利的经营环境中具有更强的生存能力。低成本战略优势的另一含义是这种优势的可持续性。差异化战略是指企业通过向用户提供与众不同的产品和服务取得竞争优势的竞争战略，这种战略要求企业在产品设计、品牌设计、生产技术、顾客服务、销售渠道等方面提供竞争对手不具备的、不同的产品和服务。这种战略要求企业在产品价格、成本等方面，不仅可以给企业带来高于同行竞争对手的利润率，同时也避开激烈的价格竞争。由于产品或服务具有独特性，增加了对顾客的吸引力，减少了顾客对价格的敏感性。集中型战略是指企业的某一经营领域主攻某个狭窄的特殊顾客群、某一产品系列的一个细分范围或一个地区市场，在这个狭窄的领域内实施低成本或实施差异化，或是两者兼而有之的竞争战略。

波特认为，只有在其经营领域内选择上述 3 种战略之一，企业才能发展，才能在竞争中获胜。而美国的另一位管理学者迈克尔·哈默（Michael Hammer，以下简称"哈默"）则认为波特实际上只提出了两种战略，即低成本战略和差异化战略，而集中型战略不能作为一个独立的战略。笔者同意哈默的观点。事实上，集中型战略是差异化战略、低成本战略在一些局部领域的集中运用。市场竞争的历史经验和教训告诉我们，低成本战略和差异化战略对企业的生存和发展具有十分重要的意义。

从波特竞争战略中可以发现其基本观点：企业战略的关键是确立竞争优势。要确立和发展竞争优势，则要求管理者对 SWOT（优势、劣势、机会、威胁）进行组合分析，洞察环境变化的趋势，把握机会，规避风险，发挥优势，弥补劣势，使外部环境变化时所出现的机会和企业本身优势之间形成交集，寻找未来最佳经营范畴。波特的 3 种基本竞争战略理论发展完备，广泛地应用于一般产业的分析中，为决策者进行产品定位、实现利润最大化和提高竞争地位提供了清晰的指导。波特竞争战略中的"企业"被定义为"相关经济活动的集合体"，因此波特用于单个企业的竞争战略理论在某种程度上可以用来分析医院竞争战略的选择。

不同类别、规模、资产性质的医院，要根据自己的目标市场定位选择合适的竞争战略来经营自己的医疗业务。每个医院管理者都必须把握多变的环境，根据自身的特点确定战略目标和方向，构建和发挥自己的竞争优势。

## 二、医院战略的层次

医院战略有不同的层次，可分为总体战略、业务战略、职能战略。

### （一）总体战略

总体战略是医院最高层次的战略，它根据医院的目标，选择医院的经营领域和发展方向。从医院的经营发展方向到医院各部门的协调，从医院有形资源的利用到医院价值观念、文化环境的建立等都是医院总体战略的重要内容。从其形成的性质来看，是关乎医院全局发展的、整体性的、长期的战略行为；从参与战略形成的人员来看，主要是医院的高层管理者；从对医院发展的影响来看，与医院的可持续发展有着密切的联系。

### （二）业务战略

业务战略是医院各业务经营单位的战略。经营战略是在总体战略的指导下，具体科室的经营计划和方略。业务战略着眼于专业科室的局部战略问题，关系着某一具体的服务和市场，在一定程度上影响医院总体战略的实现。

### （三）职能战略

职能战略是医院职能部门的战略，它是指医院职能部门创建和有效运用研究开发、医疗服务、财务运营、人力资源等方面的机制和方略，以保证医院总体目标的实现。职能战略着眼于医院的经营目标进行相关的策划，提出实现目标的具体措施和计划，促进和保证医院战略目标的如期实现。战略制定必须以更新经营理念为前提，医院宗旨的陈述是制定医院战略的基础和起点。医院宗旨要回答"医院为什么存在？医院要干什么？"的问题。医院宗旨是医院经营理念的集中体现。在社会主义市场经济体制下，医院经营理念主要包括以下 7 个全新观念。

1. 客户观念

随着医疗卫生市场的竞争愈发激烈，医疗服务的买方市场逐步形成，患者对医疗服务的要求越来越高，选择医院的意识越来越强。因此，医院要树立患者第一的观念，一切以患者为中心。

2. 质量观念

树立质量就是生命的服务观，实行全员质量管理。实施：①医院文明建设与全优服务结合；②发展科学技术与提高医疗质量结合；③提高工作环节质量与医疗终末质量结合；④落实权责与激励结合。运用 PDCA 循环管理原则，以检查抓落实，增强全员质量责任意识。

3. 市场观念

市场观念是指医院管理者应具有强烈的市场意识，也就是按照市场需求即患者需要来调整医院服务活动的观念。

4. 竞争观念

对外，即医院之间的竞争，是各自实力的较量，是人才、技术、设备、质量的竞争，也是医院之间经营管理及对外适应能力等方面的竞争；对内，竞争是医院人事、分配机制产生活力的根源。

5. 开发观念

医院管理者应具有开拓创新和随机应变的经营观念，在人力资源、技术资源、管理资源及市场等方面进行开发。

6. 人才观念

医院管理者要具有研究人才成长，发现、选拔、合理使用和有效培养人才的观念，也就是研究智力投资或智力开发的观念。

7. 效益观念

医院管理者应具有以社会效益为首位，不断提高经济效益的观念，这是经营理念的核心观念。

### 三、制定医院战略的步骤

在制订医院战略规划前，决策人必须明晰以下问题。

#### （一）医疗市场容量与需求强度

对于医疗市场容量与需求强度要知晓两大类问题：①医院所服务的人口规模、分布情况及目标人群的变化趋势。未来 5 年，医院现有的服务人群是增加还是减少？特殊人群的服务需求有无变化？目标人群对医院的使用模式如何？是来看常见病，还是来看疑难杂症？某个服务项目将怎样影响医院的其他服务？某一项目的需求在多大程度上依赖于保险覆盖情况？②医院在区域医疗市场上所占的份额。竞争对手得到了多少市场份额？患者来自全国哪个地理区域？服务的主要对象是谁？哪些人群靠医院实现他们大部分的医护服务需求？服务区域人群的年龄分布情况及经济状况的发展趋势。

要对患者的构成进行量化分析。例如：是什么使得患者到你的医院购买服务或寻求护理？为什么你的医院比其他医院对患者更有吸引力？除了医疗护理，什么是吸引患者的"增值服务"？医院提供的服务是否有不完善的地方？来诊患者对医院的满意度是多少？患者满意的关键点在哪里？什么是提高患者满意度的关键服务？哪些服务占有较大的市场份额？哪些市场份额较小？是否应考虑削减或停止不能对医院的使命、财务状况和效率作出贡献的服务？是否考虑不自己发展，而是购买不足或弱项的医疗服务能力？

#### （二）顾客/患者分析

医院还要制定适当的技术、临床服务模式。医院要了解改变临床服务模式对服务的需求或利用的预测值会有怎样的影响，改变技术对服务的需求或利用会有怎样的影响。

### 四、医院竞争环境分析

在进行医院竞争环境分析时，通常采用 SWOT 分析法，即对医院的优势、劣势、机会与威胁进行分析。在分析时要把所有的内部因素集中在一起，然后用外部的力量对这些因素进行评估。SWOT 分析通常有以下 4 个步骤。

#### （一）对医院内部环境的分析，找出自身的优势和劣势

医院的优势是指在执行策略、完成计划及达到确立的目标时可以利用的能力、资源及技能的独有优势。医院的劣势是指执行策略、完成计划和达成确立的目标时可以利用的能力、资源及技能的缺失。影响这些优势、劣势的主要因素包括对市场的控制能力、核心优势、经济规模、成本、领导和管理能力、技术能力、专科特色、服务差别等。

### （二）分析医院的外部环境，认识机遇与威胁

医院的机遇是指在环境变化的趋势中对医院的生存与发展有吸引力的、积极的、有促进作用的因素。医院的威胁是指在环境趋势中对医院的生存发展不利，有消极、抵抗作用的因素。优势、劣势、机会和威胁都是相对的、动态的，是在特定时间和特定区域内通过比较而识别的。

### （三）组合医院的优势、劣势、机遇与威胁

把识别出来的优势分成两组，一组与机遇有关，另一组与威胁有关。把识别出来的劣势分成两组，一组与机遇有关，另一组与威胁有关。然后构建一个表格，每个单元占1/4。把医院的优势与机遇、威胁的两组配对，也将劣势与机遇、威胁的两组配对，分别放在单元格内。

### （四）制定不同的医院战略

在某些领域内，医院可能面临来自竞争者的威胁；或者在变化的环境中，有不利的趋势；或者在有些领域或趋势中，医院存在着某些劣势。医院的战略选择就是把这些劣势消除。在某些领域内，医院可能面临一些机遇；或者在变化的环境中，有有利的趋势；或者在有些领域或趋势中，医院存在着某些优势。医院的战略选择就是要利用这些机遇形成自己的真正优势。在某些领域中可能有潜在的机遇，但医院存在着某些劣势。医院的战略选择就是要把这些劣势加以改变，逐步形成自己的优势。在某些领域中可能有潜在的威胁，但医院存在着某些优势。医院的战略选择就是要将这些优势加以保持和发扬，并保持警惕，随时监控威胁的出现。

## 五、提出战略备选方案

### （一）规模经营战略

规模经营在于成功地实现低成本扩张，抢占更多、更大的市场，拥有强大的市场竞争力。规模经营效益可以通过联合兼并、资产重组等方式形成医院或医疗集团，连锁经营和各种协作方式的松散型联合，其结果必然是拓展新的医疗市场，促进区域卫生资源利用的效益，发挥医院规模经营效益。规模经营机遇和风险并存。为防范扩张失败或背上沉重的包袱，规模效应要把握好扩张的方向和对象。选准扩张的方向，实现跨越式发展，把眼光盯在中国加入世界贸易组织（WTO）后的国内、国际医疗市场。选准扩张的时机，从医院的内部优势分析中看出医院的综合实力及经济基础已发展到一定阶段，完全具备扩张的实力。选准扩张的对象，不能在一个狭小的区间选择规模小而无特色的医院，要在认真做好市场调查的基础上考察拟并购的医院，分析扩张的可行性。要积极稳妥地实现低成本扩张，做好产权制度、人事制度、分配制度等方面的工作。

### （二）差异化经营战略

随着生活水平的提高，患者在医院不仅希望得到快速、安全、有效的治疗，也希望

得到医务人员的关心和爱护，还希望享受到方便、舒适的医疗服务。因此，服务质量和医疗质量是医院工作质量固有的、不可分割的两部分，医院应建立自己独特性的服务战略。尤其是在医疗技术专科特色、高服务质量和社区服务逐渐形成的今天，差异主要来源于资源和能力的差别，其中最主要的区别是组织资源、人力资源和无形资产。

### （三）品牌经营战略

采用品牌经营战略，就是要创造出医院特有的服务模式，既符合市场，又适合患者，这样才能保证医院竞争力的持久发展。因为在消费市场中，品牌意识在消费者头脑中越来越强，一旦消费者在医院提供的医疗服务中形成"消费满意"，就会与医院建立起长久的良好医疗供需合作关系。医院的品牌，除了产品固有的技术含量、产品质量和价格三大要素，还应有由专家知名度、专科特色、高精尖仪器及技术水平等要素形成的无形资产，包括医院的社会信誉度高、专家知名度高、在人群中的口碑好等。在医疗市场中，谁能够解决好患者的问题，有具有竞争优势的核心技术，谁就能够得到患者的信任。有了患者的信任，医院就有发展。没有学科优势，没有自己的特色和品牌的医院，在医疗市场中就没有竞争力。

一个品牌的形成往往需要相当长的时间。对于一个医院来讲，形成品牌的道路只有一条，那就是依靠不断创新，求助于高新科技，在创新中寻求空间，通过创新来树立医院的核心技术，树立医院品牌。

### （四）优质经营战略

患者选择医院以医疗质量的高低为第一标准，面对社会日益增长的医疗需求和质量理念的产生，医疗质量管理必须与国际接轨，只有这样才能在入市后的医疗市场竞争中取胜。开展医疗质量管理主要从以下3个方面着手：①重视质量管理国际标准；②重视生态文化在医院建设中的作用；③重视服务水平的提高。

### （五）特色经营战略

人无我有是独创技术，人有我优是优势技术，人多我精是特色技术。构成特色经营的就是这些技术，技术特色是形成有效竞争力的核心。实施特色经营的基础是"院有重点学科、科有专科特色、人有技术专长"。要发展技术特色就要靠技术创新，要开展技术创新就要靠高素质人才，人才要完成创新又需要设备、资金等工作条件。因此，特色经营战略强调的是特色与创新，实际反映的是医院核心竞争力。创新的本质就是占领医疗市场。在进行充分的战略分析的基础上，可以提出医院的战略备选方案。提出战略选择方案时需要考虑的最基本问题是"哪一种战略方案最明智"。人们在选择战略方案时往往考虑那些显而易见的战略，因此在医院战略选择的过程中，可供选择的方案越多越好。

## 六、评估战略备选方案

按战略分析的原则评估各备选方案，一般要抓住以下两个基本点：①要选择的方案是否发挥了医院的优势、克服了弱点、善用了机会，并将威胁削弱到最低程度；②战略方案是否可被接受，问题的关键是医院利益相关者能否接受这个战略方案。

### 七、战略选择

在评估战略方案的基础上，由医院的决策者进行战略选择。选择的战略方案可能是一种，也可能是一种组合。医院决策者和利益相关者的价值观和期望在很大程度上影响着战略选择。

### 八、制定战略计划和政策

根据选择的战略方案，制定相应的政策、策略和战略实施计划。首先要确定目标和任务，确定战略实施的指导思想和原则，明确要做什么、在什么时间做、由谁去做、需要什么资源、资源如何分配。也就是说，要制订详尽的战略实施计划。战略计划的目标是使用正式的计划系统来实施医院战略，并将医院战略行为时间表化。一般有 3 种战略计划方法：①从上到下，计划主要从医院高层开始制订并进行控制；②从下到上，计划主要从医院各个部门开始制订，医院只是加以引导，说明其要求，医院高层最后判断各部门提交上来的计划；③综合地进行，在医院高层和各部门间开展连续的讨论。

# 第三节　医院战略控制

控制一般是指将反馈回来的实践结果与预定的目标（标准）进行比较，检测偏差程度，评价其是否符合原定目标（标准），发现问题，及时采取措施予以纠正。一所医院对其战略活动的控制是一个调节过程，即通过保持医院系统稳定运行，借以实现医院战略目标的不断调节过程。

### 一、医院战略控制的目的与任务

战略控制之所以必要，是因为在战略实施过程中会出现一些问题。例如，出现战略方案的局部或整体与内部条件不符的状况，这一般是由于战略方案制定不周全或环境发生与原来预测不同的变化。因此，战略控制的目的主要有两个方面：①为了保证战略方案的正确实施；②为了检查、修订、优化原定战略方案。但是，要注意战略控制不是具体地去进行计划执行情况的检查与控制，它所关心的是以下一些主要问题：①现行战略实施的有效性；②制定战略方案前提（如战略环境及预测等）的可靠性；③早期发生战略方案修正的必要性和优化的可能性；④有无对战略方案与战略规划进行重新评价的必要性。

## 二、医院战略控制的程序

战略控制作为一个调节过程，一般有以下 5 个步骤。

### （一）确定目标

医院管理部门在制定战略方案前就要明确而具体地指出医院的战略总目标和阶段目标，并将此目标分解给下属各部门，使各部门既有一个确定的奋斗方向，又有一个阶段的分目标。

### （二）确定衡量工作成果的标准

衡量标准或称评价标准是工作成果的规范，是从一个完整的战略方案中所选出的对工作成果进行计量的一些关键点，它用来确定医院各级是否达到战略目标和怎样达到战略目标。

### （三）建立报告和信息反馈等控制系统

报告和信息反馈系统是医院进行控制的中枢神经，是收集信息并发布指令所必需的环节，这对于大型和超大型医院来说意义更为重要。没有报告和信息反馈系统，医院就不可能获得进行分析与决策所需的充足而及时的信息。

### （四）比较结果

比较结果是对收集到的信息资源与既定的医院评价标准和医院战略目标进行比较和评价，找出实际活动成效与评价标准的差距及其产生的原因的过程，也是发现战略实施过程中是否存在问题和存在什么问题，以及为什么存在这些问题的重要过程。

### （五）采取纠正措施

对结果进行比较后，如果达不到所期望的水平，医院则应采取纠正措施。纠正措施应视问题的性质和产生的原因而定，不一定是对问题所在部门采取责令其改正的方式，也可以调整评价标准或医院目标及该部门的分目标。

在医院战略控制的过程中，从着手纠正到完成纠正往往存在一个时滞，一所医院的服务范围越大，服务人群越分散，跨地域服务越多，组织规模越大而复杂，这种时滞往往会越长。

## 三、医院战略控制机制的选择

医院总体上正确地运用战略控制机制，可以使各部门在控制自己的战略决策时，从优先考虑本部门利益的排外立场转变到积极寻求统一的医院总战略。所谓控制机制，主要是指控制的手段及其耦合。医院的控制机制有 4 种类型。

### （一）计划的控制机制

计划是医院对下属部门进行战略管理时具有关键作用的控制机制，大多数医院都在战略方案的指导下制订实施计划。计划的控制机制是要在可行的范围内，使制订的计划能够将医院和它的业务分部门的目标具体化为指标或标准，如在利润、支出和投资水平等方面的指标或标准。

从战略的角度评估一个计划，必须注意以下几个方面的问题：①计划是否与战略目标相一致，并为战略目标的实施服务；②计划是否与战略环境相符合；③计划是否与内部条件相协调；④从可获得的资源、业务单位的能力和价值的角度来看，计划内容是否恰当；⑤计划能否应对一定程度的风险，有无应变能力；⑥计划的时间期限是否恰当；⑦计划是否具有可操作性；⑧计划能否激发人们的积极性。

从医院管理的实践经验来看，计划中易犯的错误：①医院主要领导者过度依赖于计划提出者或委托单位；②管理者埋头于处理眼前问题和日常事务；③制订了一个起点不高的计划或制订了难以实现的空洞计划；④没有使各级执行人员参与计划；⑤没有使计划成为评价绩效的标准；⑥在计划的执行过程中各相关部门各行其是，难以协调；⑦计划过于死板，缺乏应有的灵活性和回旋余地；⑧不能及时有效地检查计划的完成情况。

### （二）数据资料的控制机制

数据资料的控制机制主要是通过负责收集和提供与医院发展战略有关的数据资料的系统来进行战略控制。其成功的关键在于信息的及时、有效和准确。它主要包括信息系统、成果评价系统、资源分配程序、预算过程等。

### （三）管理人员的控制机制

管理人员的控制机制指通过为管理人员和职工提供帮助、强化协调等办法，使他们的愿望和自身利益的观念从对本部门的局部利益的要求转到关心医院总体发展战略活动上去。这一机制成功的关键在于以下3个方面：①下属对医院战略的理解和支持；②正确使用杰出的管理人才；③最大限度地调动职工的积极性。

### （四）解决争议的控制机制

解决争议的控制机制主要解决各部门在实行战略方案时所引起的争议。它是指：①决策责任的确定和调整；②建立争端解决程序；③必要时建立相应的协调机制，如协调委员会、特别工作组等。

为了防止争议的产生，医院还可采取避免争议的预先控制手段。也就是说，管理人员可采用适当的手段，使不适当的争议行为没有产生的机会，从而达到不需进行控制的目的。具体做法有以下4种。

1. 管理自动化

医院通过自动化手段来减少所需的控制，因为一些自动化手段能够按照医院的预期目标正确工作，从而减少矛盾，保持工作的稳定性。

2. 相对集中化

相对集中化指把权力集中于少数高层管理人员手里，减少了分层控制所造成的矛盾。

3. 与外部组织共担风险

与外部组织共担风险指医院的一些业务活动由共担风险的外部组织承担责任、负责控制，本医院或单位不需要再进行控制。

4. 转移或放弃某种服务活动

转移或放弃某种服务活动指把某些难以控制的业务活动通过转让等办法使其在本单位停止，以此来消除有关的控制活动。

医院战略规划的是医院的远景和任务，医院经营战略的核心是资源配置。通过筹划研究未来的资源配置及与外部环境相互作用，指导和解决医院经营发展中的一切重要问题。要想利用各种机会和回避各种威胁，同时把医院内部的弱势转化为优势，就需要医院建立战略管理系统。战略管理系统能够解决市场占有份额、市场的复杂性、固定资产规模、市场增加率、竞争程度和环境的变化程度等方面的问题。中国加入 WTO 后，医疗市场更加开放，国家鼓励更多私人和外商投资医院，市场竞争更为激烈。同时，开放的经济要参与全球的竞争，必然会产生复杂的经营环境，决策者不再具有关于环境因素的足够信息，难以预测外部环境的变化。这种环境的不确定性、复杂性和多变性也增加了医院进行决策的难度。一个科学、合理、实际操作性强的发展战略是在医院发展目标的指引下，结合对医院外部环境（机遇与风险）和医院内部情况（优势和劣势）的全面分析，得出如何实现医院目标的策略和方法的战略。战略解决的是医院内部思想一致、步调一致的问题，思想一致，才能目标一致和行为一致，才能减少内耗、减少运营成本、增加效益。

# 第三章 医院人力资源管理

## 第一节 医院人力资源管理概述

### 一、医院人力资源的概念及特征

#### （一）医院人力资源的概念

人力资源（human resource, HR）这个词语最早是由美国当代著名管理学家彼得·德鲁克（Peter Drucker）于1954年在《管理的实践》一书中提出的，他认为人力资源是与自然资源或物力资源相对应的，是以人的生命机体为载体的社会资源。目前，在人力资源管理领域较为通用的定义是：人力资源是一定范围内的人口中所具有劳动能力的人的总和，是能够推动社会进步和经济发展的具有智力和体力劳动能力的人的总称。

从上述定义中可以看出，人力资源有三层含义。一是人力资源是特定的物质实体，即一定数量和质量的劳动人口（如一个医院的在职员工），它是构成人力资源的物质基础和前提。但人力资源并不是劳动人口本身，而是劳动人口中所蕴含的劳动能力，即人的体力和智力。二是人力资源涵盖了所有劳动人口的劳动能力，对一个医院来说，是包括从最高管理层、专家、教授到最基层工作人员在内的全体员工的劳动能力。三是人力资源是构筑组织结构资源的第一要件，是一切资源中最关键的资源，是最活跃、最积极的生产要素。

在上述定义的基础上，引申出医院人力资源的定义：医院人力资源是指医院内具有一定的学历、技术职称或某一方面专长的专业技术人员、管理人员和后勤人员。

#### （二）医院人力资源的特征

一般来说，人力资源具有以下5个特征。

1. 两重性

人既是生产者，又是消费者。人力资源的两重性要求我们既要重视对人力资源数量的控制，又要重视对人力资源的开发和对人才的培养。充分利用、开发现有的人力资源，将会产生很大的经济效益和社会效益。

2. 时效性

人力资源的形成、开发和利用都受到时间的限制。从个体角度看，作为生物有机体的人有其生命的周期，如幼年期、青壮年期、老年期，其各阶段的劳动能力各不相同；

从社会角度看，人才的培养和使用也有培训期、成长期、成熟期和老化期。

### 3. 能动性

人不同于自然界的其他生物的根本标志之一，就是人具有主观能动性。人具有思想、感情，有主观能动性，能够有目的、有意识地认识和改造客观世界。在改造世界的过程中，人能通过意识对所采取的行为、手段及结果进行分析、判断和预测。人具有的社会意识和在社会生产过程中所处的主体地位，使得人力资源具有能动性。这种能动性表现在自我强化、选择职业及积极劳动等方面。

### 4. 社会性

人是社会关系的总和。人力资源随着人类自身再生产的发展而发展，受人类生存条件的制约，更受社会经济条件和特定生产方式的制约，带有明显的时代和社会的烙印。同时，每一代人都会"承前启后"，在前人的基础上向更多的领域和更高的层次发展。

### 5. 再生性

人类总体上有再生性，能通过人类自身的再生产不断发展，不像矿产等实物资源那样具有耗竭性，而是能再生和可持续发展的特殊资源。人力资源的消耗与磨损主要表现在生理、心理、能力的消耗与磨损等方面。生理的磨损与消耗主要靠身体休息、饮食营养和新人力资源补充来实现再生；心理的磨损与消耗主要靠良好的个人心理素质、和谐的人际关系、公正有效的制度和优秀的文化来使其恢复和再生；能力的磨损与消耗主要靠个人学习、在职培训和建立学习型组织来使其再生。人力资源的再生性不同于一般生物资源的再生性，除了遵循一般生物学规律，还受到人类意识的支配和人类活动的影响。

医院人力资源作为人力资源的一部分，除了具备人力资源的一般特征，还具有一些自身的特征。

### 1. 高度密集

当患者到医院就诊时，首先会到挂号处挂号，挂号员按患者所需就诊的科别办理挂号手续，然后由护士进行分诊，由医师为其诊断并提供治疗方案。有的患者需要做相关的物理检查和化验检查，因此又需要许多医技科室人员或检验师的协助。到药房取药时，药师也会为患者提供药品咨询服务。不难看出，一个患者到医院看病，就有很多人为其服务。所以，医院是一个人力资源高度密集的工作场所。

### 2. 高度专业

根据美国劳工部的统计，医院专业种类有20多种，除了人们熟知的医师、护士、药师，还有各种不同的专业人员，而且各专业都有不可替代性，如护士不能从事医师的工作，医师不能做药师的工作，等等。所以，医院的人力资源高度专业化。

### 3. 人力资源安排的轮休制

就医院总体而言，它所提供的是全年无休的服务，也无所谓营业时间的限制，必须24小时都有人员提供服务。所以，在人力资源的安排上必须根据值班的需要实行轮休制。

4. 按职级分层使用

医院人力资源除了要最有效率地使用，还有法律法规上的一些要求，应根据其职级分层使用，在总体的配置上也要执行上级的有关规定。此外，医院人力资源的成长还具有实践性、晚熟性和群体性的特点。

## 二、医院人力资源管理

一般而言，人力资源管理是国家和各种组织对本国或本组织人力资源的未来和现状进行统计、规划、投资、成本收益核算、培训、使用、保障、研究和发展等的一系列组织、决策的活动。而医院人力资源管理则是为了更好地完成医院的各项任务而充分发挥人力资源作用的管理活动，是人力资源有效开发、合理配置、充分利用和科学管理的制度、法令、程序和方法的总和。

医院人力资源管理贯穿医院人力资源运动的全过程，包括对人力资源的预测与规划、工作分析与设计、人力资源的维护与成本核算、人员的甄选与录用、合理配置与使用，还包括对所辖人员的智力开发、教育培训、调动工作积极性、提高科学文化素质和思想道德觉悟等。

### （一）医院人力资源管理的特征

1. 战略性

医院传统人事管理向现代人力资源管理过渡的一个重要标志，是人事管理工作从战术地位向战略地位的转变。传统的医院人事管理工作只表现出其战术地位，而现代医院人力资源管理则具有战略性。

医院传统的人事管理与其经营活动相互分离，人事部门作为一个非生产部门，起着院长的参谋和助手的作用，绝对执行院长的决策。人事部门在整个医院系统中仅限于对现有人员的档案、工资等进行管理。现代医院人力资源管理与开发已被逐渐提高到医院的决策管理层面上来，在医院经营管理中具有全局性和战略性的地位。医院人力资源管理的战略性主要表现在如下几个方面：人力资源第一次超过物力资源而成为医院发展的决定性因素；人力资源管理部门逐步转变成为医院的生产部门和效益部门，人力资源的开发和管理对医院经营的影响显著，与医院的经济发展融为一体；人力资源管理部门由医院的执行层面进入决策层面；现代医院人力资源管理注重引才借智和激发员工的创造潜能，并且对员工进行动态管理；人力资源的开发与管理工作成为衡量医院工作优劣的重要指标。

2. 全方位性

传统意义上的医院人事管理贯穿医院员工录用到退休的整个过程。人员的招聘、录用、委任标志着雇佣关系的建立，之后的考核、奖惩、职务升降、工资福利待遇的确定、人事纠纷的调解等，构成了管理阶段的主要内容。现代人力资源管理不仅覆盖了传统人事管理涵盖的这些基本内容，而且进一步纵向加深、横向拓宽，形成全方位、多领域的管理。

在纵向方面：人力资源管理不仅圈定了传统人事管理录用关系的范围，而且把管理触角延伸至录用关系发生之前和录用关系结束之后；不仅充分发挥人才现有的作用，而且激发其尚未形成和尚未利用的潜力；不仅管好8小时的工作时间，而且涉及工作之外的业余时间。在横向方面：首先，人力资源管理要提高考核、奖惩、职务升降、培训、交流、工资福利待遇、人事纠纷调解等环节的科学性，同时还要把管理工作拓展到医院员工的社会关系、情感世界和心理活动等领域，而不仅仅是把其看作可供利用的资源；其次，人力资源管理不仅要把眼光放在医院高层次的技术人员和管理人员身上，也要把每一名普通员工都看作宝贵的人力资源，不忽视、不排斥任何一个，实行全员培训、全员开发，以发挥每一个人的最大效能。因此，与传统的人事管理相比，人力资源管理具有明显的全方位性和综合性。

3. 创新性

在社会主义市场经济条件下，医院的人力资源管理与开发不仅是一个动态的系统，而且具有新的含义和不断创新的发展需求。医院的技术创新以人力资源管理的创新性为前提。医院人力资源管理的创新性主要表现在：一是政策创新，医院开展的技术创新是一种创造性劳动，必须有政策创新予以保证，在社会主义市场经济条件下必须以市场观念和人力资源开发管理的新理念为核心创新人力资源管理制度；二是组织机制创新，医院技术的创新来源于高效、精干的团队和相应的组织体系，所以组织机制创新是医院技术创新的保证；三是激励机制创新，医院的分配体系要在兼顾公平的基础上加大生产要素和责任、风险参与分配的比例，提高技术创新附加值在内部分配中的权重，激励、支持广大医务人员在医疗实践中的创新。

## （二）医院人力资源管理的内容

医院人力资源管理内容众多，概括起来主要包括以下几个方面。

1. 人力资源规划

医院人力资源规划是指根据医院发展战略、医院目标及内外环境的变化，预测未来的医院任务和环境对医院的要求，并为完成这些任务和满足这些要求而提供人力资源的过程。它包括对医院人力资源现状做出评估，依据医院的发展战略、目标和任务，利用科学的方法对未来人力资源供给和需求做出预测，制定人力资源开发与管理的政策和具体措施。这是具体实施人力资源管理工作的第一步。

2. 有效配置

有效配置包括招募和甄选需要的各级各类不同层次的人才，以及工作设计和岗位分析、编制工作说明书、招聘、安置、调配、辞退等。

3. 绩效考核

绩效考核是对员工在工作过程中表现出来的工作业绩（工作的数量、质量和社会效益等）、工作能力、工作态度及个人品德等进行评价，并据此判断员工与岗位的要求是否相称。绩效考核的目的是确认员工的工作成就，调动员工的积极性，检查和改进人力资源管理工作。

**4. 促进员工个人发展**

促进员工个人发展指人力资源的开发和培训。人力资源管理部门和管理人员有责任关心和鼓励员工的个人发展，要善于有效地把组织目标与人力资源个人的发展目标结合起来，努力帮他们制定一条适合自身的职业发展路径。人力资源培训不能仅仅局限于新员工的岗前教育和员工基本业务技术训练，而是要成为动员、激发广大员工发展与医院战略目标一致的观念、态度、行为和技能的重要工具。通过对员工进行培训，可以为医院的发展带来可观的收益，不断凝聚医院的向心力，提升核心竞争力。医院应开展多种多样的培训，制订发展计划，提高员工的知识水平，激发他们的潜能。

**5. 工资报酬管理**

医院人力资源管理部门要从人员的资历、职级、岗位及实际表现和工作成绩等方面综合考虑，制定相应的、具有吸引力的、符合本院实际的工资报酬标准和制度，并随着人员工作职务的升降、工作岗位的变动、工作表现及工作成绩的优劣进行相应的调整。

为配合医药卫生体制改革，特别是实行基本药物制度，国务院召开常务会议，决定在疾病预防控制、健康教育、妇幼保健、精神卫生、应急救治、采供血、卫生监督等专业公共卫生机构和乡镇卫生院、城市社区卫生服务机构等基层医疗卫生事业单位实施绩效工资。实施绩效工资是事业单位收入分配制度改革的重要内容。在规范津贴补贴的同时实施绩效工资，逐步形成合理的绩效工资水平决定机制、完善的分配激励机制和健全的分配宏观调控机制，对于调动事业单位工作人员积极性、促进社会事业发展、提高公益服务水平具有重要意义。

**6. 福利与劳保管理**

医院人力资源管理部门应根据国家、政府的有关条例和规定，落实退休金、医疗保险、工伤事故、节假日等规定。拟定确保本院员工在工作岗位上安全和健康的条例与措施，并进行相应的教育与培训，开展相应的检查与监督。

**7. 保管员工档案**

医院人力资源管理部门应该保管好本院员工进院时的简历、表格，以及进院后的工作表现、工作成绩、工资报酬、职务升降、奖惩、接受培训和教育等方面的书面记录材料，建立相应的人事档案。

**8. 人力资源会计工作**

医院人力资源管理部门应该与院财务部门合作，建立人力资源会计体系，开展人力资源投入成本和产出效益的核算工作。人力资源会计工作不仅可以改进人力资源管理工作本身，更重要的是可为决策部门提供确实的数量化的可靠依据。

**（三）医院人力资源管理的原则**

在现代医院管理中，坚持正确的人力资源管理的原则，对于及时发现人才、科学培养人才、合理配置人才、正确使用人才、有效激励人才、最大限度地发挥人才资源的效用、为组织的发展提供强有力的智力支持和人才保证具有十分重要的意义。

1. 分类管理的原则

分类是一切管理的基础和前提。没有合理、正确的人员分类，管理活动就无从谈起；而分类不科学，同样不能使管理活动取得成功。医院内部应根据管理岗位、专业技术岗位、工勤岗位和其他岗位的不同特点与实际工作需要，按照职员、专业技术人员、工勤人员进行分类管理。

2. 能级对应原则

能级对应的内涵：合理稳定的能级结构，即能级结构一般是正三角形；能级的合理配置应与相应的责、权、利一致；能级的对应是一个动态过程。所以，能级对应原则要求人力资源管理部门根据不同的能级建立层次分明的组织机构，安排与职位、能级相适应的人去承担相应的工作任务。只有这样才能做到人尽其才、才尽其用。

3. 互补原则

互补原则的核心就是要在医院人力资源管理部门用人所长的基础上，尽可能地做到在一个团队中进行多方面的互补，包括年龄、性别、知识、能力、气质等各个方面。在医院人力资源团队中，如果能够合理地把各有所长的个体有机结合起来，就能发挥出医院整体的最佳效能。

4. 激励原则

在医院人力资源管理中正确贯彻激励原则，应坚持三个结合：一是坚持以表扬、奖励等正面激励为主，辅以必要的批评、处罚；二是精神激励和物质激励相结合；三是远期激励与近期激励相结合，以远期激励为主。

5. 系统性原则

在管理系统中，任何一个分系统的某方面要素发生变动，必然会引起整个系统中其他各方面的相关变化。在人力资源管理工作决策过程中，必须考虑各种相关因素，注意调整和发挥医、药、护、技、工勤和管理队伍的整体效应，避免片面性。另外，应加强对团队和个人之间、团队与外部环境之间关系的研究，以实现人力资源整体最优化的目标。

6. 动态性原则

能级与人才的对应是在动态发展中实现的。随着社会的发展、科学技术的进步，工作岗位的能级要求也在变化，而人的才能也是一个不断发展和丰富的过程。这就要求我们应遵循动态性原则进行管理，有计划、有组织地实现能级与人才的合理对应。

# 第二节 医院工作分析与职位设计

工作分析与职位设计是人力资源管理中最基本的工作，有效地进行工作说明与分析是现代医院创立和维持竞争优势的最重要因素之一。工作分析的各项资料能够应用于人力资源管理及整个医院管理的各个方面，而职位设计又是医院人力资源规划、人力资源开发、薪酬制度制定等工作的直接依据。

## 一、工作分析

工作分析是人力资源管理中最基础的工作。要想对医院的人力资源进行有效管理，首先必须对医院的各项工作进行分类，把这些不同类别的工作落实到不同的职位，使医院的每一项工作都能与具体的职位对应起来，从而保证医院作为一个有机的整体能有效运行。一个医院需要多少职位，每个职位从事什么工作，工作如何进行，对任职者有什么要求，这些就是工作分析所要回答的问题。

### （一）工作分析的含义

工作分析又称职位分析，它是对工作的内容和有关因素进行系统、全面的研究，并制定出工作说明书和工作规范的过程。

工作分析是人力资源管理工作的核心，它是招聘、选拔、制定薪酬、绩效考核和培训开发的重要依据。通过工作分析，可以对组织中每一项工作的内容、要求、职责、流程和任职资格等进行系统的分析和描述，对每一项工作和该工作的任职者做出具体的规范和说明，并形成书面的工作说明书和工作规范，为人力资源管理奠定工作基础。

### （二）工作分析的作用

作为人力资源管理的一项基础工作，工作分析的作用主要表现在以下6个方面。

1. 有利于对工作进行合理设计

对医院工作的内容、流程、特点，以及任职人员的技能、素质和任职资格进行分析，有利于医院对组织内的各项工作进行合理的设计，为科学设计医院的组织结构奠定基础。

2. 为制订人力资源规划提供依据

工作分析是对医院内的各项工作进行分析，划分了职务的类别，以及对应的职系、职级，设定了医院内每一项工作对应的岗位和所需人数，使人们对医院的人力资源需求有了清晰、系统的了解，从而有利于医院制订合理的人力资源规划。

3. 有利于员工的招聘和选拔

通过工作分析及其形成的工作说明书和工作规范，对每一个职位的学历、技能、知识、经验、年龄等任职条件进行详细的说明和规定，医院在招聘、选拔员工时就有了具体的标准和明确的目标，有利于医院人力资源的获取和保持。

4. 为绩效考核提供科学的论据

工作分析对每一项工作的内容进行了清晰的界定，并制定了明确的工作质量标准，从而使绩效考核工作有了科学的依据，使医院在进行考核时能够减少主观因素的影响，客观地对员工的工作进行考核，避免出现偏差，实现公平、公正。

5. 有利于薪酬福利政策的制定

工作分析对每个职位的工作职责、工作内容、学历、技能、经验都做了详细的规定和具体的要求，并根据各个职位的工作性质和重要程度进行了分类和分级，这就为医院制定薪酬福利政策提供了客观依据，有利于各个职位薪酬福利待遇的合理制定。

6. 有利于培训内容的确定

工作分析明确了各个职位所需要的任职条件，人力资源管理部门在制定培训目标、实施培训计划时，可以依据工作分析提供的信息，科学安排培训内容，合理选择培训方法，使培训工作能够更加有效地进行。

## （三）工作分析的过程

1. 准备阶段

准备阶段是工作分析的第一个阶段，这个阶段的主要任务：①明确工作分析的意义、目的和用途；②成立工作分析小组，一般由医院的高层管理人员、人力资源管理专业人员、本部门的人员及外聘的专家组成；③对工作人员进行培训；④选择收集信息的方法；⑤做好宣传动员工作。

2. 调查阶段

调查阶段是工作分析的第二个阶段，这个阶段的主要任务：①制订工作分析的工作计划；②编制工作分析所需的调查问卷、访谈提纲和观察提纲；③选择合适的调查方法；④收集数据和信息。

3. 分析阶段

分析阶段的主要任务是对有关工作特征和工作人员的调查结果进行全面的深入分析，包括：①整理、汇总、核对收集的资料；②分析和发现有关工作和工作人员的关键因素。

4. 完成阶段

在前3个阶段的基础上，完成阶段的主要任务：①编写工作说明书和工作规范；②总结、完善整个工作分析工作。

## （四）工作分析的方法

工作分析的方法主要是通过工作岗位调查获取各种与岗位相关的信息和资料。工作岗位调查的方法多种多样，常用的方法有观察法、访谈法、问卷调查法、关键事件法、工作日志法、工作体验法、职位分析问卷法、管理职位描述问卷法、功能性工作分析法等，前6种方法通常被称为定性分析法，后3种方法通常被称为定量分析法。

1. 观察法

观察法是一种传统的工作分析方法，指工作分析人员直接到工作分析现场，针对某些特定对象的作业活动进行观察，并收集有关工作内容信息，用文字或图形记录下来，然后进行分析和归纳总结的方法。

2. 访谈法

访谈法又称面谈法，是一种应用最广泛的工作分析方法。它是指与担任有关工作职务的人员一起讨论工作的特点和要求，从而获得有关信息。此种方法可以对任职者的工作态度与工作动机等深层次内容有详细的了解。面谈的程序可以是标准化的，也可以是非标准化的。一般情况下，应用访谈法时以标准化的访谈格式记录，便于控制访谈的内容，以便对同一职务不同任职者的回答进行相互比较。

访谈法的类型主要有 3 种：①个别员工访谈法；②群体访谈法；③主管人员访谈法。

3. 问卷调查法

问卷调查法是指工作分析人员运用问卷调查的方式列出一组任务或工作行为，要求员工回答他是否执行了这些任务和行为。然后，工作分析人员根据这些任务或行为出现的频率、对完成工作的重要性、执行的难易程度及与整个工作的关系确定它们的权重。最后，求出的分数可作为评价实际工作内容和要求的基础，形成对工作的量化描述或评价。

4. 关键事件法

关键事件法是指通过一定的表格，专门记录工作者在工作过程中特别有效或特别无效的行为，以此作为将来确定其任职资格的一种依据。

关键事件法所得的结果可以用于编制绩效评价表，也可以作为招聘和培训工作的决策依据。该方法的不足之处是收集关键事件要花费大量的时间，而且由于这个方法过分关注工作绩效的两个极端情况（很好和很坏、有效和无效），所以忽视了对平均工作绩效的考核，且不能提供一种完整的描述。

5. 工作日志法

工作日志法是按照时间顺序记录工作过程，然后通过归纳、整理，得到所需工作信息的一种信息提取方法。具体来说，员工在每天的工作中按时间顺序记录其工作内容、工作结果、工作时间、工作关系，甚至工作感受等方面的信息。

工作日志法的优点是分析的结果比较可行、有效，因为岗位上的员工对自己的工作最为熟悉，体会最深。它的缺点是容易出现偏差，员工可能会夸大工作难度和责任，对失误避重就轻或强调客观原因。

6. 工作体验法

工作体验法是指工作分析人员亲自体验工作，熟悉和掌握工作的第一手资料。工作体验法的优势是工作分析人员可以了解工作的实际内容及对员工体力和脑力的要求，有助于进行工作描述和制定岗位工作要求。

7. 职位分析问卷法

职位分析问卷法是一种结构严密的工作分析方法，它是于 1972 年由麦考密克（McCormick）经过 10 年时间设计的一种利用清单的方式来确定工作要素的方法。职位分析问卷包括 194 项，其中 187 项用来分析工作过程中员工的活动特征，另外 7 个项目涉及薪酬问题。

这种方法的优点在于可以将职位按照上述维度的得分进行量化的分数排序，使不同职位可以进行比较；它存在的问题是对体力劳动性质的职业适用性较强，对管理性质、技术性质的职业适用性较差。

8. 管理职位描述问卷法

管理职位描述问卷法是专门针对管理性工作而设计的工作分析方法。早期的管理职位描述问卷法从 13 个方面对管理者的工作进行评定，共有 193 个项目。

管理职位描述问卷法的优点是弥补了以前的工作分析问卷对管理工作分析效果不好的弊端，但是这一方法难以用在分析技术专业等职位时。

9. 功能性工作分析法

功能性工作分析法是以美国劳工部工作分析法为基础，由美国培训与职业服务中心研究出来的。它主要是通过对人、事、信息三者之间的关系进行确定来进行工作描述，以员工应发挥的功能与应尽的责任为核心，列举员工要从事的工作活动，通过归纳以上信息，得出一份完整的工作分析文件。

功能性工作分析法的优点在于它可以用于改善医院内的职位设置，为员工提供就业指导；它所提供的工作信息便于职位命名和建立组织的职系和职群。它的不足之处是对每项任务都做详细的分析，撰写起来相当费时。

## 二、职位设计

### （一）职位设计的概念

职位设计是指根据组织的目标，并兼顾个人需要，对工作内容、工作职责、工作关系等方面进行设计。职位设计通过满足员工与工作有关的需求来提高工作绩效，它所要解决的问题是组织向其成员分配工作任务和职责的方式。职位设计得当对激发员工的工作动机、增强员工的工作满意度及提高生产效率有重要的影响。

### （二）职位设计的意义

首先，职位设计可以使工作的内容、程序、方法、关系、环境等方面尽可能与工作者相适应，最大限度地减少无效劳动，大幅度提高劳动生产率。

其次，职位设计更多地考虑工作对人的影响，改变工作单调、重复和不完整的特征，实现工作的多样化，大大减少工作单调、重复和不完整而导致的员工的不良心理反应。

最后，职位设计不但改善了工作者与自然环境和机器设备之间的关系，而且改善了员工之间的关系，特别是员工与上级之间的关系。这样，员工可以增强工作中的自主权和责任感，增强主人翁意识，更好地融入组织文化中去，而且员工与上下级和同事之间也能形成良好的人际关系。

### （三）职位设计的原则

在进行职位设计时，要遵循以下原则：①给员工尽可能大的自主权和控制权；②让员工对自己的绩效做到心中有数；③在一定范围内让员工自己决定工作节奏；④让员工尽量负责完整的工作；⑤让员工有不断学习的机会。

### （四）职位设计的6个方面

职位设计主要涉及以下6个方面：①内容，这主要是关系工作性质的问题，包括工作种类、工作多样性、工作自主性、工作复杂性、工作难度和工作完整性；②职责，这是对工作本身的描述，包括工作责任、工作权限、工作方法、协作和信息沟通方式；③关系，主要是指工作中任职者与其他人之间的关系，包括上下级之间的关系、同事之间的关系、个体与群体之间的关系等；④结果，主要是指工作任务完成所要达到的具体标准，包括工作产出的数量、质量和效率，以及组织根据工作结果对任职者所做出的奖惩；⑤结果的反馈，主要是指任职者从工作本身所获得的直接反馈及从上下级或同事那里获得的对工作结果的间接反馈；⑥任职者的反应，主要是指任职者对工作本身及组织对工作结果奖惩的态度，包括工作满意度、出勤率和离职率等。

职位设计决定了员工在其所从事的岗位上干什么、怎么干、有无积极性、能否发挥主动性与创造性，以及有没有可能形成良好的人际关系等。良好的职位设计为充分发挥员工的积极性和主动性创造条件，让员工从工作本身得到激励和满足，同时还有利于整合组织的工作系统，使工作流程、业务技术、管理方式和奖励制度等方面协调一致，促进组织的整体发展。

### （五）职位设计的实施

1. 个人的职位设计

（1）工作简单化：将工作细分，让每个员工专门从事某一项基本的工作项目，以提高员工的熟练程度。这种方法能够降低对员工基本履历的要求和减少受训时间，提高工作效率，但工作单调、机械，易使员工产生厌烦情绪，从而降低工作质量。

（2）工作轮换：当员工觉得一种工作过于例行化，不再具有挑战性时，可把员工轮换到同一水平或技术要求相近的另一个岗位工作。这可减少员工的枯燥感，增强员工的积极性，扩大员工的技能范围，使管理人员在安排工作、适应变革、填补职位空缺时更具灵活性。但由于员工在一个新的岗位上需要适应一段时间，会影响组织的生产效率，也不利于员工对某一工作项目进行深入的研究。

（3）工作扩大化：把员工工作横向扩展，增加员工工作数量，丰富工作内容，使员工工作更具多样性。其目的在于增加工作的内容，而非加深工作的意义和重要性。工作扩大化可以克服工作专业性过强的问题，但不能增加工作的挑战性，否则容易使员工将之视为工作量的增加。

（4）工作丰富化：通过对工作内容的纵向扩展，增强员工对工作计划、执行、评估的控制程度，增加责任和工作意识。实行工作丰富化后，在安排工作时要注意使员工所做的工作具有完整性，增加员工的自由度和独立性，增加员工的责任感，并能使员工及时提供反馈。工作丰富化可以降低员工的缺勤率和流动率，减少组织在这方面的损失，提高员工的工作满意度。

（5）以员工为中心的工作再设计：将组织的使命与员工对工作的满意程度联系起来，鼓励员工参加对其工作的再设计。在工作再设计中，员工可以提出改进工作的建议，但必须说明这一改变为何更有利于实现整体目标。

2. 工作小组的工作设计

工作小组是一组被指派去完成一项大型工作的小组，其实质是在小组层面上实施工作扩大化，小组成员可自主安排工作、解决问题、制定制度。其特点是小组成员可以轮换工作，也可固定在某一岗位上。工作小组能增加成员的工作责任感和自主权，从而提高工作效率，但管理人员可能会认为工作小组削弱了他们的权力。若小组人数过多，会产生不同的利益小组，从而削弱小组的有效性。

# 三、人力资源计划与规划

## （一）人力资源计划与规划概念

人力资源计划与规划是指为了实现组织的战略目标，根据组织目前的人力资源状况，为了满足未来一段时间内人力资源质量和数量方面的需求，决定引进、保持、提高、流出人力资源的计划与规划。医院人力资源计划与规划是医院根据发展战略的要求，对未来人力资源的需求与供给状况进行预测，对现有人力资源存量进行分析，制定相应的人力资源获取、利用、保持和开发策略，确保医院人力资源在数量和质量上的需求得到满足，是医院和个人获得长远利益的一项医院管理活动。

医院人力资源计划与规划有助于获取和引进人力资源，有助于实现医院内人力资源的合理配置，使员工能够看到个人未来的发展机会，调动员工的积极性。

## （二）人力资源供求分析

人力资源预测的基本目的是预测未来的人力需求。预测任务可以分为两个过程：预测组织对各种类型员工的需要（需求预测）；预测未来的某一时期组织内部和外部的人员补充来源（供给预测）。由于这两种预测取决于不同的变量和前提，应对其分别加以论述。

1. 人力资源需求预测

人力资源需求预测是为了实现组织的战略目标而对未来所需员工的数量和质量进行预测，从而确定人员补充计划、培训开发方案等。人力资源需求预测是编制人力资源规划的前提和基础。人力资源需求预测的内容及相关工作，常因预测时间的长短而有差异。根据预测时间的长短，可以将人力资源需求预测分为3类：短期预测、中期预测和长期预测。

医院人力资源需求预测应以医院战略、目标、任务等为依据，在收集大量信息的基础上，综合考虑各种因素，科学地对人力资源未来需求做出预测。在进行人力资源需求预测时，首先要调查人力资源需求的现状。如果医院已经有完备的工作分析资料，人力资源的需求就已具备了初步的基础。此外，医院还要对自身的综合技术及前景做深入的分析。影响医院人力资源需求的因素有很多，具体包括：①市场对医院医疗服务的需求；②人员流动情况；③人员的素质；④对工作效率、工作质量的要求；⑤影响工作效率的管理或技术因素。

2. 人力资源供给预测

人力资源供给预测是指为了满足组织对人力资源的需求，对未来一定时期内组织内部和外部所能得到的人力资源数量和质量进行预测。人力资源供给预测与人力资源需求预测，构成了制订人力资源规划的完整基础。

医院人力资源供给预测一般包括以下内容：①分析医院目前的人力资源状况；②分析医院目前的人力资源流动状况及原因，预测未来流动趋势；③分析医院人力资源调动、升迁等情况，保证工作连续性；④预测作息制度、轮班制度等工作条件的改变和出勤率的改变对人力资源供给的影响；⑤人力资源的供给来源和渠道。

医院人力资源供给预测通常可以分为医院内部人力资源供给预测和医院外部人力资源供给预测两种类型。医院内部人力资源供给预测的常用方法有管理人员接续计划法、马尔可夫分析法、档案资料分析法；医院外部人力资源供给预测的常用方法有就业服务机构、高级管理人员代理招募机构、大专院校、随机求职者等。

（1）医院内部人力资源供给预测的常用方法。

管理人员接续计划法：预测管理人员内部供给的最简单的方法。制订这一计划的过程：①确定计划范围，即确定需要制订接续计划的管理职位；②确定每个管理职位上的接替人选，所有可能的接替人选都应该考虑到；③评价接替人选，主要是判断其目前的工作情况是否达到提升的要求，可以根据评价的结果将接替人选分成不同的等级，如分成可以马上接任、尚需进一步培训、问题较多3个级别；④确定职业发展需要将个人的职业目标与组织目标相结合，这就是说，要根据评价的结果对接替人选进行必要的培训，使之更快地胜任将来可能从事的工作，但这种安排应尽可能与接续人选的个人目标相吻合，并取得其同意。

马尔可夫分析法：在理论上是很复杂的，但应用方法却比较简单，即找出过去人事变动的规律，以此来推测未来的人事变动趋势。

档案资料分析法：通过对医院人员的档案资料进行分析，也可以预测医院内部人力资源的供给情况。档案中通常包括员工的年龄、性别、工作经历、受教育经历、技能等方面的资料，更完整的档案还包括员工参加过的培训课程、本人的职业兴趣、业绩评估记录、发明创造，以及发表的学术论文或获得专利的情况等信息资料。这些信息对医院的人力资源管理具有重要作用。

（2）医院外部人力资源供给预测的常用方法。

就业服务机构：在以下情况下，医院一般通过就业服务机构来招聘外部人力资源。①医院缺乏自己的人力资源管理部门，不能较快地进行人员招聘工作；②医院过去的经验表明，一般很难招聘到足够的人力资源；③某一特定的空缺职位必须立即有人填补；④需要吸引较多的特殊群体来工作；⑤希望从竞争者那里招募到优秀人才。

高级管理人员代理招募机构：通常所说的猎头公司。这类机构可以专门为医院寻找职位高、报酬高的高级管理人才。选择这类机构作为人力资源外部供给来源，虽然需要付出大量成本，却能节约时间和精力，增加拥有优秀人力资源的机会。

大专院校：医院招聘外部人力资源的重要来源，但需要花费大量的时间和精力。因此，在进行校园招聘之前，必须制订详细的计划，准备好有关资料。此外，还要认真选择由谁来担任校园招聘者，以及去哪些大专院校招聘。

随机求职者：随时到医院求职的人。它也是人力资源外部供给的一种来源。对于随机求职者，医院不应怠慢，而应该礼貌相待、妥善处理。否则，不仅会影响医院的形象和声誉，还可能因此错失宝贵的人力资源。

### （三）人力资源平衡规划

人力资源供求平衡是人力资源规划的主要目的，供求预测就是为制订具体的人力资源供求平衡规划而服务的。人力资源供求预测结束后，一般会出现 3 种情况：人力资源供小于求；人力资源供大于求；人力资源总量平衡、结构失衡。一般来说，医院的人力资源总是处于失衡状态，供求完全平衡是一种例外的情况，实际上是基本不会出现的。医院需根据供求预测的不同结果，制定相应措施，调整医院人员，实现供求平衡。

1. 医院人力资源供小于求

对于医院人力资源供小于求的状况：一方面，医院可提高现有人员的劳动生产率，以减少对人力资源的需求量，如通过加班、制订有效的激励计划（培训、工作再设计、调整分配方案）等；另一方面，可利用医院外部人力资源，如临时工、外部招聘、非核心业务外包等。

2. 医院人力资源供大于求

对于医院人力资源供大于求的状况，医院可通过自然减员、提前退休、减少员工工作时间、离职再培训、开展新业务等，达到人力资源供求平衡。

3. 医院人力资源总量平衡、结构失衡

对于医院人力资源结构失衡的状况，如有些部门或岗位员工过剩，而另一些部门或岗位则人员不足，医院可采取的解决措施有：①通过医院内部人员的合理流动（晋升、平调、降职等），以满足空缺岗位对人力资源的需求；②对过剩员工进行有针对性的培训，使其转移到人员短缺的岗位上；③进行医院内外的人力资源流动，以平衡人员的供求，即从医院外部招聘合适人员补充到相应的岗位，同时将冗余人员分流出医院。

# 第三节　医院人力资源管理环节

现代人力资源管理的指导思想是以人为本，把人视为最重要的可增值资源，而人员的招聘、选拔与培养、使用与激励、纪律与监督是医院人力资源管理中极为重要的环节，是获得竞争优势的主要手段，也日益成为其他各类组织适应社会、接受挑战的重要途径。

## 一、招聘

### （一）招聘的概念

招聘是指在组织的总体发展战略指导下，制订相应的职位空缺计划，并决定如何寻找合适的人员来填补这些职位的过程。它实质上就是让潜在的合格人员对组织的相关职位产生兴趣并前来应聘这些职位。

### （二）招聘工作的创新

1. 招聘途径创新

（1）完善非正式的推荐制度：一般来说，招聘常用的捷径是熟人推荐和毛遂自荐。这些方法的好处是成本低、速度快。熟人推荐还可以帮助医院找到那些在本单位表现优秀，因而不出现在人才市场上的"潜在"人才。研究发现，由于推荐人通常认为自己在本组织的声誉与所推荐人才的表现息息相关，因此其一般不会推荐不可靠的人。

（2）通过社会人才交流中介：针对很多公司没有时间试用应聘人员的现象，国际上近年来也出现许多"临时雇员"租赁机构。它们用收费服务的方式来解决单位"急着用人，没有时间试用"的问题。任务繁忙时租人，任务清闲时则退回租赁公司，从而大大降低了人力成本，也减少了自己去市场上招聘的麻烦。此类方式在医院保洁、绿化工作中比较适用。

（3）接收备选进修实习人员：我国医学院校的临床教学基地都以合同的形成将实习活动固定下来，同时医院还承担了住院医生和进修医生规范化培训的任务，通过这些带教和培训，也可以发现医院的潜在招聘对象。

2. 招聘测评创新

（1）运用标准化的心理测试：目前招聘工作的难度和复杂程度越来越大，对招聘工作者的要求也越来越高。对应聘者进行标准化的心理测试，可进一步了解应聘者的基本素质和个性特征，包括基本智力、认知的思维方式、内在驱动力等，还可了解应聘者的管理意识、管理技能。

（2）招聘人员的专业化培训：不少应聘者通过在市面上购买很多"如何应聘"之类的指导书，已经做好了充分的准备。在这样高技巧的应聘者面前，参与招聘的人员也应该接受关于招聘的培训，具备招聘的知识。招聘人员最好专业化。

（3）委托专业机构、专业人员：如果医院招聘人员的专业水平不够或者条件不具备，可以把招聘业务外包给医院以外的专业机构或人员。

3. 面试方式创新

（1）常规工作情景设计面试：以往的面试一般就是招聘人员向应聘者提问，询问其工作历史、受过的教育和培训、职业目标、工作业绩等，因为这些问题已经成为模式，应聘者基本都掌握了"最佳"回答，往往难以起到面试的效果。

注重应聘者以往取得的成就关注的是他们过去如何实现所追求的目标。这种面试方式需要招聘人员设计出好的"情景、任务、行动和结果"。应聘者要被问及他们是否担当过类似角色，或在过去的岗位中是否处于类似的"情景"。一旦面试人员发现应聘者过去有类似经历，下一步就是确定他们过去担当的"任务"，然后了解一旦出现问题后他们通常采取的"行动"，以及行动的"结果"如何。

（2）职位角色扮演模拟测试：具体做法是应聘者以小组为单位，根据工作中常碰到的问题，由小组成员轮流担任不同的角色，以测试其处理实际问题的能力。其最大的优点是应聘者的"智商"和"情商"都能集中表现出来，它能客观反映应聘者的综合能力，使医院避免在选择人才时"感情用事"。

（3）特定岗位需求心理测试：某类职业可能要求特定的性格，如财务人员最好是谨慎、仔细和冷静的人，而导医人员则最好是性格外向、健谈的人。在某种程度上，一个人的性格是其能否施展才能、有效完成工作的前提，一个人的性格缺陷可能使其拥有的才能大打折扣。这类考试最好通过计算机进行，应聘者一般认为计算机的判断比较客观，更倾向于对计算机袒露自己真实的一面。

（4）决策方式创新：面试与考试收集了应聘者足够的信息，利用这些信息并决定最后录用哪些人员，这是招聘的最终目的。我国传统上对一个人的评价从"德、能、勤、绩"4个角度进行，面试与考试可以得到各项的分数，但如何采用就大有学问。一般是求代数和，按照分数高低排列应聘者，然后择优录取。这种方法看似公平，其实是不科学的，因为"绩"是"德、能、勤"作用的结果，而"勤"又是"德"的反映，取代数和就重复计算了。有的人"能、勤、绩"分数很高，只是"德"分数低，总分有可能排在中上或获得高分，但这样的人"有才无德"，是应该避免录用的。现在创新的做法是建立多维坐标体系，对素质测评进行矢量分析，提高用人的准确性。

一般来说，医院的招聘人员注意应聘者"能做"什么和将要做什么，易忽视应聘者"愿做"什么。"能做"什么是由应聘者的知识和技能决定的，"愿做"的因素包括动机、兴趣和其他个性特征。这就要求招聘人员依靠面试中的一些提问来判断、推断。还有一个应该在决策时引起重视的因素是应聘者的价值观，如是看重收入待遇、社会地位、职位的安稳，还是注意自我价值的实现。如果应聘者的价值观在以后的工作中没有得到充分体现，他的积极性就不能充分发挥。

## 二、选拔与培养

### （一）人力资源选拔

1. 人力资源选拔的概念

人力资源选拔指管理者采取一定的方法和手段对应聘者进行甄别，区分他们的人格特点与知识技能水平，预测他们的未来工作绩效，以确保最适合的候选人获得某一职位的过程。

2. 人力资源选拔的程序

从控制人力成本费用和发挥现有人员的工作积极性这两个角度考虑，医院内部的人员调整应先于医院外部的选拔工作，特别是对高级职位或重要岗位人员的选拔工作更应如此。但无论采取哪一条路线，基本上都遵循以下选拔程序。

（1）应聘材料审查：通过对应聘者各种申请材料和推荐材料的审查，可以对该应聘者有一个较为初步的了解，并有助于推测出其适应未来工作的可能性。

（2）选拔测试及面试：选拔测试的内容包括知识、技能和心理等方面，目的是通过测试，初步评估应聘者的工作能力。面试是整个选拔过程中最重要，也是最有效的一个环节，它能较真实、直观、准确地收集应聘者的信息，面试的结果对于决策者的决策行为有很大影响。

（3）体检：对于初步确定录用的应聘者进行身体检查，以确定其一般健康状况，是否有慢性病或岗位所不允许的生理缺陷。员工的身体素质对将来的工作影响很大，一名身体素质好的员工更能发挥出自己的能力。

（4）录用人员岗前培训：经测试、面试和体检合格者成为组织的试用员工。在试用员工上岗前，要对他们进行多种形式的岗前培训，以使他们充分了解医院和工作岗位的状况。必要时，岗前培训也包括有关知识、技能和各种能力培训的内容。

（5）试用期考察：这个阶段的主要目的是通过工作实践，考察试用员工对工作的适应性。同时，也为试用员工提供进一步了解医院及工作岗位的机会。实际上，这个阶段是医院与员工的又一次双向选择。

（6）试用期满进行任职考核：对试用期满员工的工作绩效和工作适应性进行考察评价，经考察合格后正式录用为医院员工，双方签订工作合同或其他形式的契约。

（7）上岗任用。

3. 人力资源选拔的主要方法

（1）笔试：让应聘者在试卷上对事先拟好的题目做出解答，然后根据其解答的正确程度评定成绩的一种测试方法。这种方法可以有效地测试应聘者的基本知识、专业知识、管理知识，以及综合分析能力、文字表达能力等能力素质。

（2）面试：人员选拔中最传统也是最重要的一种方法，指通过面试者与被试者双方面对面的观察、交流等双向沟通方式，了解应试者的素质、能力与求职动机的一种选拔技术。按面试及应聘人数，面试方式分为4种：①一个面试人对一名应聘者；②多个面试人对一名应聘者；③一个面试人对多名应聘者；④多个面试人对若干名应聘者。根据面试所提问题，面试方式可分为3种：①结构化面试，由面试人按照事先设计好的结构向每个应聘者提出问题，并记录每一个问题的答案。它又被称为结构面试，可以提高效度，但面试人员没有机会追踪非同一般的回答。②非结构化面试，由面试人在面试过程中随时提问，可根据每一个应聘者对前一个问题的反应提出新的问题，并通过技巧来引导应聘者做出反应，从而发现他们是否具备某一职务的任职条件。对每个应聘者的提问可以有所不同。这种面试方式又被称为间接面试，效度较低，可能会忽视应聘者的技巧及背景等。③混合型面试是在实际选拔过程中最经常使用的，也是最典型的一种面试方式，它是将结构化面试和非结构化面试结合起来，即应聘者回答同样的问题，可以根据他们的回答而做出进一步提问，在深入、细致方面较前两种有所不同。

其他人力资源测评方法：情景模拟、公文处理、无领导小组讨论与管理游戏等。

### （二）人力资源培训

1. 培训的定义

培训是指将组织工作的各种基本技能提供给新进员工或现有员工，它包括一系列有计划的活动，这些活动的目的是改进员工的知识、技能、工作态度和社会行为，从而为提高组织的绩效服务。

2. 培训的基本流程

开展培训之前首先应进行培训需求分析；然后确定培训目标，目标应该尽可能地量化，以便于培训结束时对培训效果进行评估；接下来要编制详细的培训计划，培训的实施应该严格按照计划执行；最后对培训的效果进行评估，了解整个培训的实施情况。

3. 培训需求分析

培训需求分析一般来说应从组织分析、任务分析、人员分析3个方面入手：①组织分析主要通过对医院的目标、资源、环境等因素的分析，准确地找出医院存在的问题与问题产生的根源，以确定培训是否是解决这类问题的有效方法；②任务分析的目的在于了解与绩效问题有关的工作的详细内容、标准和完成工作所应具备的知识和技能，其结果也是将来设计和编制相关培训课程的重要资料来源；③人员分析主要通过分析员工个体现有状况与应有状况之间的差距，来确定谁需要接受培训及培训的内容，它的重点是评价员工实际工作绩效及工作能力。

4. 培训的分类

岗前培训是为了使新进员工快速适应工作环境，达到工作要求而实施的培训。在岗培训是对在岗员工实施的培训，根据培训目的不同可以分为：①转岗培训，即对已被批准转换岗位的员工进行的旨在使其达到新岗位要求的培训；②晋升培训，即对拟晋升人员或后备人才进行的旨在使其达到更高一级岗位要求的培训；③岗位资格培训，通过培训和考试取得相关资格证书（一般几年内有效），以获得上岗资格；④新知识新技能培训，员工必须不断学习新的知识和技能，以适应技术发展的需要。

外派培训是员工暂时离开工作岗位，参加培训班、研讨会、考察、进修、攻读学位等的培训方式。选择外派培训的情况主要有 3 种：①组织自身开展培训的能力有限，需要学习外界的先进方法和经验；②对有前途的重点培养对象，组织希望他们能够系统地学习有关理论知识；③员工出于自身发展的考虑，主动要求出国进修或攻读更高学历。选择外派培训，医院往往需要支付较高的培训费用，所以一般会要求员工培训期满后继续为医院服务，通常会以培训合同的形式对其进行约束。

5. 培训的评估

在培训过程中或培训完成后，医院应该对培训效果进行评估，看是否达到培训要求和目标。

（1）培训项目的评估：主要评估培训项目的优势和不足、受训人员的感知、培训成本效益分析，从而为未来选择一个最优的培训计划。

（2）培训效果的评估：传统的培训评估主要根据唐纳德·柯克帕特里克（Donald Kirkpatrick）的四层框架体系（反应、学习、行为、结果）来进行。关于反应与学习的信息是在受训者返回工作岗位前收集的，而关于行为与结果的标准和衡量受训者在工作中应用培训内容的程度是用来判断培训效果的。

# 三、使用与激励

## （一）概述

一个医院员工的积极性能不能发挥、发挥多少，在很大程度上取决于员工的动机和愿望被满足的程度，这涉及激励问题。

### 1. 激励的概念

激励就是创造满足员工各种需要的条件，来激发、引导、保持和规范员工的行为，以有效地实现组织及其成员个人目标的系统活动过程。当一个管理者激励了他的下属时，实际上是指他满足了下属的动机和愿望，并引导他们按所要求的方法去行动。通俗地说，激励就是调动人的积极性。

在理解激励的含义时应把握以下几个要点：①激励的出发点是满足员工的各种需要；②激励贯穿员工工作的全过程；③激励的过程是综合运用各种激励手段的过程；④激励的实现需要借助于信息沟通；⑤激励的最终目标是达到组织目标和个人目标的统一。

### 2. 激励的原理

激励是针对人的行为动机而进行的工作。医院领导者通过激励使下属认识到用哪种符合要求的方式去做需要他们做的事会使自己的需求得到满足，从而表现出符合医院需要的行为。为了进行有效的激励，收到预期的效果，领导者就必须了解员工的行为规律，知道员工的行为是如何产生的，产生以后会发生何种变化，这种变化的过程和条件有何特点，等等。

行为科学认为，需要引起动机，动机产生行为。从需要到目标，人的行为过程是一个周而复始、不断进行、不断升华的循环，即需要引发动机，动机导向行为，行为达到目标，目标反馈需要。领导者要想正确地引导员工的行为，必须做到：①分析需要的类型和特点；②研究需要是如何影响员工的行为及影响程度是如何决定的；③探索如何正确评价员工的行为结果，并据此予以公正的报酬，以使员工保持积极、合理的行为，或改正消极、不合理的行为。

### （二）激励理论

提高激励水平的一条重要途径是对激发动机的探索，许多科学家对此从不同角度进行了深入的研究。内容型激励理论着重对引发动机的因素，即激励的内容进行研究，主要包括亚伯拉罕·哈罗德·马斯洛（Abraham Harold Maslow）的需要层次理论、弗雷德里克·赫茨伯格（Frederick Herzberg）的双因素理论、戴维·麦克利兰（David McClelland）的需要理论。过程型激励理论着重对行为目标的选择，即动机的形成过程进行研究，主要包括维克托·弗鲁姆（Victor Vroom）的期望理论、斯塔西·亚当斯（Stacy Adams）的公平理论。调整型激励理论也称行为改造型激励理论，着重对达到激励的目的进行研究，主要包括伯尔赫斯·弗雷德里克·斯金纳（Burrhus Frederic Skinner）的强化理论、西格蒙德·弗洛伊德（Sigmund Freud）的挫折理论。

### （三）激励艺术

激励艺术就是激励执行者在实施奖励和惩罚的过程中，创造性地运用激励科学的一般原理、原则和方法，为最优化、最经济、最迅速地实现激励目标所提供的各种技巧和能力。它是一般艺术形态在激励中的运用、发展和具体化，是人们千百年来激励实践的高度提炼、综合和总结，是以一定的科学知识为基础，从方法与技巧的角度对激励进行的一种挖掘和揭示。激励艺术主要包括激励的空间艺术、时间艺术和语言艺术等。

## 四、纪律与监督

随着医疗体制与机制改革的深化，医院需要建立一套系统、完善的规章制度，使各项工作规范化、制度化、程序化，让全体员工在工作中有法可依、有章可循。加强医院人力资源的监督管理和纪律约束非常重要，是各项工作顺利进行的基础和保证。违反医院的规章制度和工作纪律都应受到相应的制裁和处分。

### （一）严格的纪律与监督是贯彻和落实各项医疗方针政策的需要

规章制度是员工在工作中应遵守的准则。医院的各项规章制度是根据政府医疗卫生方针、政策和规定并结合医院具体情况而制定的，是医疗卫生方针、政策和规定的具体化，能够保证医院贯彻和执行政府的相关政策和要求。医院人力资源管理部门要不断与时俱进，注意新形势、新政策、新的管理思想，删除或修改不适用新情况的人力管理规章制度，使医院人力资源管理的相关制度更加完善。此外，医院要加强对员工行为的监督，严明纪律，使医院的有关规章制度得以落实。

### （二）建立健全人力资源管理纪律是提高工作效率的保障

医院规章制度是医院一切业务和行政管理工作的基础与准绳，是全体员工共同遵守的规范和准则，明确规定员工什么事可做，什么事不可做，应该怎么做及奖惩规定。这样，各部门分工明确，职责清楚，相互协作，避免不必要的推诿现象，促进了工作效率的提高，是医院工作规范化、系统化和提高工作效率的保障。工作效率的提高能减少单位成本，从而提高医院的经济效益和社会效益。

### （三）加强人力资源管理纪律建设有利于提高医院人力资源管理水平

人力资源管理纪律和规章具有行政法规性和约束力，以统一的规定和程序规范员工行为，统一思想，保证医院能沿着正确的轨道可持续发展，实现管理目标。人力资源管理纪律和规章制度将医院各项工作程序化、规范化，使资源优化组合，合理分配，保证管理工作能有效、有序运行。再者，医院的人力资源管理纪律和规章制度是在多年实践的基础上，在教训中不断学习积累而修改健全的，为领导者从经验管理走向科学管理提供了依据，能有效防止经验主义，保证工作的连续性和稳定性，不会因为个别部门领导的更换而影响工作的正常进行。另外，人力资源管理纪律和规章制度对各职能科室、各业务部门的职责和工作规范都有详细和明确的说明，医院领导可适当下放权力，从烦琐的行政事务当中解脱出来，把更多的精力放在抓全局、抓重点，制订全院性战略计划上，保证在竞争激烈的医疗市场上稳步发展。

规章制度的制定只是第一步，人力资源管理监督的关键在于规章制度出台后的付诸实施上，在实施的过程中要不断检查与完善，保证各项工作都能按规定去执行和完成，并对落实情况进行分析与反馈，以便在今后的工作实践中完善。

# 第四节　医院人员考评与薪酬设计

员工工作质量的好坏、绩效的高低直接影响着医院整体效率与效益。因此，掌握和提高员工的工作绩效是医院管理的一个重要目标，而员工绩效就是实现这一目标的人力资源工具。绩效管理的目的之一是为薪酬管理提供信息依据。制定科学、规范、合理的薪酬制度，激发员工的工作积极性，以保证医院获得满意的经济效益，是医院人力资源管理体系的重要内容之一。

# 一、绩效考评

医院人员绩效考评是指医院以既定标准为依据，对其人员在工作岗位上的工作行为表现和工作结果方面的情况进行分析、评价和反馈的过程。有效地评价员工的绩效，不仅可以掌握员工对公司的贡献与不足，更在整体上为人力资源的管理提供了决策依据。绩效考评并非独立的、固定不变的，它受多种因素影响，与多种因素相互作用。

绩效考评是医院人力资源管理必不可少的组成部分，也是医院激励机制的重要组成部分，只有对员工的工作绩效做出公正的鉴定和评价，奖罚分明，才能充分调动员工的积极性，从而使其为实现医院目标努力工作。

绩效考评的作用：①通过考评对员工的工作成绩予以肯定，能使员工体验到成功的满足，从而激发员工工作的积极性、主动性和创造性。②考评为医院的人力资源管理提供了一个客观而公平的人员晋升、奖惩、调配等的决策依据。③有效的绩效考评有助于医院帮助员工进行职业生涯规划。一方面，根据绩效考评的结果，制订正确的培训计划，提高员工素质；另一方面，可以发现员工的长处和特点，充分发挥个人的长处，促进个人发展。④在考评过程中进行持续的沟通可及时指导员工的绩效改进，也为员工提供了参与管理的机会，增进了相互了解，使员工有一种受重视的感觉，从而激发工作热情。

# 二、薪酬设计

## （一）概念、目的与意义

1. 薪酬的概念与薪酬的构成

薪酬的概念有广义和狭义之分。广义的薪酬主要由3个部分组成：①货币形式的劳动收入；②非货币形式的各种福利；③心理效用报酬。其中，货币收入和各种福利称为外在薪酬，心理效用报酬称为内在报酬。货币形式的劳动收入主要包括基础工资、绩效工资、奖金、股权、红利、各种津贴等。福利主要包括保险、补助、优惠、服务、带薪休假等。心理效用报酬主要是工作环境、工作本身和组织状况给员工带来的心理上的收益与满足。例如，工作舒适、安全，交通便利，同事关系融洽，上司关心下属，有良好的组织文化，能从事自己喜欢的工作，工作有成就感，工作有成绩时能得到认同和奖励，有提高和发展的机会，等等。这些都是员工看重的内在报酬。

2. 薪酬管理的目的和意义

从组织发展的战略高度看，薪酬是实现组织战略目标的重要工具。首先，薪酬对员工的态度和行为有着重要影响，它不仅会影响组织吸引和保留员工，而且会成为使员工的个人利益与更广泛的组织利益一致的有力工具。从员工的观点来看，薪酬不仅对其生活水平有很大影响，而且也是其社会地位、社会价值和成功与否的重要标志。

从医院来看，薪酬是医院的重要成本项目。因此，医院在付出薪酬成本之后，能否使员工满意，能否调动员工的积极性，能否吸引并留住医院需要的人员，能否有利于医院目标的实现，都取决于薪酬管理是否科学。

### （二）人力资源薪酬结构

薪酬一般由两部分组成：①基本薪酬；②辅助薪酬。基本薪酬包括基础薪酬、工龄薪酬、职务薪酬、技能薪酬、岗位薪酬、学历薪酬等。辅助薪酬包括绩效工资、股利、红利、各种津贴等。薪酬结构是指一个组织中各种工作之间的报酬水平的对应关系，包括不同层次之间差异的绝对水平和不同层次之间差异的相对水平。

通常的薪酬结构是传统的职务等级结构和宽带结构。我国普遍采用的是薪点制薪酬结构，具体可分为两类：①以职位为基础的薪点制薪酬结构；②以任职者为基础的薪点制薪酬结构。不管哪一类薪酬结构，都要建立在薪点表的基础上。

1. 以职位为基础的薪点制薪酬结构

以职位为基础的薪点制薪酬结构设计，是在职务评价的基础上，根据组织的薪酬政策进行的。这种薪酬结构包括每一个职位、职级的薪酬范围。

（1）薪点表的设计：薪点表是组织内部薪酬等级的序列表。它将组织的薪酬水平从低到高划分为若干薪等，再把每个薪等划分为若干薪级。例如，某一制药企业将其薪酬结构划分为 15 个薪等 10 个薪级。相邻的薪级之间的差距为级差，下一个薪等的最高一个薪级与上一个薪等的最低一个薪级之间的差距为等差。不同薪等内部的级差往往是不相等的，薪等越高，薪点数量越大，级差也越大。一般来讲，等差可以与下一个薪等内的级差相等，也可比这个级差大。

（2）确定职位等级：职位等级是指根据职位评价结果将组织内的职位划分为若干等级。组织应针对不同的职位等级设计其工资范围。职位等级往往根据组织规模大小来确定，大型组织的职位等级可能超过 10 个，规模较小的组织职位等级一般为 5～9 个。职位等级的划分是在职位评价的基础上进行的。在职位评价过程中，根据职位情况的不同赋予不同的点值，由于组织内职位数量众多，不可能一个职位一个等级，而是要把职位评价点值相近的归为一个职位等级，每一个职位等级涵盖的职位评价点值的范围可以采用 3 种方式。一种方式是等差方式，如职位评价点值在 100 以下为 1 等，101～200 为 2 等，201～300 为 3 等，依此类推。另一种方式是递增方式，即较低职位等级所含的点值差距较少，较高职位等级所含的点值差距较大。例如，评价点值在 50 以下为 1 等，150 以下为 2 等，300 以下为 3 等，依此类推。还有一种方式是递减方式，与递增方式相反。显然，如果某一职位等级涵盖点值的范围小，那么职位等级数必然增多，相反则职位等级量减少。如果职位等级数太多，虽能更好地反映出公平性，但是使薪酬结构过于复杂，增加了管理成本。如果职位等级过少，则一个职位等级中涵盖点值的范围过大，点值范围上层职位的员工就会感到他们的职位价值被低估了，容易产生不公平感。因此，组织内部职位等级划分工作要在内部公平性和管理效率之间寻找平衡。

（3）确定薪酬范围：在前两项工作的基础上，为每一个职位等级确定薪酬范围。薪酬范围是指每个职位等级内最低薪酬与最高薪酬间的变动范围，它是同一职位等级中不同人员的薪酬范围。如何确定薪酬范围呢？一般采取的办法是市场薪酬调查，然后结合组织的薪酬战略（领先型、拖后型和匹配型）确定组织薪酬政策线。市场薪酬可作为组织薪酬范围的中点薪酬。根据组织薪酬政策线的回归方程可以计算出每个薪酬等级中部职位的平均薪酬率，这个平均薪酬率就作为这一薪酬范围的中点。然后，根据组织的具体情况确定合适的薪酬"带宽"，再计算出具体职位等级的最高薪酬和最低薪酬。

$$最低薪酬 = 中点薪酬 / （1 + 0.5× 带宽）$$
$$最高薪酬 = 最低薪酬 × （1 + 带宽）$$

算出最低薪酬和最高薪酬后，要在薪点表中找到最低薪酬和最高薪酬分别对应的薪等和薪级，从而画出该职位等级的"薪酬通道"。

在不同职位等级的薪酬通道之间还存在着重叠式的结构，即下一个职位等级的最高薪点高于上一个职位的最低薪点。重叠部分的比例称为重叠比例。重叠比例越大，代表员工的薪酬并不完全取决于职位的高低；反之，如果重叠比例越小，员工要想获得较高薪酬主要依靠职位的升迁。

2. 以任职者为基础的薪点制薪酬结构

以任职者为基础的薪点制薪酬结构，不是根据职位的价值大小来确定员工的报酬，而是抛开职位的因素，完全按照员工具备的与工作相关的能力来确定其报酬水平。以任职者为基础的薪点制薪酬结构主要有两类：①以知识和技能为基础的薪酬结构；②以素质为基础的薪酬结构。

### （三）人力资源薪酬体系的设计及管理

人力资源薪酬体系的设计是一项复杂的系统工程，其基本程序是工作分析与评价、市场薪酬调研、研究薪酬管理原则和政策、设计薪酬体系。薪酬体系的设计重点工作主要有两项，即薪酬结构和薪酬形式的设计。其中，薪酬结构设计已在前面介绍，这里将重点介绍薪酬形式的设计。薪酬的基本形式有 3 种：①基本薪酬；②激励薪酬；③成就薪酬。

1. 基本薪酬

基本薪酬是指员工只要仍然在组织就业就能定期拿到一个固定数额的劳动报酬。

基本薪酬的设计依据：①基本薪酬可以为员工提供稳定的收入，以满足其起码的生活需要，保证劳动力的再生产需要，这一设计思想是符合薪酬管理的补偿原则的；②在一般情况下员工有避免承担风险的倾向，稳定的收入可以比一个希望值更大但不稳定的收入给员工带来更大的效用。也就是说，员工不希望承担收入不稳定的风险。在一定范围内，他们宁可接受一个较低但较为稳定的薪酬，也不要一个稍高但不稳定的薪酬，这样可以减少组织的薪酬总额，有利于降低劳动力成本，这是符合薪酬管理的经济性原则的。

基本薪酬包括基础薪酬、工龄薪酬、职务薪酬和岗位津贴、工作津贴等。如前所述，基本薪酬有帮助员工避免收入风险和降低组织劳动成本的好处。但是，基本薪酬不能起到调动员工积极性的作用，因为基本薪酬与员工工作的努力程度与劳动成果没有直接联系，员工只是按时上下班，干好干坏都一样。为此，基本薪酬与激励薪酬和成就薪酬之间要有一个恰当的比例。基本薪酬太高，不利于调动员工的积极性。但是，考虑到员工承担风险的能力和限度，也不能把基本薪酬定得太低。

2. 激励薪酬

激励薪酬是薪酬中随着员工工作努力程度和劳动成果的变化而变化的部分。激励薪酬主要有 3 种形式：①投入激励薪酬；②产出激励薪酬；③长期激励薪酬。投入激励薪酬是薪酬随员工工作努力程度的变化而变化的薪酬形式；产出激励薪酬是以劳动产出和劳动成果为对象的薪酬形式；投入激励和产出激励的共同特点是员工完成一项任务时，工作努力、出色，组织随后对其给予一定的奖励，是属于重视一时一事的短期激励。要使员工长期关心组织利益，必须对其进行长期激励。美国企业中实行的"员工持股计划"就是一种长期激励方式。

3. 成就薪酬

成就薪酬是指员工在组织工作中有成效，成绩突出，组织以提高其基本工资的形式付给员工报酬。成就薪酬与激励薪酬的相同之处在于它们都取决于员工的努力程度，以及对组织做出的贡献和成就；不同点在于激励薪酬是与员工的现实表现和成绩挂钩的，而成就薪酬是对员工过去很长一段时间里所取得的成就的"追认"，是以基本薪酬形式增加的，只要在组织就业，就不会失去。

成就薪酬可以把基本素质不符合要求的员工筛选出去，因为成就薪酬是付给长期取得突破成就的员工的，基本素质不符合要求的员工很难获得成就薪酬，因此在求职时会做出"自我筛选"决策，不到该组织工作。此外，它能减少素质较好、有望做出突出贡献的员工的流动性，从而减少组织人力资本的损失。这是因为，成就薪酬的增加是与员工的长期表现挂钩的，如果员工在组织工作一段时间便离开，收入就会受到损失，为了避免损失，员工在考虑跳槽时就会更加慎重。

# 三、医院职业保障

## （一）劳动保护与社会保障

1. 医院劳动保护

劳动保护是为了保护劳动者在工作过程中的安全与健康，预防职业病，防止人身事故发生，而对工作条件与劳动环境进行改善的一系列措施与活动。为了做好劳动保护，医院应积极采取各种安全技术措施，控制或消除在工作过程中极易造成员工伤害的各种不安全因素；应积极采取各种劳动卫生措施，改善医院的劳动卫生条件，避免化学的、物理的、生理的有毒有害物质危害员工身体健康，防止发生职业危害；应做到劳逸结合，严格控制加班加点，保证员工有适当的休息时间，保持旺盛的劳动热情；应根据工作性质与劳动特点做好劳动防护用品的选购、贮存、保藏、发放等工作；应对特殊岗位进行上岗培训，并组织考核，发放上岗准许证。

2. 职工社会保障

社会保障的主要内容有社会救助、社会保险、社会福利和社会优抚。医院应为员工提供良好的社会保障，并强化个人的自我保障意识，形成国家、单位和个人合理负担，辅以社会捐助的多渠道医院职工社会保障结构。

### （二）医疗服务的职业特点与风险分解

1. 医疗服务的职业特点

医疗服务的专业性强，如一名合格的医生须经过较长时间的专业教育，还须经过较长周期的经验积累，这就决定了医生职业门槛较高，稳定性强，医疗服务工作压力大。例如：医生的工作时间较长且不固定，强度大；医疗服务信息不对称，患者依赖于医生，医生治疗决策的自由裁量权较大，即使在程序上征求患者意见，但是在实质内容上还是由医生主导；医疗服务非标准化，因为疾病具有多样性，医生对每个患者的服务标准和流程难以高度程序化和标准化；医疗服务职业风险高，由于医学科学的复杂性和治疗条件的有限性，再加上不同的个体差异和疾病复杂性，误诊和责任事故导致患者不能完全治愈或发生死亡是难免的。医疗服务的职业特点是互相影响，正因为医疗服务有很强的专业性，才使医患之间存在着信息不对称的现象；因为信息不对称，所以要强调通过制度安排让医生在医疗过程中真正代表患者的利益。在医疗服务难以标准化、医生工作强度和精神压力较大的情况下，医生存在较高的职业风险。

2. 合理分解医疗风险

在医疗服务过程中，医疗差错难以避免，但是一旦发生医疗事故，就应承担相应的责任。同时，也应该看到医生可能承担的责任，特别是经济赔偿责任也是一种职业风险，完全由医生个人或者医院承担不但不尽合理，有时也不可行。在举证责任倒置的情况下，医生不愿承担适当的风险为患者治疗，反而倾向选择一个有利保护自己而不利患者的医疗措施，这与缺乏分散医生职业风险的保障体系有关。

因此，医院应该将承担医疗责任同处理纠纷事务分开，逐步建立起医疗事故纠纷代理制，推行医生职业风险保险制度，提高医生抵御职业风险的能力。通过诸如此类的制度安排分解医生职业风险，化解医患矛盾。

### （三）建立和谐的医院劳动关系

建立和谐的医院劳动关系的途径主要有以下两条。

1. 培训专业主管人员

医院劳动争议或工作纠纷，许多是由不合理的报酬、不正当的处罚和解职、侵犯隐私及自尊、不公平的评价、不安全的劳动环境等造成的，这些都与医院人力资源管理部门和其他职能主管人员的思想作风、业务知识、法律意识有直接关系。因此，改善医院劳动关系的重要前提是对人力资源管理人员及其他职能主管人员进行培训，使他们增强改善劳动关系的意识，掌握处理劳动关系的原则和技巧。

2. 提高工作生活质量

不断努力提高员工工作生活质量是从根本上改善劳动关系的途径。反过来，提高员工工作生活质量，也有赖于加强与员工的沟通、加强劳动保护、开展员工援助等。改善医院劳动关系，也是医院人力资源管理的重要目标之一。

# 第四章　医疗管理

## 第一节　医疗管理概述

医院的医疗管理是指对医院医疗系统活动全过程所进行的组织、计划、协调和控制，使之经常处于应有状态，并对变化了的客观环境有较强的适应性，达到最佳医疗效率和医疗效果的目的。

### 一、医疗服务的基本分类

医院的医疗活动由院外和院内两部分组成。医院外的医疗活动大多指的是社会医疗服务，包括出院后随访、人群健康教育和健康检查、疾病普查普治、家庭病床等。

门诊是医院诊疗活动的第一线，进行一般的或初期的诊疗工作，解决大多数患者的诊疗问题；急诊的作用是诊疗和抢救急、危重患者，留察疑难和未脱离危险期患者；住院是对各种复杂、疑难重症患者进行全面系统的诊疗，是院内医疗活动的中心环节；康复是对恢复期患者的诊疗。医疗工作量完成的多少，医疗质量的优劣，医疗技术水平的高低，医疗经济效益的大小，是一个医院医疗管理水平的综合反映。

### 二、医疗管理的作用

#### （一）医疗管理是完成医院任务的主要手段

医院的基本任务是医疗，即救死扶伤，而医疗任务主要靠医疗活动去实现。医疗工作是医院的中心工作，因此加强医疗管理和提高医疗系统的能力是保证医院任务完成的重要手段。

#### （二）医疗管理是影响整个医院管理水平的中心环节

医院管理是综合性的管理，如人员管理、组织管理、物资管理、质量管理等，但在医院管理总体中，医疗管理是影响整个医院管理水平的中心环节。

### 三、基本原则

医疗管理的基本原则可以概括为5个方面：①患者第一的原则，即一切从患者需要出发；②安全有效的原则，即把医疗质量放在首位；③首诊负责制原则，即第一位接诊医师（首诊医师）对其接诊患者（尤其是急、危重患者）的检查、诊断、治疗、会诊、专科、转院等工作全程负责；④重点加强的原则，即对重点患者，如急症、重症、疑难患者做到重点保证；⑤功能与资源配置相适应原则，即按照医院的功能与任务合理配置各项卫生资源。

### 四、医疗管理的职能

#### （一）制订医疗管理计划

医疗管理计划是实施医疗管理和评价医疗管理效果的依据，能够使医疗工作目标明确，避免盲目性。医疗管理计划的制订要经过制定任务目标、测算需要、评价现有条件、对需要与可能提供的条件加以平衡、确定计划目标这几个阶段。医疗管理计划的内容包括：①门诊、急诊、病房、院外及医技科的诊疗工作流程和医疗工作数量、效率及质量目标；②新开展的诊疗项目的方向规模；③技术人员、设备、设施的配备。

#### （二）组织医疗技术力量

合理组织医疗技术力量是实现医疗计划目标的有力保证，也是医疗管理的一项主要职能。其主要管理工作内容为医疗组织机构的设置，医疗技术人员的配备、组合与调度，医疗技术人员的排班，健全医疗指挥系统及精干高效的职能部门，做到灵敏有效的反馈。

#### （三）制定各项医疗规章制度

医疗规章制度具有一定程度的指令性质和法规性质，是从事医疗活动的人员遵守的规范，是使各项医疗活动纳入常规运行的保障，包括以责任制为中心的医疗管理制度、各级人员职责、各种诊疗常规、各项技术操作规范。

#### （四）协调医疗活动

协调是医疗管理的一项重要职能，它是保障医疗活动能随时适应外界环境变化的手段，是弥补医疗管理计划缺陷的方法。

#### （五）评价医疗效果

医疗效果是医疗管理效能的综合反映，所以对医疗效果的评价对医疗管理具有重要意义。作为医疗管理的终末步骤，评价医疗效果可以检验医疗管理职能状态，看出医疗系统功能发挥的水平，评价预定目标的完成情况，分析和找出管理上的缺陷及原因，可进一步帮助医院找出医疗管理的计划和实施中的薄弱之处，为下一个医疗管理计划的编制和执行提供决策依据。

# 第二节　门诊管理

门诊既是直接接收患者进行诊断、治疗、预防保健和康复服务的场所，也是进行医学教育和临床科研，以提高医院科学技术水平和医务人员业务能力的重要阵地。

## 一、门诊工作的特点

### （一）患者集中并且流量大

门诊每天要接待大量来自社会的患者，2008 年原卫生部在全国开展了第四次国家卫生服务调查，调查显示，2008 年被调查地区居民两周就诊率为 14.5%。由此推算，2008年全国门急诊人次数达 50.1 亿，与 2003 年相比增加 2.6 亿人次。原卫生部的数据显示就诊的门诊患者人次数远大于住院患者，并且大量的患者、患者陪伴者和医务人员聚集在门诊部进行检查和治疗，因此门诊部具有公共场所人群聚集的特点，形成以患者为主体，传染患者和非传染患者、患者与健康人相混杂的特点，容易造成交叉感染。因此，医院应做好门诊感染管理，尤其是预防交叉感染和环境卫生管理。

一般省级综合医院的日门诊量均超过 2000 人次，有的甚至超过 4000 人次。对于这种门诊患者集中的情况，为了保证患者得到及时、有效、优质的诊疗服务，医院应合理安排门诊工作人员，改善门诊工作条件，尤其要做好门诊高峰的分流工作，保证良好的诊疗秩序。

### （二）门诊医生用于诊断和治疗的时间短暂

门诊患者流量大，因此门诊医生对每一个患者的诊断时间短暂，有关病情的诊断主要靠患者或陪同人的叙述及医生自己短暂的观察来完成。为了保证诊断的质量，解决质量与时间的矛盾，必须加强科学管理，并针对门诊工作的特点将工作重点落实到提高质量上。门诊管理还要突出技术管理和质量管理，注重人员与技术结构的配备，健全管理制度，不断提高医疗质量和技术水平。

### （三）门诊工作是保证医疗质量的第一个关键环节

保证医疗质量的一个关键环节是早诊断、早治疗，门诊是大部分患者就诊的第一个环节，能否做到早期诊断和及时治疗，其关键在于门诊的医疗服务。门诊工作应急变化多，人数、病种、急慢程度难以预测；医生变换多，患者复诊时很难找到初诊的医生。而诊断和治疗时间的短暂为医疗质量的保证设置了障碍，因此要求管理者注重医疗质量。

### （四）就诊环节多而复杂

门诊是一个功能相对齐全的有机整体，流程包括挂号、候诊、诊断、取药、治疗及化验检查数个环节，任何一个环节的堵塞都可能造成整个流程的不畅。据调查，一般门诊每名患者在门诊停留的时间为 1 ～ 1.5 小时，而医师直接诊察患者的时间仅 10 ～ 15 分钟。在管理中要剖析门诊各环节的特点和时间，做好导医工作，简化就诊手续，帮助患者就诊。

### （五）门诊是方便而经济的医疗服务方式

患者到门诊看病，基本上不需要脱离原来的生活环境和工作环境，与住院相比医疗程序简化，是方便的医疗服务方式。门诊与住院相比，所需的人员编制、建设资金和医疗成本要求都更低，同时门诊患者的经济负担也较轻，费时较少。为了控制医疗费用的增长，许多医院增设日间诊疗部，将一些原来需要住院的治疗改在门诊治疗和处理。门诊就诊的方式出现了多样化的趋势，患者对门诊服务的需求增加。

## 二、门诊工作的流程

### （一）分诊

到门诊就诊的患者很多，且病情复杂，包括初诊的、复诊的患者，病情有轻、重、缓、急之分，甚至有一些传染病患者。现代医院门诊分科很细，患者难以准确选科就诊，因此就诊程序首先应预检分诊，这样有助于提高医院的工作效率，避免浪费患者的时间，也能及早发现传染病患者，防止交叉感染。

### （二）挂号

预检分诊后，患者需要挂号，这是为了保持就诊秩序和建立必要的记录。挂号是患者与医院之间正式建立就医法律责任的依据和起点，也是患者作为消费者与医院提供的医疗服务之间的关系和依据的起点。挂号的功能：①代行分诊；②建立新病历或发出调用存档病历的指令，第一次来院就诊的患者要建立新病历；③建立就诊顺序并向患者交代候诊地点及大体的就诊时间；④在计算机系统较为完善的医院，挂号还具有为就诊建立基本数据资料或启动医疗保险记录的功能。挂号窗口要做到成年人和儿童分开，非传染病患者和传染病患者分开。

当日挂号必须以最简便的方式快速完成挂号手续，挂号时间过长，不仅给患者造成不便，而且易使门诊程序混乱。解决的办法除了要有健全的管理制度、操作规程，挂号效率也必须与患者数量、来院高峰相适应。现在不少医院已建立了挂号的计算机系统，可以通过计算机数据库的信息系统进行分析，解决挂号时间长的问题。

### （三）候诊

患者挂号后到相应门诊科室候诊。门诊护士要维持好候诊室的秩序，告诉患者等候次序，安排患者依次就诊，进行必要的检查（体温、脉搏、血压等），对病情较重较急的患者及时安排优先就诊，回答患者提出的相关问题，对可疑传染患者采取及时措施，对患者进行健康教育，保持门诊环境的有序、安静和卫生。

### （四）就诊

就诊是门诊的中心环节，也是患者来院的主要目的和要求。候诊室护士按顺序把患者分配到诊室，复诊患者最好安排原诊治医生接诊。医生询问有关病史后进行检查，必要时进行化验和特殊检查，然后根据病情及检查做出初步诊断。门诊病历要整洁、简明、规范。对诊断治疗有疑问的，应请本科室上级医生或有关科室会诊，病情不宜在门诊治疗的应收入院。

### （五）医技科室检查及治疗

在诊疗过程中，医生认为需要进行检查或检验时，需开出检查或治疗申请单，嘱咐患者检查或治疗前的准备注意事项。对于某些较为复杂的项目，通常采取预约的方式。

### （六）取药

患者取药是门诊工作的重要环节，门诊医生必须严格执行处方制度，处方内容应齐全，书写端正清楚，不得涂改（如有涂改，医生要在涂改处签字）。药剂科在发药时必须按规定审查处方，遇到配伍禁忌、涂改、超剂量或短缺药品时，要建议处方医生更正，药剂人员不得自行更改处方。发药前认真核对药品、剂量和患者姓名。

### （七）离院、留院观察或入院

患者经诊断、治疗即可离院。有的患者病情较重，疾病诊断不明或病床紧缺可以留门诊观察室观察，以观察患者病情变化，确定诊断。如果决定患者住院治疗，应签发住院通知。需要转院的则办理转院手续。

挂号、看病、检查、取药、治疗是医院就诊过程的五大环节。受医疗行业本身专业技术特点和原有营运管理方式的影响，患者在五大环节涉及的科室、部门中穿梭、排队，其中任何一个环节出了问题，患者就要在医生、药房、检查科室、收费窗口等之间往返。初诊患者对医院科室、部门设置、环境比较陌生，而医院科室设置越来越细，患者可能跑冤枉路。在整个就诊过程中，从患者挂号开始，诊疗活动不同阶段和环节所产生的各类诊断与治疗处置信息的中转和传递工作，一般都由患者承担。

随着管理上"以患者为中心"的服务观念的转变和医院数字化水平的提高，医院的服务模式正悄悄地发生着革命性的变化。不仅简化了患者就医步骤，优化了患者就诊流程，而且从硬件和技术上保证了为患者在就诊过程中提供诊疗全程服务。现在患者就诊前可通过医院的互联网网站、门诊大厅触摸屏等进行查询以了解科室、专家及诊疗收费等相关的信息服务。在就诊中，计算机门诊工作管理子系统除了具有普通门诊挂号确定就诊科室、收取医生诊疗和处置费用、购置病历、退换号等工作管理功能，还兼有录入和保存患者基本信息、办理医院内使用的存有患者基本信息和预付金金额的 IC 卡等信息处理和管理功能，便于医生在线调用。门诊工作管理系统还可帮助医生管理诊疗过程中产生的相关信息。患者辅助检查结果自动生成后，直接传送至医生电脑。医生开出的处方单、治疗单可以自动生成、打印，发送处方到门诊药房收费处、取药处划价、划账、配药，医院处理信息的时间减少，大大缩短了患者等候的时间。

门诊在宏观上通过门诊工作管理子网与门诊医生电脑桌面系统的信息交换，了解门诊医生电脑桌面系统所反馈的医生在线人数，处理患者的平均时间、进度，各在线医生的候诊患者人数等信息，自动评估患者就诊等候的时间，以便于分配患者到哪个就诊科室、诊室、医生处候诊，并可以实现在挂号凭证上打印诊室的方位提示。这些做法使患者可以合理、灵活地安排就诊时间，使医院可以在宏观上合理分流各诊室的候诊患者。

## 三、门诊任务

（1）负责组织完成患者的门诊诊疗工作，病情不适合在门诊处置的患者要收入院或转院治疗。

（2）承担负责地区范围内基层医疗单位转来患者的会诊工作，要充分发挥基层医疗单位的技术和能力。有的患者在明确诊断和治疗方案后，应转回基层医疗单位处理，也可留本院治疗，必要时转往有关医院。

（3）负责责任区范围内基层医疗单位的业务技术指导，有计划地对基层医务人员进行培训，提高他们的医疗技术水平，开展医疗保健咨询和技术指导工作。

（4）对于承担基层医疗工作的医院，其门诊部要在地段范围内组织好出诊和访视，做好防病工作。大型医院也要开展部分家庭病床，建立防治网点，配合有关部门开展普查普治工作。

（5）负责责任地区范围内或上级卫生行政部门分配的健康检查任务。

## 四、门诊组织管理体制

组织形式是管理的重要组成部分。门诊组织管理形式直接影响着门诊质量、门诊秩序和门诊矛盾。门诊的组织管理体制主要采用业务副院长领导下的门诊部主任负责制，负责门诊、急诊工作。县以上综合医院应建立急诊科，单独领导急诊工作。医院门诊部的领导体制大致分为以下两种形式。

### （一）双重领导形式

门诊工作人员包括医护人员、工勤后勤人员、财务人员等，都要接受门诊部主任和所在科室主任的双重领导。门诊部主任和门诊办公室工作人员主要负责检查、督促、联系、组织、协调工作，解决日常门诊工作中的事宜。医护人员的安排主要由各临床科室和护理部指定专人负责。各临床科室有一名科主任或副主任分管门诊工作，负责人员调配、对门诊人员的专业考核，并指定专人担任本专科的门诊组组长。门诊部设总护士长总管门诊护理工作，督促检查门诊环境卫生和宣教工作。

### （二）门诊部统一归口领导形式

凡是在门诊部工作的医护人员和工勤人员等各类人员，无论是从哪个部门和科室派出的，在业务组织管理和考勤考绩方面都由门诊部负责，并要求各部门和科室派出的参加门诊工作的医护人员做到相对稳定，不得随便调动。

# 第三节　住院诊疗管理

住院诊疗是指以三级医生结构为核心，应用医学科学理论知识、现代化诊疗手段，充分发挥医院整体功能，对患者实施诊疗。为此，医院必须充分发挥组织、协调、控制等系统管理功能，达到提高医疗工作效率、保证医疗质量、提供满意的医疗服务的目的。

## 一、住院诊疗管理的概念

住院诊疗管理是指为了为入院接受诊疗的患者提供良好的医疗服务所实行的以病房管理为中心的全过程管理活动。它包括对住院诊疗组织结构的设计、医疗质量的监控、医务人员实施诊疗活动的行为规范、诊疗技术的应用管理、提高住院诊疗整体水平的目标管理等。住院诊疗管理就是通常所说的病房管理。由于病房的性质、患者病情的严重程度、患者住院时间的长短不同，管理的重点不同，但基本要求是相同的，即对新入院患者要严格按照诊疗常规进行全面、系统的诊疗，对危重和疑难患者要进行重点监控管理，要为所有住院患者创造尽可能良好的诊疗和生活环境，要对每一位出院患者（或者死亡病例）进行医疗服务质量的评价。

## 二、住院诊疗管理的意义

### （一）保障医院整体医疗水平

病房是医院实施诊疗工作的主要场所，不仅为住院患者提供诊疗服务，而且为门急诊工作提供坚实的后盾。患者要早期诊断、早期治疗，危重患者要监护、抢救，手术患者要观察。这些活动需要通过住院诊疗管理来协调临床、医技科室的工作，使之紧密配合，发挥医院整体医疗功能，只有这样才能使患者得到及时、有效、合理的诊疗服务。

### （二）保证医疗服务质量

门诊与住院诊疗是医院医疗工作的两大组成部分。住院诊疗主要是对患者进行连续、系统的诊疗，管理难度大，复杂性高，技术性强，并且涉及医院的各个科室及部门。住院诊疗质量不仅是医疗质量的集中体现，也是医院整体工作的基础，因而住院诊疗管理应发挥中心环节带动全面工作，为医院的优质医疗服务提供保障。

### （三）医院综合服务能力的重要标志

患者诊治效果的转归、医院技术水平和医疗质量、医院的信誉和社会信任度主要源于住院诊疗管理。有效的住院诊疗管理可提高服务工作效率，提高医疗技术水平与质量，合理消耗医疗资源。因此，住院诊疗管理水平是医院服务能力的一项重要标志。

## 三、住院诊疗的任务

### （一）为住院患者提供优质的诊疗服务

发挥以三级医生负责制为核心的组织效能，不断提高诊疗质量和技术水平，为患者提供及时、连续、系统、规范、优质的诊疗服务。医院医护人员的各种医疗服务主要集中在住院病房，医院的行政后勤服务也主要落实在住院诊疗工作中。为住院患者提供优质的诊疗服务是医院工作最根本、最核心的任务。

### （二）为住院患者提供良好的诊疗条件和环境

医院除了为住院患者提供相应的诊疗服务，还要为住院患者提供良好的生活服务。为住院患者提供良好的诊疗条件和环境包括 3 个方面：①为患者创造安静、舒适、整洁、安全的住院环境条件；②为患者提供各种生活照料及相应的特殊服务；③做好患者的心理治疗和咨询，使患者保持良好的心理状态，积极接受和配合各种诊疗工作。

### （三）为医务人员和医学生提供临床实践场所

住院诊疗工作是为医学生提供临床实习机会和为进修医生提供学习深造机会的场所之一，同时也是医务人员和进修医生提高临床技术水平的载体。医学水平、医疗质量的提高永远离不开患者的奉献。

### （四）为开展临床科研提供重要基地

临床科研成果主要通过住院诊疗来取得，而且也只有通过开展临床科研工作，才能改善住院诊疗的质量与水平，促进病房工作管理水平的提高。

## 四、住院诊疗管理的特点

### （一）以病房管理为中心，涉及多学科、多部门的协作

住院诊疗管理是在医院特定的环境下，为达到最佳医疗服务效果所采取的组织管理行为。住院诊疗管理以病房管理为中心，涉及患者的管理组织、病房环境气氛的营造、院内感染的严格预防，以及设备、维修、后勤供应等，需要多学科、多部门的协作，是一项以病房管理为中心的系统工程。

### （二）以三级医生结构为核心，以医疗业务活动为重点的管理体系

住院诊疗中的医生相对固定，且医生由三级结构组成。住院诊疗中的各级医生各司其职，并以检诊、查房、会诊、病历讨论、医疗文书书写等业务活动相互交流、协同，组成紧密的工作网络，完成诊疗工作。

### （三）医疗功能的连续性、协同性、系统性、综合性

住院诊疗服务由医学服务和生活服务组成。前者包括医疗、护理、医技、心理、营

养等方面的服务；后者包括饮食、清洁卫生等。住院诊疗服务的综合性催生了住院诊疗工作的协同性，使住院诊疗服务有赖于各种专业人员的共同协作与支持配合。住院患者的诊疗包括诊断、治疗、康复3个过程，因此医院必须向住院患者提供一系列的服务，且只有加强纵向和横向协调，加强对住院诊疗工作的系统管理，才能保证患者得到及时、全面、优质的医疗服务。

### （四）信息量大，内容丰富，反馈调节作用明显

住院诊疗中有各种医疗方案及其效果的临床数据，信息量大，内容丰富。为此，管理者必须随时收集反馈信息，及时调控并指导纠正诊疗行为的偏离。

## 五、住院诊疗组织

住院诊疗组织是指对入院患者实施诊疗活动、发挥诊疗功能的组织设置及医疗技术人员能级结构方式。我国综合性医院的住院诊疗组织通常由联络组织、中心组织、支持组织3个部分组成。联络组织的工作由住院处完成，负责门急诊与住院诊疗的联系，帮助患者办理出院、入院手续，安排调整床位，进行住院经济核算，协调解决住院中遇到的各项事务问题。中心组织由接纳患者住院并从事诊疗活动的病房组织及与诊疗活动直接相关的医疗技术科室组成。支持组织主要为确保住院诊疗活动的正常进行提供药品、器械、设备、后勤生活服务等。

病房是医院运行系统的中心，是诊疗组织的基层单位，由病房单元组成。每个病房单元一般设30～50张病床，一个护理单元可以分数个护理小组，根据拥有的主治医生可以分为1到数个由医生组成的医疗小组。每个病房设一两名护士长，有一名以上的主治医生，科主任指定一名主治医生为该病房的负责人，负责领导本病房的行政业务工作。住院诊疗实行科主任、科护士长领导下的主治医生、护士长分工负责的制度。

## 六、住院诊疗的业务管理

住院诊疗的业务工作包括检诊、查房、会诊、病例讨论、计划诊疗、病历书写、晨会、值班制度、随访及其他内容。住院诊疗的管理就是通过组织、协调、指导、控制，把各项内容及其程序有机地连接起来，使住院诊疗工作形成一个有效的整体，实现质量的最优化。

### （一）检诊

检诊是进行医疗决策的首要环节，检诊的内容包括采集病史、体格检查、常规检查和特殊检查。检诊的程序：①患者到病房后，护士迅速安置床位，简单询问病情，进行一般的生命体征检查，向患者介绍入院的有关事项，并通知主管住院医师接诊；②主管住院医师及时对患者进行检诊，做出初步诊断，及时下达长期医嘱和临时医嘱。

### （二）查房

查房是病房最基本、最重要的医疗活动，是提高医疗质量的重要环节，也是培养下

级医护人员的重要手段，必须严格执行。查房的方式包括晨间查房、午后查房、夜间查房、急危重患者查房和教学查房。

1. 晨间查房

晨间查房分为住院医师查房、主治医师查房、主任医师查房。住院医师每天对所分管的患者晨间查房一次，主治医师、主任医师每周1或2次，对所分管病房的新入院患者、急危重患者及诊断不明确、治疗效果不好的患者重点查房。一般情况下，主治医师每日查房1次，主任医师每周至少查房1次。

2. 午后查房

午后查房主要是住院医师对自己所分管的患者进行重点巡视，观察重、危、疑难、发热、待查、新入院及手术后患者的病情变化，检查当天医嘱执行情况及疗效，同时做好对夜班医师交代危重患者需要观察治疗的准备。

3. 夜间查房

夜间查房是夜班医师对一般患者的夜间巡诊和对危重患者的连续诊查工作。

4. 急危重患者查房

急危重患者查房可根据病情需要每日进行数次。

5. 教学查房

教学查房是为实习和进修医生、护士专门安排的以教学为目的的查房。

### （三）会诊与病例讨论

会诊是发挥医院各学科优势、医院整体功能、医务人员集体智慧，重点解决疑难、危重患者和特殊医疗对象的诊断和治疗问题的一种重要的方法和有效的形式。会诊的方式包括科内会诊、科间会诊、全院会诊、院外会诊、急诊会诊和院内外大会诊。

病例讨论既是住院诊疗管理的一种重要形式，又是住院诊疗管理的一项重要制度。根据临床医疗和教学安排需要，病例讨论可分为疑难病例讨论、术前病例讨论、出院病例讨论、死亡病例讨论等。

### （四）治疗

临床治疗的范围较广，主要包括药物治疗、手术治疗、物理治疗、放射治疗等，通常是由医师和护士分工协同进行的。无论何种治疗方法都必须按医师的指令即医嘱执行，病房诊疗工作通常是以医嘱形式来实现的。医嘱分为长期医嘱、临时医嘱和备用医嘱。医嘱直接关系到诊疗质量，甚至关系到患者生命安危，因此必须认真执行医嘱制度。

### （五）病历书写

病历是记载患者疾病的发生、发展及转归的医疗记录，是临床医师根据对患者进行的问诊检查后所收集到的病情资料加以归纳、整理后书写成的记录。完整的病历是临床医师对诊疗工作的全面记录和总结，是保证正确诊断，制定合理的治疗和预防措施的重要依据，对诊疗质量具有重要意义。病历也是进行教学和科研工作的基本资料。因此，病历是医院信息管理最重要、最基本的资料。

对病历书写的基本要求是真实完整，文字精练，字迹清晰，科学性强，表达准确，标点符号运用正确，层次分明，重点突出，关键性情节因果关系交代清楚，及时完成，计量单位标准。

病历质量评审要实行三级监督检查制度：一级自我监督是以诊疗小组为单位，主治医师通过查房对病案及时修正并按标准评估，出院时做总评分；二级评审由诊疗单元主任医师全面评价；三级评审由医院指定病案管理专家专审。

### （六）晨会与值班制度

1. 晨会

晨会是医护人员交流诊疗信息、保持诊疗环节连续性的医务组织形式，属病房工作例会。晨会由病房负责人主持，全体人员参加，通常由值班医护人员报告患者的流动情况、重危及手术病例、接受特殊检查前后的病情变化及值班时间内的患者情况，对需要立即解决的问题当场决定，每周利用 1 次晨会传达上级指示。晨会应有记录，时间一般不超过 20 分钟。

2. 值班制度

值班制度是在夜间、节假日，以及集体学习、劳动和会议等时间，设值班医护人员巡视病房，完成新入院、危重患者及急诊会诊医疗诊治任务和急症手术。遇到重大问题及复杂疑难问题需立即解决时应及时向上级报告，并写好病历及病程记录。

### （七）随访

随访是住院诊疗工作的延续，是开展家庭医疗、进行全面综合性医疗服务的途径，应引起重视并成为制度。现阶段随访任务主要是对重点疾病、重点人群延续治疗，建立家庭医疗服务网络。

### （八）死亡患者的处理

病房中的患者经过全力抢救无效死亡后，负责抢救的医师应该认真检查其心音、呼吸、瞳孔和角膜反射等生命体征，确认死亡后再由护士进行尸体处理，组织送太平间。患者死亡后，应做好以下事宜。

1. 书写死亡记录

医师需将抢救的详细经过及患者死亡前的主要症状和表现、死亡原因、死亡时间、参加抢救的人员及时、准确地记录在病历中。

2. 填写死亡通知单

患者死亡以后，死亡通知单应送住院处和家属各一份，并做好患者家属工作。

3. 完成死亡病历总结

主管医师要在 24 小时内完成死亡病历总结，经主治医师、主任医师审查签字，并召开死亡病例讨论会。须进行病理解剖者，应在解剖前提出对病理检查的特殊要求，待写出病理报告后召开临床病理讨论会。

# 第四节　重点患者诊疗的管理

加强监护是近几十年来在医学科学领域中逐渐形成的一门新兴学科，成为一个独立的医疗新领域。加强监护病房（ICU）也在医院中逐渐建立，国内外已把 ICU 的建立，包括床位数占医院总床位数的比例、设备完善度、人员素质及抢救效果等方面作为判断一个医院的医疗功能分化程度与总体技术水平的重要标志之一。随着生物医学工程产品的不断更新，各种先进的监护仪器和高新尖生命支持装置与技术的广泛应用，以及 ICU 内医护与技术人员的经验积累和素质的提高，各类危重患者的治愈率大大提高，显著降低了死亡率和病残率。

## 一、ICU 的历史

ICU 始于对呼吸衰竭的集中治疗和护理。1952 年夏季，丹麦首都哥本哈根发生脊髓灰质炎的流行，造成很多延髓性麻痹病例，患者多死于呼吸衰竭。为了降低死亡率，当地的医务人员把患者集中在一个病区通过气管切开保持呼吸道畅通并进行肺部人工通气。此次抢救的成功使医生认识到加强监护和治疗的重要性，并以此为雏形建立了呼吸加强监护病房。20 世纪 50 年代，体外循环下心内直视手术的成功应用于临床与推广，以及缺血心肌再血管化的开展，为现代 ICU 的建立提供了客观需要。1957 年，美国曼彻斯特纪念医院分级管理制度正式开始试行，ICU 应运而生。20 世纪 60 年代，由于电子工业的飞速发展，监护仪器和新诊断设备的问世，加上临床分科越来越细，各种 ICU 相继建立，如冠心病监护病房（CCU）、心肺监护病房（CPICU）等。

## 二、ICU 的定义、类型

ICU 是把需要特别诊疗和护理的急重危患者集中在一个专治的病区或病室，采用专门的诊疗技术和仪器设备实施加强诊疗，并加强诊疗护理和监视的一种过渡性诊疗组织形式。

1. 重症监护病房

综合性质的监护病房，收容对象为经过集中抢救、治疗有可能恢复的各种急重症患者，如有休克，复合外伤，心力、呼吸、肾衰竭等的重症患者，以及大手术、新开展手术后早期的患者，等等。当病情缓解后，可转入普通病房。

2. 冠心病监护病房

收容急性心肌梗死或心肌梗死先兆心律失常等患者。

3. 麻醉及术后监护病房

大手术、新开展手术的患者，在术后几天内可在术后复苏室集中治疗、护理，当停止补液、拔掉胃管或已脱离危险时可返回原病房。

4. 新生儿重症监护治疗病房

收容新生儿急重症患者，包括早产儿，甚至胎儿的监护。

5. 肾透析病房

收容肾衰竭患者或肾移植患者做血液透析。急性肾衰竭患者在肾透析病房的治疗效果好。

6. 其他监护病房

其他监护病房包括呼吸重症监护病房、神经重症监护病房、创伤重症监护病房、烧伤重症监护病房等各类型的监护病房。

## 三、ICU 的设计

1. ICU 的选址

转入 ICU 的患者有 50% 为重大手术后的患者，由各手术科室转入。其余患者来自急诊、其他各科或直接从院外转入，故 ICU 的地址宜选在全院较中心的位置并与麻醉科及各手术科室相近。为便于抢救，其位置尚需靠近血库及其他相关科室，并在各通道标上醒目的指示牌。

2. ICU 的规模

国外 200 张床位以上的医院常设 ICU，ICU 的床位数一般占总床位数的 1%～2%，也有一些重点医院或急救工作量大的医院 ICU 的床位数可达总床位数的 6%。一些综合性大医院由于专科力量强而设置各专科的 ICU，ICU 的床位数为总床位数的 10%～20%。

3. ICU 的平面布局

ICU 常见圆形、长方形或 U 形布局，现更趋向于大病房，室内用大平板透明玻璃分隔为半封闭单元。ICU 的平面布局要满足以下要求：①从中心监护台能观察到所有患者；②病房排列宽敞，便于抢救；③内分清洁区和非清洁区；④有固定的放置药物、仪器及其他医疗用品的场所。

## 四、ICU 的管理

1. ICU 的组织机构综合性

ICU 在院长领导下实行科主任负责制，由科主任全盘负责全室医疗行政工作，主治医师带领住院医师分级管理患者的医疗。护士长在科主任领导下主管护理工作，监督护士执行医师下达的医嘱，检查 ICU 规章制度的落实。

2. ICU 工作人员的编制

在我国，综合性 ICU 被作为一个独立的科室。ICU 人员编制设主任医师或副主任医师 1 名，主治医师 2 或 3 名，住院医师 5～7 名，各级医师总数与 ICU 总床位数之比为（1.5～2）：1，护士总人数与总床位数之比为（3～4）：1，同时还应配备一定数量的工程技术人员、护理人员、勤杂人员。

3. 业务管理

（1）制定监护病房患者的入室、离室标准。

（2）建立一套严格的工作制度。监护病房同其他病房相比，具有更急、多变、复杂的特点，因此要有严格的岗位责任制度，如交接班制度、抢救操作程序等一系列的制度，以保证病房的医疗业务环节正常运作。

（3）严格执行消毒的制度。监护病房的患者多有插入性导管和气管切开，加上患者的免疫防御功能差，感染的可能性很大，因此要求严格执行消毒隔离和感染的管理。

# 第五节　急诊管理

急救医疗服务体系（emergency medical service system, EMSS）包括院前急救、医院急诊科急救和重症监护3个彼此独立又相互联系的部分。急诊管理主要包括院前急救和医院急诊科急救。划分院内急救与院前急救的界限是医院的大门，在医院外完成的急救叫院前急救，在医院内一个特定科室完成急救的叫院内急救。急救包括现场急救、转送途中监护及抢救和医院内急救3个层次，其中前二者统称为院前急救。急诊科是医院医疗工作抢救急、危、重症患者的第一线，在医院管理工作中占有非常重要的地位。急诊工作的质量直接关系到患者的生命安危和医院医疗工作的质量，是医院医疗技术水平和管理水平的集中反映。

## 一、医院急诊科

### （一）急诊科的特点和任务

1. 急诊科的特点

（1）时间性特别强：对大多数急诊患者来讲，时间就是健康，时间就是生命，急诊工作要求"及时"，拖延时间就失去了急诊的意义。

（2）随机性比较大：急诊科的人数、病种、来诊方式、危重程度都是难以预料的，尤其是遇突发性事件或灾难，如车祸、地震等情况时，患者的随机性就更大，而且通常是集体就诊。这就要求急诊科随时做好应急准备，以求应付突发情况。

（3）病种涉及面广：急诊工作的特点之一就是多学科交叉综合性和合作互助性。急诊患者病谱广且杂，往往需要多个科室共同抢救，因此特别强调团结协作。同时，急诊科工作人员不仅要具备扎实的专业知识，而且要具备跨学科知识，在工作过程中要做好各科之间的协作。

（4）任务重，责任大：急诊的随机性和时间性决定了医务人员在抢救中劳动强度大、持续时间长、精神紧张，要求医务人员有高度的责任心、精湛的技术和强健的体魄。

（5）医疗纠纷多：由于上述特点，加之急诊科 24 小时接诊，因此急诊医护人员工作非常繁忙，精神高度紧张，稍有不慎就可能出现失误或差错。另外，急诊患者多为突然发病，患者及家属往往心情比较急躁，可能会出现愤怒及过激语言等不理智行为，严重者还会直接威胁医务人员的人身安全。

2.急诊科的任务

（1）做好急诊科的抢救工作：治疗各类急性病及慢性病急性发作，对危及生命的患者及时组织抢救，对不影响生命而病情紧急的患者给予及时诊断和处置。

（2）做好急诊医疗业务培训工作：急诊科应负责对各类急诊医护人员进行业务培训，包括急诊医学专业医师、临床轮转医师和急诊专业护士；承担医学生的急诊医学教学工作，形成培养急诊专业人才的基地。

（3）开展急救医学的研究工作：开展有关急性病发病机制、早期诊断及有效治疗方法的研究，重点是开展复苏、休克、多系统和器官衰竭的研究，结合急诊临床改进或研制有关医疗仪器和设备。

（4）做好突发事件的急救工作：除常规的医院内急诊抢救任务外，急诊科还应承担突发事件如战争、自然灾害和事故等临床紧急任务的急救工作，因此要做好人员、设备、药品的配备，为突发事件急救做好准备工作。

**（二）急诊科的机构设置**

1.急诊科的组织结构

急诊科的组织结构有两种：一类是把急诊工作作为医院门诊的一部分，在门诊部内设急救室，属于门诊部管理；另一类就是独立于门诊部的急诊科，有时可设急救中心，以加强急诊工作的开展。急诊室隶属门诊部管理，由一名门诊部副主任或主任主管急诊工作；急诊科直属副院长（分管业务）或院长管理，实行科主任负责制。

根据人员来分类，目前我国医院急诊科主要存在三种模式。

（1）独立型：急诊科医护人员完全固定，负责流动患者的留观、抢救患者的诊治。

（2）半独立型：急诊科有部分固定的医护人员，仅负责抢救室或留观患者的诊疗工作，其他医护人员定期轮换，主要负责流动患者的诊治工作。

（3）轮转型：急诊科无固定工作人员，各科负责各科的急诊。

2.急诊科的设置

（1）急诊科的科室设置：有条件的急诊科应该分设急诊室、抢救室、手术室、监护室、特检室及观察室和中心护士站等部门。急诊医护人员均须已从事三年临床实际工作，做到能熟练掌握抢救及监测设备的性能及操作。护理人员是急诊科的基本力量，应相对固定。

（2）急救设备和工作制度：区以上医院的急诊科至少须配备心电图机、心脏除颤器、起搏器、喉镜、气管插管设备、人工呼吸机、吸引器、电动洗胃机及各种急救药品。急诊科应设专线电话 24 小时应诊，并制定相关的急诊工作规章制度。

### （三）急诊科管理的基本内容

（1）医院急诊科要合理布局，医院感染控制要符合卫生行政部门规章规范的要求。急诊科的位置选择要以方便急诊患者就诊和最大限度地缩短就诊前的时间为原则。急诊区要相对独立，一般应设置在门诊部的一侧，靠近公路，做到有鲜明的标志，让患者一目了然。急诊科要有独立的入口，急救车可直接开到入口处。大门和候诊走廊要宽敞，以方便轮椅和手推车进出。急诊科必须设有独立的挂号、收费、取药、检验、放射等部门，以减少交叉穿行和往返，以利于节省患者的时间和预防医院感染。

（2）急诊医护人员的设置应符合卫生行政部门规章规范的要求。急诊医护人员必须经过专业培训，能够胜任急诊工作，急诊抢救工作由主治医师以上（含主治医师）主持或指导。

（3）急救设备、药品处于备用状态，急诊医护人员能够熟练、正确地使用各种抢救设备，熟练掌握心肺复苏急救技术。

（4）加强急诊质量全程监控与管理，落实核心制度，尤其是首诊负责制和会诊制度，急诊服务应及时、安全、便捷、有效，提高急诊分诊能力，建立急诊紧急救治"绿色通道"，科室间紧密协作。建立与医院功能任务相适应的重点病种（创伤、急性心肌梗死、心力衰竭、脑卒中等）急诊服务流程与规范，保障患者获得连贯的医疗服务。

（5）加强急诊留观患者的管理，提高需要住院治疗的急诊患者的住院率，急诊留观时间不超过 72 小时。

（6）对每一名就诊的急诊患者均应有完整的急诊诊疗（抢救）记录，书写应符合规范和质量控制要求。

## 二、院前急救

院前急救虽然时间短，却是决定危、急、重症患者抢救能否取得成功的关键，因此院前急救在现代医疗急救系统中占有最为重要的地位，反映国家、社会对重大伤害、疾病的应急能力及公民的品格水平。

### （一）院前急救的概念和内容

1. 院前急救的概念

院前急救是指出现危、急、重症患者的现场及转运途中对患者进行的紧急状态下的初步医疗抢救。院前急救系统不仅承担居民的日常急性疾病的现场救治任务，而且承担各种意外伤害、灾害事故及各种重大活动的现场医疗急救任务。

2. 院前急救的内容

（1）现场急救：包括在家庭、工厂、农村、街道及交通事故现场等所有出事地点对患者的初步救护，这是我国当前医疗救护中最薄弱的环节，其关键是要大力进行急救知识普及训练。

（2）搬运：经过初步现场处理后，必须把患者及时转送到医院进行进一步急救处理。

（3）监护运送：应尽快将患者送到医院，在转运途中维持患者的生命体征稳定，监护运送是院前急救的重要组成部分。

### （二）院前急救的组织形式

我国医疗急救服务的专线电话是120，交通事故的急救服务电话为122，全国通用。我国目前的院前急救组织形式大致分3种。

（1）由市急救指挥中心负责调度，以若干个医院急诊科为中心，实行分区域、分科负责急救工作的模式。市急救指挥中心接收全市的120急救呼叫后，根据区域规划传达给医院，医院受指挥中心调度，接到通知后派车并配备医护人员赴现场急救后将患者运送回本院继续救护。

（2）城市的急救中心建在一家大医院内，一个机构两个牌子。急救中心接到全市的120电话后，派出急救车到现场急救，将患者运送回本院继续救护。

（3）由医疗急救中心及其所属分站与市内一些医院紧密协助的模式，即分站设在区、县中心医院，通过中心站调度后由分站派急救车到现场急救，将患者送到分站所在医院或到患者特约劳保医院继续救护。

# 第六节　康复管理

康复医学是一门新兴学科，是医学的一个重要分支。康复医学作为第四医学，与保健、预防、临床医学共同组成全面医学。

## 一、康复医学概述

康复是综合、协调地应用各种措施，以减少病伤残者身心社会功能障碍，使病伤残者能重返社会。康复医学则是为了达到康复的目的，侧重应用医学科学技术和康复工程等手段，努力做到早期评价、早期康复治疗、早期恢复，并且和社会康复、教育康复、职业康复相配合，以改善或恢复残疾者生理和心理的整体功能，促进他们重返社会、创造财富。

### （一）残疾的分类

康复医学的对象主要是由损伤、疾病和老龄导致的功能障碍者及先天发育障碍的残疾者。1997年，WHO建立了有关残疾的分类标准，并定名为《国际残损、活动和参与分类》

（ICIDH-2）。ICIDH-2 从生物、心理和社会角度，为认识残损所造成的影响提供了一种理论模式；从身体健康状态、个体活动和个体的社会功能角度，为考察残疾者提供了理论框架。ICIDH-2 不仅可以用于评定临床医疗、卫生服务、社会系统和个人的生活方式，而且由于该系统使用功能性的说明，运用程度指标和数字化的编码系统，可以对有关残疾性的信息及社会对残疾性的反应做出更好的说明，从而为残疾人提供了更多平等参与的机会，最大限度地使残疾人能充分参与社会生活，并且反映了社会对提高残疾人生活独立性和选择性所做的努力，反映了残疾人生活环境的改善、生活质量的提高。

ICIDH-2 将残疾分为残损、活动能力和社会参与 3 个部分。这种分类确定了个体和社会 / 环境交互的作用。

### 1. 残损

残损是指丧失身体结构及生理与心理功能或身体结构及生理与心理功能异常。结构残损包括异常和缺失。根据生物学知识，残损可通过组织或细胞水平、亚细胞水平或分子水平进行分类。残损是健康状态的一部分，但并不表示个体有病或处于患病状态。残损代表了人体及其功能的生物医学状态与标准的差异，因此要按照通常所接受的标准对身体和心理状态进行评定。残损应是被他人或自己直接观察到的或从间接的观察中推导出来的。残损可以是暂时性或永久性的，渐进性、退行性或静态的，间断性或连续性的。其与标准的差异可大或小，也可以随时间发生变化。从病因学上讲，残损不是偶发性的，其发展变化的状态也不是突发性的，如丧失了视觉或肢体可能是由遗传变异或损伤所造成的。出现残损时可分析其原因。从范围上讲，残损比障碍 / 疾病有更广泛的范围，并有更多的包容性，如丧失了腿是一种残损，但不是一种失调或疾病。残损可能导致其他的残损。

### 2. 活动能力

活动是个体水平上功能的性质和范围，活动可能有性质、持续时间和品质的限制。活动能力受限是指完成活动时的各种困难，这包括质和量的改变。它可以是暂时的或永久的，可逆的或不可逆的，进展性的或恢复性的，简单的或复杂的。活动受限需要的帮助包括使用辅助用具及他人的帮助。用"活动能力"代替"残疾"，避免了歧视用语。

活动维度是与个体日常生活活动相关的，这种日常活动是个体完成日常任务的作业。在活动类别中列举了一系列中性的活动，它们不仅要显示活动的限制，而且还用于记录积极或中性的作业。活动类别也可以运用质量指标说明活动的限制（过去称为残疾）。活动维度关注的是实际的作业（完成任务或执行一种活动），它并不是指个体所拥有的性向或潜能。活动作业是与健康状态相关的在一定环境中的作业，它区别于参与维度，参与是个体与外在因素交互作用的结果。活动回答的问题：个体怎样实际完成活动。而参与是受其健康状态和其他环境因素（环境和个体因素）限制的。使用辅助装置不能去除残损，但可以消除个体的活动限制。

基本感觉和一些功能既可以看作身体水平，也可以看作个体水平。在身体水平上可为复杂的残损，在个体水平上可为基本活动或行为，如视觉是一种看的能力，在身体水平上是机体的功能，但看的活动也是个体活动的一部分。同样，执行功能的残损（一种特殊的残损）可能引发计划、组织和序列化功能的缺损（复杂任务计划活动残损）。

活动状态可用于自评、临床评定、功能检查或问卷调查。对活动的评定可在不同的情况下进行，如在个体、职业性、行为性、法律或其他情境下对活动进行评定。活动限制是通过困难度和是否需要辅助来进行评定的（用程度指标）。

3. 社会参与

社会参与是指个人参与社会生活的程度，它是个体健康状况与环境之间的复杂联系或相互作用的结果。用"社会参与"替代"残障"，是在文化上承认残疾人的权利。

参与是个体投入与残损、活动、卫生条件和情境因素有关的生活性质和范围。参与可能有性质、持续时间和品质的限制。用"参与"或"参与局限"代替"残障"可以更全面、更积极地说明与残损和活动有关的社会活动。

参与是与社会现象相关的，代表了在社会水平上健康状态的不同方面的结果，如个体的参与程度，社会反应是促进还是阻碍其参与，等等。这是与健康状态相关的在实际生活环境中得到的实际生活体验，这种情境包括身体的、社会的和态度上的环境性因素。参与是一种复杂过程的结果。

一方面，个体的健康状态以特定的方式与其所拥有的残损或残疾交互作用；另一方面，个体与其所生活的环境也影响参与。参与最基本的性质在于它是个体与其残损或残疾和情境因素之间交互作用的结果，如不同的环境对具有同样的残损或残疾的个体会产生不同的影响。参与是基于生态/环境交互作用模式而提出的。

在分类中，参与局限有一个量化值，该值要依文化环境标准而确定。某人在一个国家或一个国家的某一个地方处于社会参与的不利状态中，但在其他环境或状态下可能就不会有这种不利状态存在。不仅如此，其他情境性因素也影响参与。这种参与的标准是比照在同样社会中具有同样文化背景但没有残疾的人的情况而确定的。ICIDH-2 所说的参与基于的是联合国制定的残疾人平等机会标准化规则。

参与局限或称不利是相对于其他人而言的，它与实际观察到的参与和人们所期望的参与是不一致的，这种情况对于不同健康状态的个体而言均会出现。参与局限可能直接来自社会环境，没有残损或残疾的个体也可能会出现参与局限。例如，HIV 呈阳性而无其他病兆或疾病的人，或有某种疾病的遗传性症状的人可能没有残损或活动限制，然而却由于社会态度或不好的名誉而不能得到服务。

## （二）康复医学的内容

康复医学在发展的初期以骨科和神经系统伤病的康复为主，近年来心脏病、肺部疾病的康复，癌症、慢性疼痛的康复也逐渐展开，而精神病、感官（视、听）和智力障碍也被列入康复医学的范围。康复医学包括康复预防、康复评定和康复治疗。

1. 康复预防

康复预防由三级预防组成，三级预防是预防残疾的基础。一级预防是指预防伤病的发生，包括健康教育、安全教育、优生优育、不吸烟、不饮酒等，它是解决残疾问题最有效的方法。二级预防是指残损一旦发生，只要可能，就要防止长期残疾的发生，这就需要提高早期发现率，从而进行早期有效的治疗。三级预防包括以防止残损、残疾转变为残障或减少残障影响为目的的所有措施。

2. 康复评定

康复评定是康复治疗的基础。康复评定不单是寻找疾病的病因和诊断，还要客观地、准确地评定功能障碍的性质、部位、范围、严重程度、发展趋势、预后和转归。评定工作一般在治疗的前、中、后各进行一次，根据评定结果，制订、修改治疗计划和对康复治疗效果做出客观的评价。

3. 康复治疗

康复治疗的常用方法包括物理疗法、运动疗法、作业疗法、言语矫治、康复护理等。

### （三）发展康复医学的必要性

1. 残疾人增加

随着工业与交通的日益发达，因工伤和车祸致残的人数增多。据世界卫生组织统计，当前全世界残疾人占总人口的 10% 左右，总数约 4.5 亿人，其中残疾儿童约 1.5 亿人，80% 在发展中国家。

2. 慢性病比例增加

随着医学的发展和人们生活水平的提高，传染病的发病率下降，慢性病的发病率升高。心脑血管疾病、癌症已列于危害人民生命和健康的疾病的前几位，而康复医学能帮助这些慢性病患者或残疾人提高生活质量。例如心肌梗死后存活的患者，在进行积极的康复治疗后，可以明显延长他们的寿命，参加康复治疗者的死亡率比不参加者低 36.8%。

3. 老年人的比例增加

随着期望寿命的延长，老年人的比例明显增加。老年人多患有多种慢性病，其心肌梗死、脑血管意外和癌症的发病率比年轻人高。老年人慢性疾病的康复医疗越来越多地引起社会的关注。

### （四）康复医学的工作方式

由于康复医学由多个专业组成，因此解决患者的功能障碍以康复治疗组的形式完成。小组的领导者为康复医生，其他成员包括理疗师、体疗师、作业疗法师、言语矫治师、心理治疗师、假肢与矫形器师、文体治疗师、社会工作者等。各专业人员对患者的功能障碍提出各自的对策，然后由康复医生归纳总结为一个完整的治疗计划，由各专业人员分头实施。世界卫生组织提出的康复服务方式有 3 种。

1. 康复机构的康复

康复机构包括综合性医院中的康复科、康复门诊、专科康复门诊、康复医院等，有较完善的康复设备，有经过正规训练的各类专业人员。

2. 上门康复服务

上门康复服务是由具有一定水平的康复人员到病、残、伤者家庭或社区进行康复服务。

3. 社区康复

社区康复依靠社区资源为社区病、伤、残者就地服务。

### （五）康复医学的地位和作用

随着社会进步和人们观念的改变，21世纪的康复医学将比20世纪更加辉煌。康复工作的对象将侧重于老年人、慢性病患者或各种障碍、失能和残障者。康复医师首先必须参与患者的医疗，但康复医学并不是医疗的延续，也不是临床医疗的重复，而是从治疗的第一阶段就开始并进。

## 二、医院康复科（部）管理

### （一）医院康复科的任务

1. 提高康复医疗质量

康复服务应遵守医德规范，为残疾人和功能障碍者提供优质服务，重点是为早期、急性期或手术后的残疾人进行康复医疗。

2. 开展健康教育

康复科应侧重宣传残疾的原因和预防措施，使社会、残疾人及其家庭认识到应正确对待残疾、积极参与康复工作，并使残疾人及其家庭了解康复医疗常识等。

3. 开展人员培训和科研工作

有条件的康复科应当承担康复医学人才培养工作，包括继续教育任务，并应结合康复医疗实际开展科研工作。

4. 指导基层医疗卫生单位开展社区康复工作

医院康复科应对地区性康复体系和康复医疗网络系统提供技术指导，特别是应对基层医疗卫生机构的康复服务提供指导。

### （二）康复科的特点

1. 康复服务对象的特殊性

康复科的服务对象主要是老年人、慢性病患者、残疾人，总之是有不同程度的功能障碍者，因此在医疗服务或生活服务方面，其难度和工作量都要大于其他科室。

2. 康复服务手段的多样性

康复科的治疗手段多种多样，与其他科室的治疗手段不一样，有物理疗法、作业疗法、医疗体育等多种方法。根据不同的病情采用不同的方式，目的是使残留的功能得到最大限度的发挥。

3. 康复科建筑要求的特殊性

康复科的建筑必须适应残疾人和老年人的活动需求。

4. 康复医务人员的专业性

康复医务人员必须是经过专业培训的专业人员，包括康复医生、理疗法师、体疗法师、作业疗法师、言语矫治师、心理治疗师、假肢与矫形器师、文体治疗师、社会工作者等。

5. 康复医疗程序的特殊性

康复医疗不是针对疾病或病程，而是着眼于功能障碍的程度和恢复的情况。在诊治过程中，通常采用康复医疗小组的组织形式。

## （三）康复科的管理要点

1. 重视康复科的发展和建设

重视康复科的发展和建设是发展康复医学的前提，也是搞好康复科管理的重要前提。发展康复医学的必要性和康复医学的迅速发展使康复科在综合性医院中的作用和地位日益提高。

2. 抓好康复专业人员的培训

康复医疗对专业人员的要求较高，如果缺乏健全的康复专业队伍，康复科的服务和质量是不可想象的，因此要抓好康复专业人员的培训。

3. 搞好与其他临床科室的协调

康复科的最大特点是跨学科性，同时康复科的收治对象也靠其他临床科室来联系支持，解决康复过程中遇到的困难也要靠其他临床科室支援。因此，康复科的业务工作要注意同其他科室的协调，只有这样才能提高康复医疗的质量和水平。

4. 抓好社区康复工作

社区康复是康复医疗与初级卫生保健的结合，是康复工作中很重要的一环。社区卫生服务中心和其他基层医疗卫生机构应积极开展社区康复服务。

# 第五章　医院财务管理

## 第一节　医院财务管理的概念

在我国，医院是社会主义市场经济建设的重要保障，为了满足人民群众医疗、护理、保健和康复的需要，医院要投入一定的生产资料进行生产和扩大再生产活动。在医院的生产经营活动中，投入的物资不断运动，由一种价值形态转换为另一种价值形态，循环往复，形成了资金的运动，物资价值的运动通过资金运动体现出来。因此，医院的生产经营活动一方面表现为物资运动，另一方面表现为资金运动。医院的资金运动形成了医院的财务活动，继而产生了财务关系。医院的财务管理就是组织医院的财务活动，处理财务关系的一项经济管理工作，是医院管理的重要组成部分。财务管理渗透在医院的一切经济活动之中，凡是涉及资金的业务活动都属于医院财务管理的范畴，因此医院财务管理是医院一切管理活动的基础，具有十分重要的作用。

由于医院职能具有特殊性，医院财务也存在一定的特殊性，因此要正确把握医院财务管理的概念，必须理解医院资金运动与财务关系的内容。

### 一、医院资金运动

医院资金运动形成了财务活动，继而形成了财务关系，因此财务活动和财务关系都与医院的资金运动密切相关，把握医院资金运动的规律与特点是做好医院财务管理的基础。

资金是社会再生产过程中各种财产物资的货币表现，是物资运动的价值反映，资金运动和物资运动共同构成了生产经营活动的过程。在生产经营活动中，物资不断运动，其价值形态也不断发生变化，由一种形态转化为另一种形态，循环往复，形成了资金的运动。物资价值的运动就是通过资金运动的形式表现出来的，资金运动以价值的形式综合反映着生产经营过程。

根据运营阶段的不同，资金运动可以划分为三个阶段、五个过程。

（1）资金投入阶段：资金筹集过程。筹资是为了满足投资和用资的需要，筹措和集中所需资金的过程，是资金运动的起点，是组织进行生产经营的前提。

（2）资金使用阶段：包含资金投放、资金耗费、资金收入三个过程。资金投放就是资金的运用过程，筹集来的资金必须投入生产经营中，主要是通过购买、建造等方式形成运营必备的生产资料，如固定资产、各种材料等。资金耗费就是资金在生产经营中的消耗，包括投入材料的消耗、人员经费的消耗、设备仪器的消耗等，这些消耗综合表现为成本或费用。资金收入是资金投入生产经营后带来货币收入的过程，包括产品的销售或服务的结算、定价规则、结算方式的选择、收入的实现等。

（3）资金退出阶段：分配与结余过程。分配是对资金投入生产经营后所获得的货币收入的处置活动，分配后形成的结余是再生产的基础。资金退出既是一次资金运动的终点，又是下一次资金运动的起点。

在我国，公立医院（以下简称"医院"）是公益性事业单位，不以营利为目的，医院必须进行扩大再生产活动，满足自身生存与发展的需要，目的是更好地履行社会职能，满足社会公共需要，实现公共利益。在医院生产经营的过程中，随着投入资金的运用，医院取得开展业务活动所必需的物资，并消耗一定的人力、物力、财力，用以进行医疗活动或完成一定的职能，最后又获得货币资金，用于再生产。在整个医院生产经营的过程中：一方面表现为实物形态的物资运动，如购置药品、卫生材料后形成库存物资，之后通过医疗过程提供医疗服务产品；另一方面表现为价值形态的资金运动，如购置药品、卫生材料后形成储备资金，提供医疗服务产品后形成医疗服务产品资金，患者结算后又取得货币资金。随着医院生产经营活动的不断进行，医院的资金总是处于不断的运动之中，医院的资金运动形成医院经济活动的一个独立方面，这就是医院的财务活动。

根据业务活动的性质及运动方式的不同，医院的资金运动总体上可以分为四类：一是日常医疗收支活动所形成的资金运动；二是医疗活动中的特殊事项形成的资金运动；三是专项活动所形成的资金运动；四是对外投资活动所形成的资金运动。

### （一）日常医疗收支活动所形成的资金运动

日常医疗收支活动是医院在执业范围内开展的医疗、保健、康复等活动，这类活动形成的资金运动是医院资金运动的主体与核心。通常情况下，该类资金运动包括三个阶段，即投入、使用及退出。其中，投入阶段是资金筹集的过程，使用阶段是资金的投放、耗费及收入过程，退出阶段是结余及分配的过程。因此，日常医疗收支活动所形成的资金运动状况可表述为"三个阶段、五个过程"。

医疗资金投入阶段即筹资过程，是日常医疗活动的起点和基本环节，为医院医疗活动再生产的顺利进行提供了保证。日常医疗活动资金的筹集渠道有医院净资产、负债、财政补助及科教项目资金等。医院净资产主要是专门用于事业发展的事业基金，包括结余分配转入资金（不包括财政基本支出补助结转）、非财政专项资金结余解除限制后转入的资金等；负债主要包括银行借款、预收医疗款、应付账款等；财政补助及科教项目资金主要是指可以用于开展日常医疗活动的补助收入，如人员经费、用于基本建设与设备购置等的专项收入等。

医疗资金使用阶段包括投放过程、耗费过程及收入过程三个方面。在投放过程中，医院将筹资收到的资金进行投放。一方面，进行固定资产、无形资产的投入，如修建住院大楼、改造病房、进行信息化建设等，形成单位的固定资产或无形资产，货币资金形态转化为固定资金形态；另一方面，购买药品、卫生材料等开展医疗服务活动所必需的基本物资，有些医院还会购置原材料等进行加工，形成医院的自制试剂或药品。总之，在这个过程中，货币资金形态转化为储备资金形态。耗费过程就是提供医疗服务的过程，医院耗费药品等各种物资，开展各项检查并耗费各类仪器等固定资产，支付医生报酬及其他费用，这些消耗就是日常的费用或成本。在收入过程中，医院对患者接受的服务项目或病种等进行核定，按照国家物价部门规定的收费标准进行结算，获得医疗收入，取得货币资金。

资金退出阶段即资金的结余与分配过程，主要任务是对在结算过程中取得的货币资金，按规定正确计算与分配结余。专项补助结余应当按国家规定区别处理，执行"超收上缴"的医院应当按照规定将超收部分上缴财政，用于支持本地区卫生事业发展，除了有限定用途的结余及超收上缴部分，结余的其他部分留归医院，从医院资金运动过程中退出。

### （二）医疗活动中的特殊事项形成的资金运动

医疗活动中的特殊事项是指在日常医疗活动中发生的未能取得收入的事项，这类事项往往是医院为了履行社会责任及公益性，或是管理原因造成的。例如：对特殊人群医疗费用的减免、突发公共事件紧急医疗救治和预防保健任务、因住院患者逃费而发生的医疗欠费、因医院原因造成医保申报额与实际拨付额不符等。该类事项的资金运动表现为"两个阶段、三个过程"。

医疗活动中的特殊事项的资金来源与日常医疗活动的资金来源相同，两者的区别在于是否能够获得补偿并取得收入。如果能够取得收入则为日常的医疗活动；如果不能，则为医疗活动中的特殊事项。

医院获得投入资金后，进行资金投放，提供医疗服务，在后续环节中无法对付出的医疗服务进行补偿，也不能取得收入，因此没有资金的结算过程，也无法取得货币资金。这类资金始于投入过程，止于资金使用阶段的服务过程，因此只有资金投入阶段、资金使用阶段的投放过程和耗费过程，资金运动表现为"两个阶段、三个过程"。

### （三）专项活动所形成的资金运动

专项活动指有专项资金来源，用于开展特定用途的、支出未计入特定对象成本的活动，如取得应急演练财政专项补助收入开展的演练活动、取得科教项目资金而开展的培训活动等。该类活动的资金运动表现为"两个阶段、两个过程"。

专项活动的资金来源可能是财政补助收入及科教项目收入，判断这部分资金用于哪类活动的标志，是看该项支出是否计入了特定对象的成本，是否取得了收入，如果计入了特定对象的成本且取得了收入则为正常医疗活动，计入了特定对象的成本且未取得收入则为医疗活动中的特殊事项，未计入特定对象的成本且未取得收入则为专项活动。

取得专项活动的资金后，即进行资金的使用，用于专门的用途，资金被消耗掉，这类资金通常具有一次收支和无偿性等基本特征，资金运动经历资金投入阶段和资金使用阶段的耗费过程。

### （四）对外投资活动所形成的资金运动

对外投资是医院以货币资金购买国家债券或利用实物、无形资产等开展的投资活动。对外投资活动的资金运动表现为"三个阶段、四个过程"。

医院应当在保证正常运转和事业发展的前提下严格控制对外投资，对外投资的资金来源也有一定的限制，如不能够使用财政拨款、财政拨款结余开展对外投资。

医院是公益性事业单位，因此对外投资的资金投放范围也有一定的限制，只是经济活动的辅助内容，原则上不得进行营利性投资，非营利性投资范围也仅限于医疗服务相关领域，主要是购买国家债券及投资医疗相关行业。投资到期或按约定可获得投资收益，并形成医院结余，资金退出该次的资金运动过程。对外投资活动的资金运行经历了资金投入结算阶段，以及资金使用阶段中的投放过程、收入过程及退出阶段，表现为"三个阶段、四个过程"。

## 二、医院财务关系

医院在开展财务活动的过程中，与多个方面有着密切的联系，在资金运动中与各方面发生的经济关系就是医院的财务关系。

### （一）外部财务关系

1. 医院与主管部门的财务关系

主管部门作为医院的直接管理机构，负责当地的卫生发展及规划，医院资金总体收支和规划情况及重大事项必须经过主管部门批准。医院和主管部门的财务关系主要体现在项目资金（经费）申请、审批医院预决算及其他报表、药品等物资的采购、重大建设项目及对外投资的审批、相关财务管理制度或政策的报批等方面。

2. 医院与财政部门的财务关系

财政部门作为政府的组成部门，负有综合管理财政收支、财税政策，实施财政监督，参与国民经济宏观调控的职责。医院与财政部门的财务关系主要体现在财政资金直接支付或授权支付的申请与批准，账户、相关票据及印章的使用及规范，等等。

3. 医院与税务部门的财务关系

税务部门是主管当地税务工作的行政机构，医院应该按照国家税收法律、法规的规定依法纳税（费），如个人所得税、营业税、城市维护建设税等，医院应该及时、足额纳税，这是医院应尽的义务，必须认真履行。医院与税务部门的财务关系反映的是依法纳税和依法征税的税收权利义务关系。

4. 医院与社会保障部门的财务关系

社会保险是国家强制规定职工及单位按一定比例缴纳的费用，主要包括医疗保险费、养老保险费、失业保险费、工伤保险费和生育保险费等。住房公积金是单位及其在职职工缴存的长期住房储备金，是住房分配货币化、社会化和法治化的主要形式。社会保险和住房公积金都是为了职工权益及社会稳定所采取的保障措施，医院必须按照法律、法规的规定，及时、足额上缴各项保险及公积金，及时办理提取手续，保障职工利益，形成医院与社保部门的财务关系。

随着我国医疗保障体系的不断完善，医院在为各项医疗保险参保人员提供医疗服务的过程中，逐渐实现了与医保患者的实时结算，医院要按照医保部门规定的支付方式及其他规定，定期与医保部门结算医疗费用，形成医院与医保部门的财务关系。

5. 医院与物价部门的财务关系

医疗服务价格是医院补偿各项耗费、与患者结算医药费用并取得收入的依据。物价部门负责医院的收费价格管理，医院与物价部门的财务关系主要表现在医药服务价格管理方面，包括制定医药价格管理政策，发放、审验《收费许可证》，制定收费价格，审批新增收费项目，对收费项目、收费标准、收费资格进行年审，等等。

6. 医院与审计部门的财务关系

审计部门负责当地的政府审计工作。在医院财务管理过程中，对于政府建设项目预算执行和决算情况，国际组织和外国政府援助、贷款项目的财务收支情况及其他的财务收支状况要接受审计部门的监督与审计，从而形成一定的财务关系。

7. 医院与金融机构的财务关系

医院与金融机构的财务关系主要表现在三个方面：一是医院银行账户的管理，医院必须按照规定程序使用及管理银行账户；二是支付结算业务关系，医院必须按照国家有关支付结算办法及银行的有关规定办理日常的收支业务；三是借贷关系，如医院按规定向金融机构取得借款后就形成了借贷关系，具有还本付息的义务。

8. 医院与医疗服务接受方的财务关系

医院向患者提供医疗服务后，患者应该按照国家规定的收费项目或病种等向医院支付相关的医药费用，医院与患者之间的财务关系主要表现在医药预交金的收取与退还、欠费的收取与补交、医药费用的清算。此外，为方便患者结算，医院负有垫付患者医保报销款的义务，对于特殊人群或特殊事项，医院要处理医药费用的减免等。

医院在按照合同等的约定向单位职工提供医疗服务时，相关单位应该按照付费标准或合同约定向医院支付款项，形成医院与医疗服务接受单位之间的财务关系。

9. 医院与供应商的财务关系

医院在资金投放阶段需要购置药品、卫生材料、仪器设备及进行房屋等基建工作，供应商根据医院需要提供劳务或物资，医院与有关单位发生了商业信用，从而产生了医院与供应商的财务关系，主要反映的是债权债务关系或合同义务关系。

10. 其他外部财务关系

其他外部财务关系如医院与投资单位之间的财务关系等。如果医院吸收社会资本入股，则投资单位与医院就形成了投资与被投资的关系，投资单位在医院的股权体现了所有权的性质，投资单位可以从医院分得投资收益，医院与投资单位之间主要反映的是投资与分享投资收益的财务关系。

### （二）内部财务关系

1. 医院与各科室及各科室内部的财务关系

一般来说，医院各科室与财务部门都要发生领款、报销、代收、代付的资金结算关系，在实行成本管理与核算的要求下，医院各科室之间的物资领用及提供的服务都需要进行结算，产生了各科室之间的计价及结算关系。同时，医院要对各类科室之间的成本进行归集与分配，这样医院与各科室及各科室之间就产生了财务结算关系，体现着它们之间的经济利益关系。

2. 医院集团内部的财务关系

随着医院集团化发展趋势的产生，医院集团内部之间也必然发生一定的联系：紧密型医院集团的核心由各主体共同提供医疗服务，由集团医院管理层统一协调运营，以集团为单位进行统一管理、统一核算，各主体之间的资金往来与成本分摊等形成了财务关系；松散型医院集团的成员医院各自独立运营，主要通过合作等方式与集团联合，各独立主体之间开展的合作与资金结算形成了该类医院集团的财务关系。

3. 医院与职工的财务关系

医院与职工的财务关系主要体现在医院向职工支付工资、津贴及奖金等劳动报酬过程中所形成的经济关系，体现着职工与医院在劳动成果上的分配关系，医院必须按照国家的政策合理分配。此外，职工向医院的借款、医院代职工垫付款项、医院代扣职工款项及职工科研课题开支等事项都会形成医院与职工的资金结算关系。

# 第二节　医院财务管理的内容

医院财务管理是组织医院的财务活动、处理财务关系的一项经济管理工作。具体来说，是指医院为实现运营目标、体现公益性，在组织医院财务活动、处理财务关系的过程中所进行的预测、决策、计划、控制、分析、考核、监督等经济活动中所进行的经济管理工作的总称，是对医院运营过程中的价值管理。按照管理内容的不同，医院财务管理的主要内容可以分为预算管理、筹资管理、对外投资管理、营运资金管理、固定资产管理、无形资产管理、收支结余及分配管理、成本管理、资本经营、纳税筹划、财务活动分析和评价、医疗保险管理、医疗价格管理、医院财务信息化等方面。

### 一、预算管理

预算是组织按照国家有关规定，根据事业发展计划和目标编制的年度财务收支计划。医院预算是医院开展财务活动的出发点和基本依据，是各级各部门工作的奋斗目标和协调工具，也是控制的依据和考核的标准。医院应当实行"核定收支、定项补助、超支不补、结余按规定使用"的预算管理办法，有条件的医院可以开展其他方式的试点工作。各医院应当在预算管理办法的基础上，开展全面预算管理，建立健全预算管理制度，规范预算的编制、审核、执行、调整、决算、分析和考核等工作。

## 二、筹资管理

医院筹资是指医院根据卫生事业发展的需要，通过一定渠道，采取适当的方式获取所需资金的一种行为。医院筹资是医院资金运动的起点，是医院正常运行的保障。医院筹资应该严格遵循国家对财政补助资金、医院结余及负债等管理的相关规定，合理选择筹资方式及筹资额度，把握各类资金所占的比例，控制负债比例。

## 三、对外投资管理

医院开展对外投资有严格的限制，必须在保证正常运转和事业发展的前提下严格控制并按规定报批，严格按照国家规定在国家允许的投资范围内投资，加强对投资效益、收益与分配情况的监督，确保国有资产的保值增值。

## 四、营运资金管理

医院营运资金是流动资产减去流动负债后的差额。流动资产是指可以在1年内（含1年）变现或者耗用的资产。在医院业务活动中，流动资产参加循环周转，不断改变形态。流动负债是偿还期限在1年以内的负债，通常要用流动资产或提供劳务进行偿还。医院要合理控制流动资产和流动负债的比例，保持适当的营运资金持有量，既要防止营运资金不足导致运营压力及财务风险增大，又要避免营运资金过多导致运营效率差。

## 五、固定资产管理

固定资产是指单位价值在1000元及1000元以上（专业设备单位价值在1500元及1500元以上），使用期限在1年以上（不含1年）并在使用过程中基本保持原有物质形态的资产。医院固定资产主要包括房屋及建筑物、专用设备、一般设备及其他固定资产四类。医院应建立专门的管理机构或安排专人对固定资产实施管理，根据获得方式的不同合理计算固定资产的成本，按照固定资产性质采用合理的方式计提折旧，采用信息化手段做好固定资产管理，提高使用效率，并做好出售、转让及报废工作中的资产管理。

## 六、无形资产管理

无形资产是指不具备实物形态而能为医院提供某种权利的资产。医院应做好无形资产的计价工作，按照规定做好无形资产的摊销及处置工作，充分发挥无形资产为医院服务的效能。

## 七、收支结余及分配管理

收支结余是医院收入与支出相抵后的余额，包括业务收支结余、财政项目补助收支结转（余）、科教项目收支结转（余），各类收支结余要按照规定的要求及程序进行结转或使用，正确计算与分配结余。医院结余资金要按照规定纳入单位预算，在编制年度预算和执行的过程中需追加预算时，按照财政部门的规定安排使用。

## 八、成本管理

成本管理是指医院通过成本核算和分析，提出成本控制措施，降低医疗成本的活动。成本核算是指医院将其业务活动中所发生的各种耗费按照核算对象进行归集和分配，计算出总成本和单位成本的过程。根据核算对象的不同，成本核算可以分为科室成本核算、医疗服务项目成本核算、病种成本核算、床日和诊次成本核算。成本分析是比较一定时期内的实际数与计划数，揭示成本计划完成情况及差异，并分析产生差异的原因，为后续工作提供依据的管理活动。成本控制是运用科学的方法对医院运营过程中实际发生的各种费用进行严格的审查和限制，以降低医院成本的管理工作。

## 九、资本经营

医院资本经营是以实现医院资产保值增值为目的，以价值形态经营为特征，通过生产要素的流动与重组优化资源配置，对医院资产进行综合运营的一种经营活动。医院要在保证医院公益性的前提下，在政策允许的范围内对可以支配的资源和生产要素进行运筹、谋划和优化配置，以最大限度地实现资本增值目标。

## 十、纳税筹划

纳税筹划指纳税人通过筹资、投资、收入分配、组织形式、经营等事项的事先安排、选择和策划，在合法的前提下，以税收负担最小化为目的进行的经济活动。按照国家规定，对非营利性医疗机构取得的医疗服务收入，免征各项税收。医院纳税筹划主要涉及对非医疗服务取得的其他收入征收的房产税、营业税及附加、企业所得税及职工的个人所得税等。

## 十一、财务活动分析和评价

医院财务活动分析是指以医院会计核算资料和财务会计报告为依据，结合医疗统计和其他有关资料，检查医院经济活动过程中的计划预算执行情况，通过与本单位以往年度或最好时期相应指标的比较，或与同类医院相应指标的比较，评价工作业绩、总结经验教训、提出改进工作的意见或措施，以更好地服务于医疗活动。医院财务活动分析和评价的主要内容包括：医院业务开展情况分析、财务状况分析、劳动生产率分析、医院盈利能力分析、医院成本效益分析、医院财产物资利用情况分析、医院内部报表分析等。

## 十二、医疗保险管理

医疗保险是我国社保体系的重要组成部分。医院是医疗保险制度得以实施的关键载体之一，加强医院医疗保险管理是规范医疗服务行为、提高服务质量、维护参保患者权益的保障，同时有利于优化医疗服务流程。医疗保险管理的主要内容包括医保费用申报与拨付、医保结算与流程优化、医保信息化等。

### 十三、医疗价格管理

医疗价格是医院补偿各项耗费、与患者结算医药费用并取得收入的依据。规范与完善医院价格管理能增进医患沟通、促进医院良性运行。医院医疗价格管理主要包括医疗价格公示、审查、监督，新增项目审批，投诉管理，等等。

### 十四、医院财务信息化

随着科学技术的发展，特别是电子计算机的出现，计算机技术已进入大规模的应用阶段，电子计算机已被广泛应用于医院会计核算和财务管理的各个方面，发挥越来越大的作用。医院财务管理系统一般由财务核算系统、门诊收费管理系统、住院结算管理系统、医疗保险结算管理系统、药品及物资管理系统等组成。各系统既独立完成各自的工作，又互相监督、牵制，构成了完整的医院财务管理网络化体系。

# 第三节 医院财务管理的目标与任务

## 一、财务管理目标的含义

### （一）财务管理目标的概念

目标是指向的终点或采取的行动所期望达到的境界或目的。财务管理目标是单位进行财务管理所期望达到的境界或目的，是单位的运营目标在财务上的集中和概括，是一切财务管理活动的出发点和归宿。只有具有明确、科学、合理的财务管理目标，财务管理工作才有明确的方向，财务管理活动才能达到预期效果。

### （二）财务管理目标的作用

制定合理的财务管理目标有利于财务活动顺利开展，是实现组织目标的有力保障，具有重要的作用：第一，财务管理目标具有导向作用，为各类管理者及各种财务管理活动指明了方向；第二，财务管理目标具有激励作用，是激励各部门及职工工作的力量源泉，每个部门及职工只有明确了目标才能调动工作积极性，发挥潜在的能力，产出最大的效益；第三，财务管理目标具有凝聚作用，每个单位都是一个共同协作的组织，只有明确的财务管理目标才能增强全体成员的凝聚力，保证财务活动顺利开展；第四，财务管理目标具有考核作用，指明了财务管理活动所要达到的最终目标，是评价财务活动开展状况的标准和尺度，是进行考核的依据。

### （三）企业财务管理的主要观点

当前，企业财务管理目标主要有利润最大化、股东财富最大化、企业价值最大化、利益相关者价值最大化、社会价值最大化等几种主要观点。

（1）利润最大化：这种观点认为，利润代表企业新创造的财富，利润越多则说明企业的财富增加越多，越接近企业的目标，因此企业应该通过对财务活动和经营活动的管理，不断增加企业利润。

（2）股东财富最大化：这种观点认为，企业主要是由股东出资形成的，股东创办企业的目的是扩大财富，他们是企业的所有者，因此企业的发展应该追求股东财富最大化。

（3）企业价值最大化：这种观点认为，企业应通过财务上的合理经营，采取最优的财务政策，充分利用资金的时间价值和风险与报酬的关系，保证将企业长期稳定发展摆在首位，强调在企业价值增长中满足各方利益关系，不断增加企业财富，使企业总价值达到最大化。

（4）利益相关者价值最大化：这种观点认为，企业是一个多边的结合体，它不仅仅由单纯的股东或单一的利益相关者构成，还由所有的利益相关者通过契约关系组成。企业是使许多冲突目标在合约关系中实现均衡的结合点，应该对众多利益相关者的专用性资源进行组合，其目的是获取单个组织生产所无法达到的合作盈余和组织租金。

（5）社会价值最大化：这种观点认为，企业在追求企业价值最大化的同时，要保证预期利益相关者的协调发展，形成企业的社会责任和经济效益间的良性循环关系，实现社会价值的最大化。

## 二、医院财务管理目标的现实选择

企业是通过从事生产、流通、服务等经济活动，以生产或服务满足社会需要，实行自主经营、独立核算、依法设立的一种营利性的经济组织。企业财务管理的目标是由企业生存、发展和营利的目标决定的，因此无论是上述哪种企业财务管理目标，都离不开获取经济利益，也就是说，企业的一切财务管理活动都要以经济活动为出发点。显然，这些观点是不能直接用于医院财务管理理论与实践的，归根结底是由医院与企业的社会功能及管理目标不同所造成的。

医院财务管理是医院管理的一部分，财务管理的目标要取决于医院的性质与职能，并且受到医院自身财务管理特殊性的影响。

### （一）医院性质的特殊性

在我国，公立医院是政府举办的公益性事业单位，不以营利为目的。公立医院的公益性质决定了其在开展一切活动时，都必须坚决地把社会效益放在首位，防止片面追求经济收益。在宏观层面，公立医院在确定服务内容、服务区域和服务人群时，必须以满足社会公共需要、实现公共利益为目标，而不是以经济收益最大化为目标；在微观层面，按照公共服务最大化而非经济收益最大化的原则提供服务，着力提高运行效率，通过创新体制机制、加强内部管理，努力以比较低廉的费用提供比较优质的服务，为群众提供安全、有效、方便、价廉的医疗卫生服务。

### （二）医院财务管理的特殊性

资金运动及其形成的财务关系是财务管理的对象。通常来说，按照经济用途的不同，资金可以分为本金和基金。本金是各类经济组织为生产经营活动而垫支的资金。在生产经营活动中，本金被垫支后并没有被消耗掉，而是从再生产活动中收回，并要求增值保值，因此周转性和保值增值性是本金的基本特性。基金是为实现特定职能而取得及运用的，具有专门的用途，要被消耗掉，因此一次收支和无偿性是基金的基本特性。一般来说，企业的资金具有本金性质，国家行政事业单位的资金具有基金性质。

在我国，公立医院由国家举办，医院的一切收支活动都要纳入预算管理，实现特定的职能，因此医院资金具有一定的基金性质，也就是说，医院的资金具有特定的用途，这体现了医院资金的"质"的性质。同时，医院必须利用自身的人力、物力控制成本、组织收入，主要利用自身的生产经营来开展扩大再生产活动，因此医院资金同时又具有本金的性质，也就是说，医院的资金要讲求保值增值，这体现了医院资金的"量"的性质。可见，医院的资金是"质"与"量"的统一，既反映了资金的特定职能，也反映了保值增值的要求。医院资金性质的特殊性与复杂性决定了医院财务管理的特殊性，且决定了医院的财务活动必须以完成特定职能为目标，同时必须控制支出，降低成本，提高资金的使用效益，合理取得经济效益，满足事业发展的需要。

综上所述，我国的公立医院是政府举办的公益性事业单位，不以营利为目的，医院开展一切活动都要实现社会效益的最大化，满足公共利益，医院开展财务管理活动也要以实现社会效益最大化为前提，同时合理取得经济效益，实现医院资金"质"的效益与"量"的效益。医院财务管理目标的选择思路是在体现公益性的总要求下，以满足社会效益为前提，实现合理的经济效益最大化，因此医院财务管理目标可以归纳为资金效益最大化。

以资金效益最大化为医院财务管理的目标，符合我国的现状与医院的特点，是当前阶段科学的选择。首先，效益最大化体现了公益性的要求。医院的资金是"质"与"量"的统一，资金效益最大化体现了医院资金"质"与"量"的效益最大化，反映了对特定职能的履行情况，即社会效益和公共利益的履行情况，避免了片面追求经济效益，体现了公益性的要求。其次，效益最大化体现了对医院资金保值增值的要求，还体现了劳动（包括物化劳动与活劳动）占用、劳动消耗与获得的劳动成果之间的比较，体现了投入与产出的关系，反映了对医院资金保值增值的要求，是医院进行扩大再生产及事业发展的要求。最后，效益最大化体现了国家对财政支出绩效评价的要求。医院的各项收支活动要纳入预算统一管理，因此医院的资金使用情况要接受财政部门的监督，接受支出绩效评价。效益最大化体现了财政支出绩效评价的要求，反映了医院资金的经济效益、社会效益，体现了财政绩效评价的预期效果方面的内容；反映了投入与产出情况，体现了财政绩效评价的预期产出和耗费的成本资源方面的内容；同时也间接反映了财政绩效评价的受益人满意程度方面的内容。

财务管理的目标具有层次性，资金效益最大化是医院财务管理的总体目标，是医院财务管理活动的出发点和归宿。在总体目标的制约下，某一部分财务活动所要实现的目标就是财务管理活动的具体目标，如在资金效益最大化的制约下，医院在筹集资金时，必须首先认识到医院筹集的资金会影响社会资金的流向和流量，影响着社会效益的实现，因此要遵守国家的规定，合理选择筹资渠道、时点与筹资量，降低财务风险，保证筹资的社会效益。在此基础上，要考虑筹集资金的成本效益，选择资金成本低的筹资方式。

### 三、医院财务管理的任务

任务是指承担的工作或担负的责任，医院财务管理的任务就是按照医院的职能及管理的要求所应该承担的工作或具体的责任。财务管理的任务不同于财务管理的目标，有效完成财务管理的任务是实现财务管理目标的保障。财务管理目标是医院财务管理任务的指导与总体要求。

医院财务管理的主要任务包括科学合理地编制预算，真实地反映财务状况；依法组织收入，努力节约支出；健全财务管理制度，完善内部控制机制；加强经济管理，实行成本核算，强化成本控制，实施绩效考评，提高资金使用效益；加强国有资产管理，合理配置和有效利用国有资产，维护国有资产权益；加强经济活动的财务控制和监督，防范财务风险。

#### （一）科学合理地编制预算，真实地反映财务状况

医院预算是医院按照国家有关规定，根据事业发展计划和目标编制的年度财务收支计划。医院预算是医院开展财务活动的出发点和基本依据，是各级各部门工作的奋斗目标和协调工具，也是控制的依据和考核的标准。医院应将一切财务收支活动纳入预算管理，编制收入和支出预算时要充分结合年度事业发展计划，充分调动全院参与，充分利用科学合理的方法编制预算，坚持以收定支、收支平衡、统筹兼顾、保证重点的原则，不编制赤字预算，科学合理地反映医院年度财务计划。

#### （二）依法组织收入，努力节约支出

医院要依法组织收入，严格执行国家的物价政策，建立健全各项收费管理制度，各项收费必须按照有关规定使用财政部门统一监制的票据，严禁使用虚假票据，各项收入要全部及时入账，纳入财务部门统一管理，不得另设账目管理，严禁私设"小金库"。医院要严格执行国家有关财务规章制度规定的开支范围及开支标准，严格执行国家关于药品采购的有关规定，严格控制人员经费和管理费用，做好专项资金管理，努力节约支出。

#### （三）健全财务管理制度，完善内部控制机制

医院除了要遵守国家的相关法律法规，还要建立健全单位内部的财务管理制度，规定医院内部财务活动的要求与规则，厘清内部财务关系，明确各方的责权利关系，使财

务管理工作有法可依、有章可循，实现规范化、精细化财务管理。医院财务管理制度主要包括预算管理制度、收入管理制度、各项费用支出开支管理制度、财务审批制度、各类资产管理制度、投资管理制度、重大经济事项计提决策及责任追究制度、成本管理制度、绩效管理制度等。同时，要完善内部控制机制，建立良好的内部控制环境，全面评估运营过程中的各项风险，采取科学合理的措施开展内部控制，保证医院内部信息传递畅通、高效、透明。要定期开展内部控制运行效果的评价工作，确保内部控制有效运行。

**（四）加强经济管理，实行成本核算，强化成本控制，实施绩效考评，提高资金使用效益**

医院要加强经济管理，重视成本管理工作，明确成本核算对象，主动开展科室成本核算，准确反映科室成本开支状况，积极开展病种成本及诊次、床日成本核算，提供全面的成本核算资料。在此基础上，采取多种方法及时分析成本变动的趋势及原因，把握成本变动的规律，并利用多种方法开展成本控制，同时要建立科学合理的绩效管理制度，充分调动医务人员的工作积极性，在保证医疗服务质量的前提下降低成本费用支出，切实减轻患者的经济负担。

**（五）加强国有资产管理，合理配置和有效利用国有资产，维护国有资产权益**

加强医院的国有资产管理是防止国有资产流失、提高资产使用效益的客观要求。医院要设置专门的管理机构，采用现代化的电子信息化手段对医院的国有资产进行管理，并建立健全相关管理制度。医院要重视和加强对国有资产购置、使用、报废等环节的全方位管理，严格遵守国家招标采购及政府采购法等有关要求，降低采购成本，确保资产质量，避免采购过程中贪污腐败现象的发生；财务部门及资产管理部门要及时对资产的购进及使用进行账务处理，科学合理地计提折旧及进行摊销，准确反映资产价值，并对大型资产实行责任制，定期分析大型设备的使用效益；定期或不定期地对各类资产进行盘点，及时处理盘点中出现的问题；资产报废时，要按照严格的审批手续进行，确保有效利用资产，避免国有资产流失。

**（六）加强经济活动的财务控制和监督，防范财务风险**

医院要建立健全内部监督制度和经济责任制，根据有关法律法规和财务规章制度，运用特定的手段进行财务控制和财务监督，对财务活动中脱离规定目标的偏差实施干预并进行校正，对各项财务活动进行监察和督促。医院要实行事前、事中和事后相结合，日常检查与专项检查相结合的财务监督与控制措施，及时发现医院预算管理、收支管理、资产管理、负债管理等方面的问题并加以督促、纠正或处理，防范财务风险，维护财经纪律，保证各项运营活动顺利开展。

# 第四节　医院财务管理的原则

财务管理的原则是组织财务活动、处理财务关系的基本理念或基本准则，是从财务管理的实践经验中概括总结出来的体现财务管理活动规律性的行为规范，是对财务管理的基本要求。医院财务管理活动既有与其他组织财务管理活动的共性，又有自身的特殊性，因此医院在进行财务管理时，既要遵循财务管理的通用原则，又要结合医院实际，遵循自身的特殊原则。

按照层次的不同进行划分，医院财务管理的原则可以分为医院财务管理的基本原则与医院财务管理的具体原则。医院财务管理的具体原则又可以分为组织财务活动的原则与处理财务关系的原则。

医院在进行财务管理时，必须适应社会主义市场经济和医疗卫生事业发展的需要，遵循合规性、成本效益、公益性、收支平衡、适度风险、利益关系协调的原则。

## 一、医院财务管理的基本原则

医院财务管理的基本原则包括合规性原则及系统性原则。

### （一）合规性原则

一切财务活动都必须以国家的各项法律法规为准绳，相关人员必须牢固树立法律意识，坚持依法理财。医院在财务管理活动中，必须遵守国家有关法律、法规和财务规章制度，必须以《医院财务制度》为依据，紧密结合医院的特点合理组织财务管理工作，建立健全各项财务管理制度，做好财务管理的基础工作；严格执行国家规定的各项财务收支范围和标准，依法筹集与使用资金；按规定做好财务预算、成本管理、财务分析与考核工作；按规定正确计算结余与分配；加强财务监督，确保各项经济活动合法合规，坚决抵制各类违反财经纪律的行为。

### （二）系统性原则

财务管理是医院管理的组成部分，本身又包含多个方面。在医院财务管理中坚持系统性原则，要求医院的各项财务管理活动必须从医院的职能及发展战略出发，不能仅仅局限在财务的范畴思考与处理问题；医院财务管理的各个方面必须围绕医院整体财务管理的目标及任务而开展工作，不能"各自为政"；必须统筹兼顾，应注意各项比例的优化，从而保证医院整体的优化；财务管理活动必须保持适当的弹性，以适应理财环境的变化。

## 二、医院财务管理的具体原则

### （一）组织财务活动的原则

医院应该遵循财务管理的一般原则，如资金合理配置原则、收支积极平衡原则、成本效益原则、分级分口管理原则等；还要根据医院财务管理的特殊性，遵循医院财务管理的特殊原则，如正确处理社会效益和经济效益原则，厉行节约、勤俭办事原则，适度风险原则。

1. 正确处理社会效益和经济效益原则

正确处理社会效益和经济效益原则要求医院不能片面追求经济效益而忽视社会效益，要在实现社会效益的基础上获取合理的经济效益。

医院在财务管理活动过程中，必须防止片面追求经济效益，这是由医院的公益性质决定的。医院要切实履行公共服务职能，努力满足群众的基本医疗卫生服务需求，体现公益性，实现医院的社会功能，在确定和组织提供医疗卫生服务及进行财务管理活动时，必须坚决地把社会效益放在首位。也就是说，医院在财务管理活动过程中，必须以满足社会公共需要、实现社会效益为主要目标，而不是以经济效益最大化为主要目标。同时，为了再生产的需要，医院要积极组织收支活动，对医疗服务的成本进行补偿，这就要求医院充分利用人、财、物等资源，在满足公共需要的基础上合理组织财务管理活动，按照国家规定的医疗服务价格获得补偿，取得合理的经济效益。

2. 厉行节约、勤俭办事原则

医院要积极践行艰苦奋斗的优良传统，在财务管理工作中坚持厉行节约、勤俭办事的原则，这是提高工作效率、降低运行成本、树立艰苦奋斗的优良氛围、创造良好医患关系及节约型医院的要求。厉行节约、勤俭办事要求医院严格预算管理，做好财务规划；严格控制"三公"经费、办公经费等，杜绝铺张浪费；做好投资的可行性论证，定期分析投资效益，提高资金使用效益；做好成本分析与控制，努力降低运行成本。

3. 适度风险原则

财务风险是指获得预期财务成果的不确定性，一般来说，低风险只能获得低收益，高风险则往往可能获得高收益。在医院财务管理活动中，要防范财务风险，将财务风险控制在一定的范围之内，即在财务活动中保持适度风险。医院财务管理的目标不是片面追求经济效益，不需要以较高的风险博取较高的收益，而应当以满足社会效益为前提，稳健运营，保持和谐稳定发展。适度风险原则是由医院的公益性质及财务管理的目标决定的，在财务管理活动中，要严格控制各项投资，做好可行性论证，按要求做好报批工作，遵循国家对非流动负债管理的规定，并将资产负债率等风险管理指标控制在合理的范围之内。

## （二）处理财务关系的原则

医院财务管理活动要组织资金的运动，因而同各方的经济利益有着密切的关系。处理财务关系的原则即利益关系协调原则，就是在财务管理活动中要正确处理国家、单位和职工三者的利益，正确处理医院同其他各方的利益关系，维护有关各方的合法权益。

医院要正确处理国家、单位和职工三者的利益关系，统筹兼顾。在获取经济效益的同时，要以提高社会效益为前提，维护国家及社会的利益；在提高经济效益时，要充分考虑职工的利益，坚持按劳分配，充分体现多劳多得、优绩优酬，维护职工权益。当国家、单位和职工三者利益发生冲突时，要始终把国家利益放在首位，职工个人利益服从单位利益。

正确处理医院同其他各方的利益关系，调整、解决好同各方可能存在的利益冲突，约束和规范各方的行为，避免各方的逆向选择和道德风险，这是财务活动顺利开展的必要保证。在处理医院同各管理、监管方的财务关系时，要积极主动沟通汇报，及时提供各项报表、材料，营造良好的财务工作基础；在处理同有资金往来的各方的财务关系时，要及时、准确地做好各项资金收付工作，完善各项手续，保持长期的友好关系；在处理同患者的财务关系时，还要为患者提供便捷、高效、友好的结算服务等，营造良好的医患关系；在处理同内部各部门的财务关系时，要正确运用奖惩等手段，发挥财务的激励及约束机制，提高内部运营效率及职工的工作积极性，促进医院健康、可持续发展。

# 第五节　医院财务管理的方法

医院为了有效地组织、指挥、监督和控制财务活动，并处理好各种财务关系，需要运用一系列科学的财务管理方法。简单地说，医院财务管理方法是指为了实现医院财务管理目标而进行的手段、方式、途径和程序的总和，通常包括财务预测、财务决策、财务预算、财务控制、财务分析等，这些方法相互配合、相互联系，构成了完整的财务管理方法体系。

## 一、财务预测

财务预测是指根据相关历史资料，考虑当前条件和未来要求，对医院未来的财务收支活动进行全面的分析，并做出各种不同的预计和推断。医院财务预测的主要内容有筹资预测、投资效益预测、收入预测、成本费用预测和结余预测等。通过财务预测，可以评价各方面的效益情况，为财务决策提供依据，同时为财务预算的编制提供基础。

在进行财务预测时，首先要明确财务预测的目的，比如是为降低成本费用，还是评价项目经济效益；其次，要充分收集资料，包括历史财务资料和医院内外部的相关统计资料、政策法规等；再次，要选择合理的预测模型，如因果分析模型、回归分析预测模型等；最后，对加工整理后的资料进行系统的研究，结合所选择的财务模型开展分析，确定预测结果。

## 二、财务决策

财务决策是指在财务预测的基础上，结合医院管理的目标，对相关的方案进行分析与比较，全面权衡利弊，从若干可供选择的财务活动方案中确定最优方案。医院财务决策的主要内容有筹资方案决策、投资方案决策、成本费用决策、收入决策和收支结余决策等。财务决策是编制财务预算的基础，其质量决定了医院财务管理的效果，甚至影响医院的发展状况。

在进行财务决策时：首先，要确定财务决策的目标，如医疗设备购置决策等；其次，拟定备选方案，在预测的基础上，提出能够实现财务决策目标的各种可行方案及各方案的利弊；最后，根据一定的评价标准，采用相关的评价方法，结合各项政策规定及医院的实际情况，确定最终的方案。一般来说，在对重要的财务方案进行决策时，要对以上各项步骤及会议进行详细记录，并拟定方案可行性论证报告，以确保财务决策过程的科学、完整，并为经济责任评价提供基础资料。

## 三、财务预算

医院在进行财务预算时，要把握以下三个方面：一是预算管理的内容要全面，要将全部收入都纳入预算管理，在预算中全面反映医院整体收支活动情况，不能仅仅反映部分收支情况；二是预算管理的过程要全面，医院不仅要建立预算管理制度，而且要加强对预算的编制、审批、执行、调整、决算、分析和考核的全过程管理，充分发挥预算的作用；三是预算管理的主体要全面，除财务部门外，其他各部门都要积极参与到预算管理中来，共同参与，各司其职，确保预算管理顺利实施。

## 四、财务控制

财务控制是指以财务预算和财务制度为依据，运用特定的手段对单位的各项财务活动进行调节，对财务活动中脱离规定目标的偏差实施干预并进行校正，保证财务目标得到实现。财务控制是确保财务预算完成的有效手段，是实现财务目标的有力保障。医院财务控制的内容主要有收入控制、支出控制、货币资金控制、库存物资控制、固定资产及无形资产控制、工程项目控制、对外投资控制、债券和债务控制、财务电子信息化控制等。财务控制所采用的具体方法主要有预算控制法、制度控制法、监督检查控制法等。

医院在进行财务控制时：首先，要明确制度要求，厘清各部门及岗位的职责；其次，制定财务控制的标准，按照责权利相结合的原则，将预算、计划或具体要求分解落实到个体的科室或个人；再次，详细记录执行情况，同预算、计划标准或具体要求相对比，确定差异的程度和性质，及时分析差异形成的原因，确定差异的责任归属，并采取措施消除或缩小差异；最后，根据执行结果，运用科学、合理的激励机制，做好考核奖惩。

## 五、财务分析

财务分析是以医院会计核算资料和财务会计报告为依据，结合医疗统计和其他有关资料，采用专门的方法，对医院的财务状况、运营成果、管理绩效、发展前景进行综合、全面的分析，以评价工作业绩，总结经验教训，提出改进工作的意见或措施，更好地服务于医疗活动的一项专门管理工作。科学、规范的医院财务分析对医院实现有效管理、提高医院的经济和社会效益、促进医院可持续发展具有积极的意义。医院财务分析的主要内容包括预算执行分析、结余和风险分析、资产运营状况分析、成本管理情况分析、收支结构分析及发展能力分析。

医院在进行财务分析时：首先，要根据医院分析期间的工作重点，确定应进行财务活动分析的项目、内容和范围，制订财务活动分析计划；其次，应明确分析对象，收集、整理分析资料，包括计划资料、定额资料、技术资料、核算资料、调查资料和其他有关的分析资料；再次，根据分析指标的性质及其指标之间的相互联系，选定合适的分析方法，寻找影响指标变动的因素，并测算各因素变动对财务指标变动的影响程度；最后，结合医院的特点和历年状况，对分析结果进行认真总结和评价，提出建议措施。

# 第六节　　医院财务管理的环境

医院是在一定的环境下开展医疗活动的，其运营及发展必然受到环境的影响，作为医院管理组成部分的财务管理活动也要受到各种因素及条件的影响，这些对医院财务管理活动产生影响作用的内外部各种因素或条件就是医院财务管理的环境。环境构成了医院财务管理的客观条件，医院资金的取得、使用及收入的取得会受到环境的影响，资金的配置和使用效率会受到环境的影响，财务监督的效果也与环境有着密切的联系。可以说，环境影响着医院财务活动的各个方面，决定了医院财务管理的成效，进而对医院的运行产生重要的影响，因此医院进行财务管理活动，必须了解影响财务管理的环境因素。

一般来说，财务管理的环境包括政治环境、法律环境、经济环境、社会文化环境、科技教育环境及影响财务管理运行的内部各种条件和因素。具体到医院来说，对医院财务管理影响较大的因素及条件主要包括医药卫生体制、法律环境、金融环境、技术环境、竞争、医院文化、医院组织结构、财务人员素质等，其中医药卫生体制、法律环境、金融环境、技术环境、竞争这五个因素是独立于医院而客观存在的，是医院无法控制和改变的，是医院财务管理的外部环境，而医院文化、医院组织结构、财务人员素质是影响医院财务管理运行的内部条件和因素，是医院财务管理的内部环境。

医院财务人员要充分认识所面临的财务管理环境，提高对财务管理环境的适应能力。对于医院不能改变的外部环境，管理人员要随着环境的变化来适应、承受及应变，要能够及时调整思路及策略，提高利用环境的能力。对于医院的内部环境，管理人员除了要能够适应、承受及应变，还要不断寻求改善各项不理想的环境或条件的思路及方法，逐步优化内部环境，为财务管理水平的不断提高奠定基础。

## 一、医院财务管理的外部环境

### （一）医药卫生体制

医药卫生体制决定了医院的运营方式与运行效率，影响医院财务管理的诸多环节。例如：医保制度影响了医保结算收入占医院收入的比重，对资金结算、账务处理、资金周转及与内外部相关部门或单位的沟通协调有着重要影响；基本药物制度直接影响了医院药品收入及药品结余，对医院的收支状况、资产负债状况及现金流量有重要影响；基层卫生服务状况对医院工作量及工作重心会产生深刻影响，从而影响医院的资金流量；财政补偿机制对医院的收支结构、筹资机制及成本管理有一定的影响。

### （二）法律环境

医院财务管理活动的开展必须遵守相关法律，如《中华人民共和国会计法》《中华人民共和国招标投标法》《中华人民共和国政府采购法》《中华人民共和国预算法》《中华人民共和国注册会计师法》《中华人民共和国个人所得税法》《中华人民共和国企业所得税法》等，也必须遵守相关法规及规章制度的要求，如《财政违法行为处罚处分条例》《医院财务制度》《会计从业资格管理办法》等。

例如，医院必须按照政府采购的相关要求采购相关物资，这对医院的相关固定资产及库存物资的管理产生了一定的影响。相关的税收法律法规对于医院的税收问题做出了规定，是医院开展税收管理的依据，如《中华人民共和国企业所得税法》规定，符合条件的非营利组织的收入为免税收入。《中华人民共和国营业税暂行条例》规定医院、诊所和其他医疗机构提供的医疗服务免征营业税。又如《中华人民共和国会计法》第三条、第十五条、第十六条，《财政违法行为处罚处分条例》第十七条对"小金库"的认定及处罚做出了规定，这为医院规范财务活动、加强财务监督提供了法律依据。

### （三）金融环境

广义的金融市场是指一切资本流动的场所，包括实物资本和货币资本的流动，影响医院财务管理的金融环境主要是指与金融机构的资金往来及相关金融政策等。例如：金融机构的信贷业务为医院提供了融资的渠道，其利率会直接影响医院融资的资金成本；医院日常资金收付业务要依托金融机构来完成，金融机构与医院之间的资金流动渗透到医院财务管理的众多环节；医院同金融机构间的支付结算必须遵守相关的结算纪律，不准签发空头支票，不准无理拒绝付款或任意占用他人资金，不准违反规定开立和使用账户等。

### （四）技术环境

医院要想实现财务管理的目标，完成财务管理的各项具体任务，必须借助一定的手段，科学技术的发展为医院财务管理实务及创新奠定了基础，如现代计算机技术的发展不仅使会计账务处理实现了电算化，改变了医院会计信息系统的流程和处理方法，而且逐步使医院的成本管理、预算管理、绩效管理等实现了计算机化，使医院财务人员的职能分工及工作的深度发生了变化，同时促进了诸如医院资源计划等理念的产生，使医院财务与会计从传统的核算型向管理型转变。

### （五）竞争

医院之间的竞争涉及设备、技术、人才、管理等各个方面。医院的竞争环境不仅能够促进医院提高医疗质量，而且会促进医院提高管理水平和经营效率。对医院财务管理来说，周边医疗市场的资源配置状况（如医院的数量、布局、等级）及竞争者各方面的实力，特别是随着民营资本进入医疗卫生领域，都会对医院的财务活动产生直接影响。为了改善竞争地位，医院必须加强成本费用控制，加强科研支持力度，提高资金使用效益。由于竞争的存在，医院诸多方面的对策都会在医院的财务活动中体现出来。

## 二、医院财务管理的内部环境

### （一）医院文化

医院文化是医院在长期进行医疗等活动过程中形成的影响医院内部环境和运营效力的精神、意识和理念，主要包括医院整体的价值观、服务意识、管理理念、职业操守及职工的行为守则等方面内容。医院文化会渗透到医院的一切活动当中，财务管理活动也不例外，例如：在积极向上的医院文化环境下，普通职工一般会主动关心或参与医院财务管理，财务人员会积极参与或为医院财务决策提供建议，医院财务管理创新意识较强；在高度集权的医院文化环境下，容易发生财务管理的"人治"现象，较不利于财务制度的制定及执行，也较不利于进行集体财务决策。

### （二）医院组织结构

医院组织结构情况包括医院的部门设置与分布；各部门职能及其业务流程；组织机构设置是否合理，是否建立了院、科两级管理责任制，是否能够满足管理工作需要；是否有完整的规章制度和岗位职责；是否建立了科学的决策机制，"三重一大"（重大问题决策、重要干部任免、重大项目投资决策、大额资金使用）事项是否经集体决策并按规定程序报批；等等。这些因素决定了医院财务管理方式能否与组织形态相协调、相适应，决定了能否发挥或能否有效发挥财务部门和财务人员的作用。

### （三）财务人员素质

财务人员是医院经济管理工作的重要角色，是医院财务管理的参与者和实施者，财务人员的素质直接影响医院财务管理的效果。医院面临的环境及形势纷繁复杂，这对医院财务人员的素质提出了较高的要求，财务人员必须适应新的形势及要求，与时俱进，提高自身素质，增强处理问题的能力，包括加强职业道德修养、不断更新专业知识、及时了解相关医药卫生政策、提高沟通能力等。

# 第六章　医院会计核算原理

## 第一节　医院会计的本质

### 一、医院会计的定义

会计是以货币为主要计量单位，运用专门的方法对企业、行政部门、事业单位和其他组织的经济活动进行全面、综合、连续、系统的核算和监督，提供会计信息，进行预测、决策、控制和分析的管理活动。社会上将担任会计工作的专业人员简称"会计"，对会计职业也简称"会计"，但这些都是从会计工作衍生出来的。对于会计，学术界有管理活动论和信息系统论之争，在笔者看来，如果在信息系统中考虑人及其决策因素，两者之间就是相辅相成的关系。按照会计核算、监督的对象及适应范围，会计可分为企业会计和预算会计两大体系，医院会计属于后者。医院会计是以货币为计量单位，对在医疗服务的经济过程中运用的经济资源及其成果进行系统的记录、计算、分析、检查，并做出预测，参与决策，实行监督，旨在提高效益的一项经济管理活动。

从医院会计的定义，我们可以看出如下 3 点。

（1）医院会计首先是一种经济计算，是利用货币为主要计量尺度对医院履行职能过程进行连续、系统、全面、综合的计算，是对医院经济资源、经济关系和经济过程所进行的核算的总称。经济计算既包括对经济现象静态状况的存量计算，也包括对其动态状况的流量计算；既包括事前的计划计算，也包括事后的实际计算。会计是一种典型的经济计算，经济计算除包括会计计算外，还包括统计计算和业务计算等。

（2）会计是一个经济信息系统，它将分散的经营活动转化成一组客观的数据，提供有关公司的业绩、问题，以及资金、劳动、所有权、收入、成本、利润、债权、债务等信息，向有关方面提供相关信息咨询服务，任何人都可以通过会计提供的信息了解公司的基本情况，并作为其决策的依据。可见，医院会计是以提供财务信息为主的经济信息系统，是医院经营的记分牌。

（3）会计是一项经济管理工作。在非商品的经济条件下，会计是直接对财产物资进行管理的；在商品经济条件下，由于存在商品生产和商品交换，经济活动中的财产物资都是以价值形式表现的，会计是利用价值形式对财产物资进行管理的。如果说会计是一个信息系统，则主要是对医院外部的有关信息使用者而言的；如果说会计是一个经济管理活动，则主要是对医院内部来说的。从历史的发展和现实状况来看，会计是社会生产发展到一定阶段的产物，是适应生产发展和管理需要而产生的，尤其是商品经济的发展和市场竞争的出现要求通过管理对经济活动进行严格的控制和监督。同时，会计的内容和形式也在不断地完善和变化，由单纯的记账、算账，主要办理账务业务，对外报送会计报表，发展为参与事前经营预测、决策，对经济活动进行事中控制、监督，开展事后分析、检查。可见，会计无论在过去、现在还是将来，都是人们对经济进行管理的活动。

## 二、医院会计核算的特点

### （一）医院会计制度的总体特点

医院是公益性事业单位，其会计核算反映了国库集中支付和财政收支分类等财政内容，与我国现行财政体制紧密相关。从会计科目的设置上看："零余额账户用款额度""财政应返还额度""应缴款项"主要用于核算实行国库集中支付的医院收到或需上缴的款项，并且设置了"财政直接支付"和"财政授权支付"两个明细科目，以反映这两种支付方式下的医院财政收支情况；"事业基金"核算医院拥有的非限定用途的净资产，主要包括滚存的结余资金和科教项目结余解除限定后转入的金额等；"专用基金"核算医院按规定设置、提取的具有专门用途的净资产；"待冲基金"核算医院使用财政补助、科教项目收入购建固定资产、无形资产或购买药品、卫生材料等物资所形成的，留待计提资产折旧、摊销或领用发出库存物资时予以冲减的基金；"财政补助收入"核算按部门预算隶属关系从同级财政部门取得的各类财政补助；"科教项目收入"核算医院取得的除财政补助收入外专门用于科研、教学项目的补助收入。

### （二）重要项目的会计政策和行业惯例

医院会计制度中某些交易和事项的会计处理具有一定特点。例如：药品采用实际采购价格确定，医院购进库存物资单独发生的运杂费，能够直接计入医疗业务成本的计入医疗业务成本，不能直接计入医疗业务成本的计入管理费用；低值易耗品领用实行一次性摊销，个别价值较高或领用报废相对集中的可采用五五摊销法；对长期股权投资只采用成本法核算；在发生固定资产、无形资产出售、转让、报废、毁损等情况时，如果按规定上缴，应贷记应缴款项。

### （三）医院会计体现非营利性

医院是政府实行一定福利政策的社会公益性事业单位，其资金来源主要由国家预算拨款的专项补助和开展医疗业务活动取得的收入两部分组成。医院资金要依据国家有关法规，以提供社会医疗服务保障为目的，必须按照规定的资金用途使用。会计核算要反映各项基金按预期目的运用的结果。医疗会计要适应国家预算的执行情况，进行会计核算时以收支结余核算为中心。

## 三、医院会计核算的作用

医院会计是一项重要的基础性工作，通过一系列会计程序，提供对决策有用的信息，并积极参与管理决策，提高医院经济效益和社会效益，主要包括以下 3 个方面。

### （一）医院会计有助于提供对决策有用的信息

医院会计有助于提高医院透明度，规范医院行为。医院会计通过其反映职能，提供有关医院财务状况、收支状况和现金流量方面的信息，是包括政府、投资者和债权人在内的各方面进行决策的依据。对于作为社会经济管理者的政府部门来说，为了制定经济政策、进行宏观调控、配置社会资源，需要从总体上掌握医院的资产负债结构、收支状况和现金流转情况，从宏观上把握经济运行的状况和发展变化趋势。所有这一切都需要会计提供有助于其进行决策的信息，通过提高会计信息透明度来规范医院的会计行为。

### （二）医院会计有助于医院加强经营管理

医院会计有助于提高经济和社会效益，促进医院可持续发展。医院的经营管理水平直接影响着医院的经济和社会效益、收支状况和发展前景，在一定程度上决定着医院的前途和命运。为了满足医院内部经营管理对会计信息的需要，现代会计已经渗透到了医院内部经营管理的各个方面。比如，医院会计通过分析和利用有关财务状况、收支状况和现金流量方面的信息，可以全面、系统、总括地了解医院经营活动情况、财务状况和收支状况，并在此基础上预测和分析未来发展前景；可以通过发现过去经营活动中存在的问题，找出存在的差距及原因，并提出改进措施；可以通过预算的分解和落实，建立内部经济责任制，从而做到目标明确、责任清晰、考核严格、赏罚分明。总之，医院会计通过真实地反映财务信息，参与经营决策，为处理医院与各方面的关系、考核医院管理人员的经营业绩、落实医院内部管理责任奠定基础，有助于发挥医院会计工作在加强医院经营管理、提高经济和社会效益方面的积极作用。

### （三）医院会计有助于考核管理层经济责任的履行情况

医院接受了包括国家在内的所有投资者和债权人的投资，以及财政补助，就有责任按照其预定的发展目标和要求，合理利用资源，加强经营管理，提高经济和社会效益，接受考核和评价。会计信息有助于评价医院的业绩，有助于考核医院管理层经济责任的履行情况。比如，对于医院最重要的利益相关者——政府部门来说，它们为了了解医院年度服务社会的绩效，需要将其与同行业的其他医院进行对比，以反映医院在同行业中所处的位置，从而考核医院管理层经济和社会责任的履行情况。

## 四、医院会计核算的目标

医院会计核算的目标是向医院会计信息使用者提供财务核算、财务预测、资产管理、资产评估、成本控制等方面的信息，为医院的发展提供有力的财务支持。

### （一）财务核算

财务核算：制定完整的会计核算流程，监督会计凭证的录入，加强会计账务的审核和监督，确保会计账务记录的准确性和及时性，保证财务账目清晰透明。

### （二）财务预测

财务预测：制定医院的年度经济预算，合理安排财务收支，计算成本和利润，为医院的经管决策提供有力的支撑。

### （三）资产管理

资产管理：建立医院的固定资产台账，编制资产清查计划和物资消耗计划，并定期盘点和验收，保证资产的合规使用和安全管理。

### （四）资产评估

资产评估：定期对医院的固定资产进行评估，取得合格的资产评估报告，并根据评估结果为医院的经营管理提供决策建议。

### （五）成本控制

成本控制：建立医院的成本控制体系和流程，严格控制医疗费用和管理费用，确保医院的经济效益和财务利益。

## 五、医院会计核算的前提与基础

会计核算的前提也称为会计假设，是对会计核算所处的时间、空间环境等所做的合理设定。会计核算的前提包括会计主体、持续经营、会计分期和货币计量，而权责发生制则从原来的会计核算原则转化为折中的核算基础，既不属于核算前提，也不属于核算原则。当然，目前不少国际会计组织和专家把权责发生制归入会计核算前提。

### （一）会计主体

会计主体是指医院会计确认、计量和报告的空间范围。为了向财务报告使用者反映医院财务状况、经营成果和现金流量，提供对其决策有用的信息，会计核算和财务报告的编制应当反映特定对象的经济活动，只有这样才能实现财务报告的目标。在会计主体假设下，医院应当对其本身发生的交易或者事项进行会计确认、计量和报告，医院会计核算应当以医院自身发生的各项经济业务为对象，记录和反映其自身的各项经济活动。明确界定会计主体是开展会计确认、计量和报告工作的重要前提。

首先，只有明确会计主体，才能划定会计所要处理的各项交易或事项的范围。在会计实务中，只有那些影响医院本身经济利益的各项交易或事项才能加以确认、计量和报告，那些不影响医院本身经济利益的各项交易或事项则不能加以确认、计量和报告。在会计工作中通常所讲的资产、负债的确认，收入的实现，费用的发生都是针对特定会计主体而言的。其次，只有明确会计主体，才能将会计主体的交易或者事项与会计主体所有者的交易或者事项及其他会计主体的交易或者事项区分开来。例如，医院所有者的经济交易或者事项是医院所有者主体所发生的，不应纳入医院会计核算的范围。

会计主体是会计信息反映的特定单位或者组织。法律主体是法律承认的可以独立承担义务和享受权利的个体，也可以称为法人。从概念上讲，会计主体的内涵更广，即会计主体包含法律主体。例如，一个医院作为一个法律主体，应当建立财务会计系统，独立反映其财务状况、经营成果和现金流量。但是，会计主体不一定是法律主体。例如，医院拥有若干分院，为了全面反映分院的财务状况、经营成果和现金流量，有必要将分院作为一个会计主体。法律主体往往是会计主体，任何一个法人都要按规定开展会计核算。在过去的一些相关教材中，曾经提及"法律主体必然是会计主体"，但由于法律主体在概念上包含了无须建账核算的自然人，其后的教材也就做出了相应的修订。

### （二）持续经营

医院会计核算应当以医院各项业务活动持续正常地进行为前提。持续经营是指在可以预见的将来，医院将会按当前的规模和状态继续经营下去，既不会停业，也不会大规模削减业务。在持续经营的前提下，会计确认、计量和报告应当以医院持续、正常的生产经营活动为前提。一个医院在不能持续经营时就应当停止使用这个假设，如仍按持续经营基本假设选择会计确认、计量和报告原则与方法，就不能客观地反映医院的财务状况、经营成果和现金流量，会误导会计信息使用者的经济决策。例如，只有在持续经营假设下，医院的固定资产才可以按照取得成本计价，而如果医院持续经营受到威胁，则取得成本计价和计提折旧就失去了意义，以清算价格计量固定资产价值在此时更符合社会需要。

### （三）会计分期

会计分期是指将医院持续经营的经营活动划分为一个个连续的、长短相同的期间。会计分期的目的在于将持续经营活动划分成连续、相等的期间，据以结算并按期编报财务报告，从而及时向财务报告使用者提供有关医院财务状况、收支费用和现金流量的信息。医院会计核算应当划分会计期间、分期结算账目和编制会计报表。会计期间分为年度、季度和月份，其起讫日期采用公历日期。

根据持续经营假设，医院将按当前的规模和状态持续经营下去。但是，医院管理者、债权人等的决策需要及时的信息，因此需要将医院的持续经营活动划分为一个个连续的、长短相同的期间，分期确认、计量和报告医院的财务状况、收入费用和现金流量。由于会计分期，产生了当期与以前期间、以后期间的差别，使不同类型的会计主体有了记账的基准，进而出现了折旧、摊销等会计处理方法。会计分期的时间区间越长，在此时间内医院经营活动发生偏差后进行纠偏的成本就会越高；而会计分期的时间越短，在此时间内医院会计核算的成本则上升。因此，会计期间的划分以适度为好，过长、过短都不好。

在会计分期假设下，医院应当划分会计期间，分期结算账目和编制财务报告。会计期间通常分为年度和中期。中期是指短于一个完整的会计年度的报告期间。各个国家都根据其经济特点和管理需要，明确了会计年度的起止日期，有的国家还设立了多个会计年度供单位选择使用。我国《会计法》第十一条规定："会计年度自公历1月1日起至12月31日止。"我国会计年度采用公历制，这是为了与我国的财政、税务、计划、统计等年度保持一致，从而便于国家宏观经济管理。

### （四）货币计量

货币计量是指医院会计确认、计量和报告时以货币为计量尺度反映医院的医疗活动。在医院会计的确认、计量和报告过程中之所以选择货币为基础进行计量，是由货币的本身属性决定的。货币是商品的一般等价物，是衡量一般商品价值的共同尺度，具有价值尺度、流通手段、贮藏手段和支付手段等特点。其他计量单位，如重量、长度、容积、台、件等只能从一个侧面反映医院的经营情况，无法在量上进行汇总和比较，不便于会计计量和经营管理。只有选择货币这一共同尺度进行计量，才能全面反映医院的经营情况，所以会计确认、计量和报告选择货币作为计量单位。在有些情况下，统一采用货币计量也有缺陷，某些影响医院财务状况和收入费用的因素，如医院经营战略、研发能力等往往难以用货币来计量，但这些信息对于使用者做决策来讲也很重要，为此医院可以在财务报告中补充披露相关非财务信息来弥补上述缺陷。

我国医院会计核算以人民币为记账本位币，发生外币收支时应当折算为人民币核算。其中，记账本位币是指医院日常登记会计账簿和编制财务会计报告时用以计量的货币。《中华人民共和国会计法》第十二条规定："会计核算以人民币为记账本位币。业务收支以人民币以外的货币为主的单位，可以选定其中一种货币作为记账本位币，但是编报的财务会计报告应当折算为人民币。"

### （五）权责发生制

医院会计的确认、计量和报告应当以权责发生制为基础。权责发生制基础要求：凡是当期已经实现的收入和已经发生或应当负担的费用，无论款项是否收付，都应当作为当期的收入和费用；凡是不属于当期的收入和费用，即使款项已在当期收付，也不应当作为当期的收入和费用。权责发生制不属于核算前提，也不属于会计信息质量要求，其原因是权责发生制是相对于收付实现制的会计基础，贯穿整个医院会计准则体系的总过程，属于财务会计的基本问题，层次较高，统驭作用强。

在实务中，医院交易或者事项的发生时间与相关货币收支时间有时并不完全一致。例如：款项已经收到，但医疗服务并未执行；或者款项已经支付，但并不是为本期经营活动而支付的。为了更加真实、公允地反映特定会计期间的财务状况和收入费用，医院在会计确认、计量和报告中应当以权责发生制为基础。

## 六、医院会计核算的信息质量要求

医院会计核算的信息质量要求主要包括可靠性、相关性、可理解性、可比性、重要性、及时性、实质重于形式、配比、历史成本、谨慎性。

### （一）可靠性原则

医院会计核算应当以实际发生的经济业务为依据进行确认、计量、记录和报告，反映各项收支情况和结果。可靠性是高质量会计信息的重要基础和关键所在，如果医院以虚假的经济业务进行确认、计量、记录和报告，属于违法行为，不仅会严重损害会计信息质量，而且会误导政府和投资者的决策。为了贯彻可靠性要求，医院应当做到以下 3 点。

（1）以实际发生的交易或者事项为依据进行确认、计量，将符合会计要素定义及其确认条件的资产、负债、净资产、收入、费用等如实反映在财务报表中，不得根据虚构的、没有发生的或者尚未发生的交易或者事项进行确认、计量、记录和报告。

（2）在符合重要性和成本效益原则的前提下，保证会计信息的完整性，其中包括应当编报的报表及其附注内容等应保持完整，不能随意遗漏或者减少应予披露的信息，与财务报告使用者的决策相关的有用信息都应当充分披露。

（3）在财务报告中的会计信息应当是中立的、无偏的。如果医院在财务报告中为了达到事先设定的结果或效果，通过选择或列示有关会计信息以影响决策和判断，这样的财务报告信息就不是中立的。

## （二）相关性原则

相关性原则要求医院提供的会计信息应当与政府部门和投资者（私立医院）等财务报告使用者的经济决策需要相关，有助于政府部门等财务报告使用者对医院过去、现在或者未来的情况做出评价或者预测。医院会计信息应当符合国家宏观经济管理的要求，适应预算管理和有关方面了解医院财务状况及收支情况的需要，并有利于医院加强内部经营管理。会计信息质量的相关性要求以可靠性为基础，两者之间是统一的，不应将两者对立起来。会计信息是否有用，取决于其是否有助于财务报告使用者进行决策或者提高决策水平。相关的会计信息应当能够有助于使用者评价医院过去的决策，修正对未来的预测，因而具有反馈价值。

## （三）可理解性原则

医院会计记录和财务报告应当清晰明了，便于理解和运用。过分强调会计信息的专业性，而忽略医院财务报告的使用者可能会计专业知识不足，或者对医院会计不熟悉这一事实，将会弱化医院会计信息帮助利益相关者进行决策这一功能的实现。因此，对于复杂的信息，以及专业化很强的信息，要将其转化为社会公众在投入必要的时间和精力的情况下可以理解的形式。可理解性不强，可能会增加医院外部的政府部门，以及内部管理者的决策成本，不符合成本效益原则。

## （四）可比性原则

可比性包括同一医院内部不同时期的纵向可比，有时也称为一致性，也就是说医院会计处理方法应前后各期一致，不得随意变更，如确有必要变更，应将变更情况、原因和对医院财务收支情况及结果的影响在会计报告中说明。但满足会计信息可比性要求，并非表明医院不能变更会计政策，如果按照规定或者在会计政策变更后可以提供更可靠、更相关的会计信息，医院可以变更会计政策，但应当在附注中予以说明。可比性也包括同一时期不同医院之间的横向可比，要求医院进行会计核算时应当按照规定的会计处理方法进行，医院之间的会计指标应当口径一致。

### （五）重要性原则

医院财务报告应当全面反映其财务收支情况及结果。对于重要的业务事项，应当单独反映。如果医院省略或者错报某项会计信息会影响财务报告使用者据此做出正确决策，则该信息就具有重要性。重要性原则是会计作为管理活动环节的体现，因为医院会计对医院经营活动以价值形式进行模拟和再现，医院进行会计核算也是要花费成本的，医院会计信息不可能完全复制医院的经营过程，如果要求会计信息过分精确，医院付出的会计核算成本可能超过由于会计信息精确化提高医院服务水平的效用。对重要性的判断应根据医院所处环境和实际情况，从项目的性质和金额大小两方面来进行。例如，对于国家指定用途的资金，可能金额不大，但是项目性质重要，应当按规定的用途使用，并单独核算反映。

### （六）及时性原则

及时性原则要求医院对于已经发生的交易或者事项，应当及时进行确认、计量、记录和报告，不得提前或者延后。会计信息的价值在于帮助政府部门等进行决策，如果会计信息可靠、相关，但是提供不及时，对于财务报告使用者的效用就会大大降低。在会计确认、计量、记录和报告过程中贯彻及时性，要求医院财务部门及时收集、及时处理并及时传递会计信息。

### （七）实质重于形式原则

实质重于形式原则要求医院应当按照交易或者事项的经济实质进行会计确认、计量、记录和报告，而不是只以交易或者事项的法律形式为依据。例如，医院以融资租赁形式取得的固定资产从法律形式上来看所有权还没有转移给医院，但是与该固定资产相关的风险和收益已经转移给医院，也就是说从经济实质来看，医院应当把融资租赁取得的固定资产视为自有固定资产进行会计核算和报告。

### （八）配比原则

配比是权责发生制的基本要求，配比体现的是投入与产出的对比，是医院履行职能的绩效水平。例如：医院自患者处取得的医疗收入与为患者花费的各种支出和为之服务的医疗设备折旧具有因果关系，两者要进行配比才能更好地反映医院经营活动的绩效；医院管理人员的工资、办公费用等，虽然和来自患者的收入没有直接因果关系，但是在一定时期内也要和该时期的收入进行配比。

### （九）历史成本原则

医院还没有对资产采取公允价值等计量属性，应当对各项财产物资按照取得或购建时的实际成本计价。除国家另有规定外，不得自行调整其账面价值。

### （十）谨慎性原则

谨慎性要求医院在对交易或者事项进行会计确认、计量、记录和报告时保持应有的谨慎，不应高估资产或者收入，也不能低估负债或者费用。谨慎性原则的应用不允许医院设置秘密准备，如果医院故意低估资产或者收入，或者故意高估负债或者费用，将不符合会计信息的可靠性和相关性要求，损害会计信息质量，扭曲医院实际状况。

## 七、医院会计核算的要素

对会计对象的经济特征进行分类的项目，是财务会计报表的要素。

### （一）资产

资产是指由医院过去的交易或者事项形成的、由医院拥有或者控制的、预期会给医院带来经济利益的资源。根据资产的定义，资产具有以下特征：①资产作为一项资源，应当由医院拥有或者控制，具体是指医院享有某项资源的所有权，或者虽然不享有某项资源的所有权，但该资源能被医院控制，如融资租入固定资产；②资产具有直接或者间接地使现金和现金等价物流入医院的潜力；③资产是由医院过去的交易或者事项形成的，过去的交易或者事项包括购买、提供医疗服务、出售药品或者其他交易或事项，医院预期在未来发生的交易或者事项不形成资产。

一项资源在被确认为资产时，需要符合资产的定义，同时还应满足以下两个条件：①与该资源有关的经济利益很可能流入医院，如个别患者可能在出院时尚未交付全部医疗款项，但是医院拥有在将来向其收取款项的权利，如果预计患者在未来可以支付该款项，医院就应当作为"应收医疗款"核算，而如果预计患者根本无力支付该款项，则收取款项的权利无法实现，不符合资产的定义，要提取坏账准备；②该资源的成本或者价值能够可靠地计量。

医院的资产分为流动资产和非流动资产。流动资产是指可以在一年内变现或者耗用的资产，包括库存现金、银行存款、零余额账户用款额度、其他货币资金、短期投资、财政应返还额度、应收医疗款、其他应收款、预付账款、库存物资、在加工物资、待摊费用等。非流动资产是指在一年以上变现或者耗用的资产，包括长期投资（含股权投资和债权投资）、固定资产、在建工程、无形资产、长期待摊费用等。

### （二）负债

负债是指由医院所承担的过去交易或者事项形成的，能以货币计量，需要以资产或劳务偿付的现实义务。负债是医院承担的现时义务，未来发生的交易或者事项形成的义务不属于现时义务，不应当确认为负债；负债预期会导致经济利益流出医院，如果不会导致医院经济利益流出，就不符合负债的定义；负债是由医院过去的交易或者事项形成的，医院将在未来发生的承诺、签订的合同等交易或者事项，不形成负债。将一项现时义务确认为负债，还应当同时满足以下两个条件：一是与该义务有关的经济利益很可能流出医院；二是未来流出的经济利益的金额能够可靠地计量。

根据偿还日距离资产负债表日的长短是否超过一年，医院负债可以分为流动负债和非流动负债。流动负债包括短期借款、应缴款项、应付票据、应付账款、预收医疗款、应付职工薪酬、应付福利费、应付社会保障费、应交税费、其他应付款、预提费用等。非流动负债包括长期借款和长期应付款等。

医院应对各种负债按实际发生数额记账。负债已经发生而数额需要预计确定的，应当合理预计，待实际数额确定后进行调整。各种应付款项及应缴款项应及时清理并按规定办理结算，不得长期挂账。

### （三）净资产

医院净资产是指资产减去负债的差额，包括事业基金、专用基金、待冲基金、待冲财政基金、待冲科教项目基金、财政补助结转（余）、科教项目结转（余）、本期结余、结余分配等。关于净资产中详细类别的含义，以及会计核算方法，请读者参阅后续章节。

### （四）收入

收入是指医院为开展业务活动，依法取得的非偿还性资金。收入是医院在日常医疗和科教活动中形成的，使净资产增加，并且与政府部门或所有者投入的资本无关。一般而言，收入只有在经济利益很可能流入从而使医院资产增加或者负债减少、经济利益的流入额能够可靠计量时才能予以确认。医院收入主要有医疗收入（分为门诊收入和住院收入）、财政补助收入（分为用于基本支出和项目支出两类收入）、科教项目收入、其他收入等。

### （五）费用

费用是指医院为开展医疗和科教活动和其他活动所发生的各项资金耗费及损失等开支，会导致净资产减少。费用确认应符合以下条件：①与费用相关的经济利益应当很可能流出医院；②经济利益流出医院会导致资产减少或者负债增加；③经济利益的流出额能够可靠计量。医院费用主要有医疗业务成本、财政项目补助支出、科教项目支出、管理费用、其他支出等。

## 八、医院会计核算的程序

医院会计核算程序又称会计核算组织形式或称账务处理程序，它是指账簿组织、记账程序和记账方法的有机结合。其中：账簿组织是会计凭证、账簿和财务报告的种类、格式及三者之间关系；记账程序是从设置账户、填制和审核会计凭证、登记会计账簿到编制财务报告的过程；记账方法是指医院反映和监督业务活动所必须采用的会计技术手段。

### （一）设置账户

设置账户是指对会计核算的具体内容进行分类核算和监督，是进行会计核算的开端。由于会计对象复杂多样，医院必须对经济业务进行科学的分类，并连续记录，据以取得不同性质、符合经营管理所需要的信息和指标。

### （二）填制和审核凭证

经济业务发生后，医院以原始凭证为依据编制记账凭证，并进行审核。正确填制和审核会计凭证，是核算和监督医院经济活动财务收支的基础，是做好医院会计工作的前提。

### （三）登记会计账簿

医院以审核无误的会计凭证为依据，在账簿中分类、连续、完整地记录各项业务，为经济管理提供完整、系统的会计核算资料。账簿是重要的医院会计资料，是进行会计分析和检查的重要依据。

### （四）编制财务报告

编制财务报告是以特定表格和附注的形式，定期并总括地反映医院的经济活动情况和结果的一种专门方法。财务报告主要以会计账簿记录为依据，经过加工整理而产生一套完整的核算指标，是考核、分析医院财务计划和预算执行情况的重要依据。

## 九、医院会计核算的记账方法

复式记账是相对于单式记账而言的。单式记账是一种较为简单、不完整的记账方法，一般只记录现金的收付，以及人欠、欠人的事项。复式记账法是指对每一笔经济业务都要以相等的金额在两个或两个以上相互联系的账户中进行登记的记账方法。复式记账法以资产与权益平衡关系为记账基础，系统地反映资金运动变化结果。这也是这一记账法被称为"复式"的由来。复式记账法的优点在于各账户之间客观上存在对应关系，对账户记录的结果可以进行试算平衡，较好地体现了资金运动的内在规律，能够全面、系统地反映资金增减变动的来龙去脉及经营成果，并有助于检查账户处理和保证账簿记录结果的正确性。在我国，复式记账曾有借贷记账法、增减记账法、收付记账法三种，但现在规定使用的只有借贷记账法一种。

借贷记账法是复式记账的一种方式，也是医院会计核算采用的方式。以"借""贷"为记账符号，每个账户分借贷两方。从字面含义上看，"借""贷"二字的确是历史的产物，其最初的含义同债权和债务有关，但现在已经失去了原来字面上的含义，仅仅代表账户中两个固定的部位。也就是说，一切账户均需设置两个部位记录某一具体经济事项数量上的增减变化（来龙去脉），账户的左方一律称为借方，账户的右方一律称为贷方。凡属于资金占用增加，资金来源减少，费用增加和收入减少的，均分别记入有关账户的借方；凡属于资金来源增加，资金占用减少，收入增加和费用减少的，均分别记入有关账户的贷方。借贷记账法以"有借必有贷，借贷必相等"为记账规则，每一项经济业务都要记入两个（或两个以上）账户中，并以相等的金额分别记入一个或几个账户的借方和另一个或几个账户的贷方。以资金占用总额等于资金来源总额为平衡公式，利用各个账户的借方余额合计数与各个账户的贷方余额合计数必然相等的关系，来检验账簿记录的正确性。

医院资金增减变化可以划分为几种情况：①资产（费用）和负债及净资产（收入）双方同时等额增加。例如，某医院为兴建眼科大楼从工商银行天竺支行借入 50 000 000 元，这项业务使得某医院在银行的存款增加了 50 000 000 元，同时承担了按照借款合同在未来偿还借款本息的业务，由于借款当天没有发生借款利息，意味着某医院承担了按借款合同偿还本金 50 000 000 元的义务，因此某医院在借款当日应当借记银行存款 50 000 000 元，贷记长期借款 50 000 000 元。②资产（费用）和负债及净资产（收入）双方同时等额减少。同样，某医院在偿还借款本息时，承担归还借款本息的义务减少，所以应该记入"长期借款"账户借方 56 400 000 元，同时由于该医院在银行的存款减少，因此还要记入"银行存款"账户贷方 56 400 000 元。③资产内部有增有减，增减的金额相等。例如，收到患者等交来的医疗欠费 5000 元时，医院按照实际收到的金额，记入"银行存款"或"库存现金"账户借方 5000 元，在"应收医疗款"账户贷方记入 5000 元。④负债及净资产内部有增有减，增减的金额相等。某医院签发商业汇票到期，但是账户金额不足，则承担的偿债义务形式发生改变，票据形式的债务减少，所以在"应付票据"账户借方记入 150 000 元，同时一般性债务增加，所以在"应付账款"账户贷方记入 150 000 元。

如果医院对经济业务的登记符合复式记账原理，则在任何时点，会计恒等式"资产＝负债＋净资产"或"资产＝负债＋净资产＋（收入－费用）"均能成立，即双方保持着平衡关系。相反，如果医院对经济业务的记录没有遵守复式记账原理，即记账有错误，在大多数情况下会破坏会计恒等式的平衡关系。所以，在复式记账系统下，医院可以通过会计恒等式的平衡关系检查记账错误。可通过复式记账原理检查的错误包含单纯的记录错误、出错的复式记账、加减或变换错误等。但是，并不是符合会计恒等式就意味着会计核算没有差错，如在记账借贷方向相反、串户等情况下都能做到借贷平衡，但是没有正确反映经济活动。

# 第二节　医院会计工作组织管理

## 一、医院会计机构设置与人员配备

### （一）医院会计机构设置

医院应当根据会计业务的需要设置会计机构，或者在有关机构中设置会计人员并指定会计主管人员；不具备设置条件的，应当根据《代理记账管理办法》委托经批准设立从事会计代理记账业务的中介机构代理记账。

### （二）总会计师岗位的设置与人员配备

医院应当根据相关法律和有关规定设置总会计师。总会计师由具有会计师以上专业技术资格的人员担任。总会计师行使《总会计师条例》规定的职责、权限。总会计师的任命（聘任）、免职（解聘）依照《总会计师条例》和有关法律的规定办理。

### （三）会计机构负责人岗位的设置与人员配备

设置会计机构时，应当配备会计机构负责人；在有关机构中配备专职会计人员，应当在专职会计人员中指定会计主管人员。会计机构负责人、会计主管人员的任免，应当符合《中华人民共和国会计法》和有关法律的规定。担任医院会计机构负责人、会计主管人员的，应当有会计师以上专业技术职务资格或者从事会计工作三年以上经历，并且具备如下条件：①坚持原则，廉洁奉公；②具有会计专业技术资格；③主管一个单位或者单位内一个重要方面的财务会计工作的时间不少于两年；④熟悉国家财经法律、法规、规章和方针、政策，掌握本行业业务管理的有关知识；⑤有较强的组织能力；⑥身体状况能够适应本职工作的要求。

### （四）一般会计岗位工作人员的设置与人员配备

一般会计岗位工作人员主要有出纳、财产物资核算、工资核算、成本费用核算、财务成果核算、资金核算、往来结算、总账报表、稽核、档案管理等。开展会计电算化和管理会计的单位，可以根据需要设置相应工作岗位，也可以与其他工作岗位相结合。会计工作岗位可以一人一岗、一人多岗或者一岗多人，但出纳人员不得兼管稽核、会计档案保管和收入、费用、债权债务账目的登记工作。一般会计人员应当具备必要的专业知识和专业技术，熟悉国家有关法律、法规、规章和国家统一的会计制度，遵守职业道德。会计人员应当按照国家有关规定参加会计业务的培训。各单位应当合理安排会计人员的培训，保证会计人员每年有一定时间用于学习和参加培训。

医院会计人员应当遵守职业道德，提高业务素质。医院对会计人员的教育和培训工作应当加强。会计人员在会计工作中应当遵守职业道德，树立良好的职业品质、严谨的工作作风，严守工作纪律，努力提高工作效率和工作质量。

医院会计人员应当热爱本职工作，努力钻研业务，使自己的知识和技能适应所从事的工作的要求；熟悉财经法律、法规、规章和国家统一的会计制度，并结合会计工作进行广泛宣传；按照会计法律、法规和国家统一的会计制度规定的程序和要求进行会计工作，保证所提供的会计信息合法、真实、准确、及时、完整；熟悉本单位的生产经营和业务管理情况，运用掌握的会计信息和会计方法，为改善单位内部管理、提高经济效益服务。会计人员应当保守本单位的商业秘密，除法律规定和单位领导者同意外，不能私自向外界提供或者泄露单位的会计信息。

医院应当定期检查会计人员遵守职业道德的情况，并作为会计人员晋升、晋级、聘任专业职务、表彰奖励的重要考核依据。

## 二、医院会计工作交接

医院会计人员调动工作或者离职，必须与接管人员办清交接手续，必须将本人所经管的会计工作全部移交给接替人员。没有办理交接手续的，不得调动或者离职。接替人员应当认真接管移交工作，并继续办理移交的未了事项。移交人员对所移交的会计凭证、会计账簿、会计报表和其他有关资料的合法性、真实性承担法律责任。

**（一）医院会计人员的监交**

医院会计人员办理交接手续，必须由监交人负责监交。一般会计人员交接由医院会计机构负责人、会计主管人员负责监交；会计机构负责人、会计主管人员交接，由医院领导人负责监交，必要时可由上级主管部门派人会同监交。会计机构负责人、会计主管人员在进行移交时，还必须将全部财务会计工作、重大财务收支和会计人员的情况等，向接替人员详细介绍。对需要移交的遗留问题，应当写出书面材料。

**（二）办理交接前的准备工作**

医院会计人员办理移交手续，必须及时做好以下工作：①已经受理的经济业务尚未填制会计凭证的，应当填制完毕；②尚未登记的账目应当登记完毕，并在最后一笔余额后加盖经办人员印章；③整理应该移交的各项资料，对未了事项写出书面材料；④编制移交清册，列明应当移交的会计凭证、会计账簿、会计报表、印章、现金、有价证券、支票簿、发票、文件、其他会计资料和物品等内容，实行会计电算化的单位，从事该项工作的移交人还应当在移交清册中列明会计软件及密码、会计软件数据磁盘（磁带等）及有关资料、实物等内容。

**（三）正式交接工作的内容**

移交人员在办理移交时，要按移交清册逐项移交，接替人员要逐项核对点收。①现金、有价证券要根据会计账簿的有关记录进行点交；库存现金、有价证券必须与会计账簿记录保持一致，不一致时，移交人员必须限期查清。②会计凭证、会计账簿、会计报表和其他会计资料必须完整无缺，必须查清原因，并在移交清册中注明，由移交人员负责。③银行存款账户余额要与银行对账单核对，如不一致，应当编制银行存款余额调节表调节相符，各种财产物资和债权债务的明细账户余额要与总账有关账户余额核对相符；必要时抽查个别账户的余额，与实物核对相符，或者与往来单位、个人核对清楚。④移交人员经管的票据、印章和其他实物等，必须交接清楚；移交人员从事会计电算化工作的，有关电子数据要在实际操作状态下进行交接。⑤接替人员应当继续使用移交的会计账簿，不得自行另立新账，以保持会计记录的连续性。

**（四）交接工作的登记**

交接完毕后，交接双方和监交人员要在移交清册上签名或者盖章，并应在移交清册上注明单位名称，交接日期，交接双方和监交人员的职务、姓名，移交清册页数及需要说明的问题和意见，等等。移交清册一般应当填制一式三份，交接双方各执一份、存档一份。

## （五）会计人员临时离职等情况下的工作交接

会计人员临时离职或者因病不能工作且需要接替或者代理的，会计机构负责人、会计主管人员或者单位领导人必须指定有关人员接替或者代理，并办理交接手续。临时离职或者因病不能工作的会计人员恢复工作的，应当与接替或者代理人员办理交接手续。移交人员因病或者其他特殊原因不能亲自办理移交的，经单位领导人批准，可由移交人员委托他人代办移交。

# 第三节　医院会计科目

会计科目是按照经济业务的内容和经济管理的要求，对会计要素的具体内容进行分类核算的科目。

## 一、会计科目的分类

### （一）按照提供信息的详细程度进行分类

会计科目按其所提供信息的详细程度及其统驭关系不同，可分为总分类科目和明细分类科目。总分类科目是对会计要素具体内容进行总括分类，提供总括信息的会计科目，如"医疗收入""医疗业务成本"等科目；明细分类科目是对总分类科目做进一步分类，提供更详细、更具体的会计信息科目，如"医疗收入"科目按"门诊收入"和"住院收入"设置明细科目，反映来自不同类型患者的收入，医院还可以在此基础上根据具体患者设置更加详细的明细科目。医院可以根据本单位的实际情况自行增设、分拆、合并会计科目。对于不存在的交易或者事项，可不设置相关会计科目。会计科目编号供医院填制会计凭证、登记会计账簿、查阅会计账目、采用会计软件系统参考。

总分类科目概括地反映了会计对象的具体内容，明细分类科目详细反映了会计对象的具体内容。总分类科目对明细分类科目具有控制作用，而明细分类科目是对总分类科目的补充和说明。

### （二）按照所归属的会计要素进行分类

医院会计科目按其所归属的会计要素不同，分为资产类、负债类、净资产类、收入类和费用类五大类。

## 二、医院会计科目设置的原则

医院在设置会计科目的过程中应努力做到科学、合理、适用，应遵循下列原则。

### （一）合法性原则

合法性原则是指所设置的会计科目应当符合我国制度的规定，以保证不同医院对外提供的会计信息的可比性。国家统一规定会计科目的编号，以便于编制会计凭证、登记账簿、查阅账目，实行会计信息化管理，医院不得随意打乱重编。医院应当参照该制度中统一规定的会计科目，根据自身的实际情况设置会计科目，但其设置的会计科目不得违反现行会计制度的规定。

### （二）相关性原则

相关性原则是指所设置的会计科目应当为提供有关各方所需要的会计信息服务，满足对外报告与对内管理的要求。财务报告提供的信息必须满足对内对外各方面的需要，而会计科目必须服务于会计信息的提供，必须与财务报告的编制相协调、相关联。

### （三）实用性原则

实用性原则是指所设置的会计科目应符合医院自身特点，满足单位实际需要。医院的组织形式等不同，在会计科目的设置上亦应有所区别。在合法性的基础上，医院应根据自身特点，设置符合医院需要的会计科目。

## 三、以会计科目为基础设置账户

会计科目仅仅是对会计要素进行进一步分类的名称，还不是能够容纳会计信息的载体，仅有会计科目是无法开展医院会计核算的。账户是根据会计科目设置，具有一定格式和结构，用于分类反映会计要素增减变动情况及其结果的载体。设置账户是会计核算的重要方法之一。

### （一）账户的分类

根据总分类会计科目设置的，提供总括分类核算资料指标的账户，称为总分类账户或总账账户，简称"总账"。总账中只使用货币计量单位反映经济业务，它可以提供概括核算资料和指标，不能提供经济活动的详细的核算资料和指标，是对其所属明细分类账户资料的综合。为了满足医院有关各方对会计信息的不同需要，会计核算的内容所提供的指标也不同，既要提供较为总括的核算指标，又要提供详细的核算指标，或更详细、更具体的核算指标，医院还要根据明细分类科目设置明细分类账户。明细分类账户是根据明细分类科目设置的，提供明细核算资料和指标，是对其总账资料的具体化和补充说明，是从属于总账的，即总账的从属账户。以总分类账户和明细分类账户进行的核算称为总分类核算和明细核算。

总账和其所属的明细分类账户的核算内容相同，只不过在反映内容的详细程度上有所不同。总分类账户对明细分类账户具有统驭控制作用；明细分类账户对总分类账户具有补充说明作用。总分类账户与其所属明细分类账户在总金额上应当相等，两者相互补充、相互制约，从而可相互核对。对医院所发生的每项经济业务，都要以会计凭证为依据，一方面记入有关总分类账户，另一方面记入有关明细分类账户，要以相同方向、相等金额记入。在同一会计期间分别记入相关总分类账户和相关明细分类账户，称为平行登记。

平行登记要求对于每一项经济业务，根据会计凭证，在有关总分类账户中进行总括登记的同时还要在其所属的有关明细分类账中进行明细登记。两者登记部分总分类账户和明细分类账户的依据相同、会计期间一致、借贷方向一致、金额相等，使总分类账户与其所属明细分类账户之间形成相互核对的数量关系：①各总分类账户的本期发生额与其所属的明细分类账户本期发生额的合计数相等；②各总分类账户的期末余额与其所属的明细分类账户期末余额的合计数相等。需要注意的是，总分类核算和明细分类核算的依据相同，都应根据同一会计分录或记账凭证进行登记，相互不能转录，即总分类账户不能根据明细分类账户登记，明细分类账户也不能根据总分类账户登记。

### （二）账户的基本结构

账户的基本结构具体包括账户名称、记录经济业务的日期、所依据的记账凭证编号、经济业务摘要、增减金额和余额等。账户分为左方、右方两个方向，一方登记增加，另一方登记减少。至于哪一方登记增加、哪一方登记减少，取决于所记录经济业务和账户的性质。登记本期增加的金额，称为本期增加发生额；登记本期减少的金额，称为本期减少发生额；增减相抵后的差额，称为余额。余额按照表示时间的不同，分为期初余额和期末余额，其基本关系如下：期末余额＝期初余额＋本期增加发生额－本期减少发生额。在医院会计科目中：资产、费用类账户的增加计入借方，其减少计入贷方；而负债、净资产和收入账户的增加计入贷方，其减少计入借方。

### （三）会计科目与账户的联系和区别

会计科目与账户都是对会计对象具体内容的科学分类，两者口径一致，性质相同。会计科目是账户的名称，也是设置账户的依据；账户是会计科目的具体运用。没有会计科目，账户便失去了设置的依据；没有账户，就无法发挥会计科目的作用。两者的区别是会计科目仅仅是账户的名称，不存在结构；而账户则具有一定的格式和结构。在实际工作中，对会计科目和账户不严格区分，而是相互通用。

另外，账户存在于账簿之中，账簿中的每一账页都是账户的存在形式和载体，没有账簿，账户不能独立存在。账簿序时、分类地记载经济业务，是在账户中完成的。因此，账簿只是一个外在形式，账户才是其内在的真实内容，两者间的关系是形式和内容的关系。

# 第四节　医院会计凭证

## 一、医院会计凭证的基本要求

会计凭证从字面来理解就是进行会计核算的"凭据和证明"，是用来记录经济业务、明确经济责任并据以登记账簿的书面证明。医院会计凭证按填制程序和用途分为两大类：一类是原始凭证，是经济业务发生时取得或填制的凭证，如医药公司等提供的发货票等；另一类是记账凭证，是由医院会计人员按照审核无误的原始凭证的内容应用会计科目和复式记账方法加以归类整理，并据以确定会计分录和登记账簿的凭证。凭证的填制和审核不仅可以保证账簿记录的真实可靠，而且可以检查各项经济业务的真实性和合法性。使用电子计算机进行会计核算的，其软件及其生成的会计凭证也必须符合国家统一的会计制度的规定，任何单位和个人不得伪造、变造会计凭证。填制会计凭证时字迹必须清晰、工整，并符合下列要求。

（1）阿拉伯数字应当一个一个地写，不得连笔写。阿拉伯数字金额前面应当书写货币币种符号或者货币名称简写和币种符号。币种符号与阿拉伯数字金额之间不得留有空白。凡阿拉伯数字前写有币种符号的，数字后面不得再写货币单位。

（2）所有以元为单位（其他货币种类为货币基本单位，下同）的阿拉伯数字，除表示单价等情况外，一律填写到角、分；无角无分的，角位和分位可写"00"，或者符号"——"；有角无分的，分位应当写"0"，不得用符号"——"代替。

（3）汉字大写数字金额如零、壹、贰、叁、肆、伍、陆、柒、捌、玖、拾、佰、仟、万、亿等，一律用正楷或者行书字体书写，不得用0、一、二、三、四、五、六、七、八、九、十等简写字代替，不得任意自造简化字。大写数字金额到元或者角为止的，在"元"或者"角"字之后应当写"整"或者"正"字；大写数字金额有分的，分字后面不写"整"或者"正"字。

（4）大写数字金额前未印有货币名称的，应当加填货币名称，货币名称与数字金额之间不得留有空白。

（5）阿拉伯数字金额中间有"0"时，汉字大写金额要写"零"字；阿拉伯数字金额中连续有几个"0"时，汉字大写金额中可以只写一个"零"字；阿拉伯数字金额元位是"0"，或者数字中间连续有几个"0"、元位也是"0"但角位不是"0"时，汉字大写金额可以只写一个"零"字，也可以不写"零"字。

（6）实行会计电算化的单位，对于机制记账凭证要认真审核，做到会计科目使用正确，数字准确无误。打印出的机制记账凭证要加盖制单人员、审核人员、记账人员及会计机构负责人、会计主管人员的印章，或者签字。

## 二、医院原始凭证

原始凭证是会计核算的起点和基础，是记账的原始依据。任何一张原始凭证都必须同时具备一些相同的内容，这些内容被称为原始凭证的基本内容或基本要素。原始凭证不得涂改、挖补。发现原始凭证有错误的，应当由开出单位重开或者更正，更正处应当加盖开出单位的公章。

### （一）医院原始凭证的类别

1. 按照医院原始凭证的来源分类

（1）外来原始凭证。由业务经办人员在业务发生或者完成时从外单位取得的凭证，如供应单位发货票、银行收款通知等。

（2）自制原始凭证。单位自行制定并由有关部门或人员填制的凭证，如收料单、领料单、工资结算单、收款收据、销货发票、成本计算单等。

2. 按照医院原始凭证的填制方法分类

（1）一次性原始凭证。对所发生或所完成的经济业务，每次或每笔只填制一份的凭证。外来原始凭证多为一次性原始凭证。

（2）累计原始凭证。为了简化填制手续，对在一定时期内连续发生的相同经济业务逐次逐笔累计，集中填制一份的凭证，如限额领料单、费用限额卡等。

（3）汇总原始凭证又称原始凭证汇总表，是指为了简化核算手续，将一定时期内若干张同类经济业务的原始凭证汇总成一份的凭证，如工资汇总表、发料汇总表、差旅费报销单等。

（4）记账编制凭证。在医院自制的各种原始凭证中，一般都以实际发生或完成的经济业务为依据，由经办人员填制并签章，但有些自制原始凭证则是由会计人员根据已经入账的结果，对某些特定事项进行归类、整理而编制的，这种根据账簿记录而填制的原始凭证称为记账编制凭证。例如：月末确定已销商品成本时，根据库存商品账簿记录所编制的成本计算表；月末计算产品生产成本时，所编制的制造费用分配表及月末所编制的利润分配计算表；等等。

3. 按照医院原始凭证反映的经济业务分类

（1）款项收付业务原始凭证：记录现金和银行存款收付增减等业务的凭证，既有外来的，也有自制的，但多为一次性的凭证，如现金借据、现金收据、领款单、零星购货发票、车船机票、医药费单据、银行支票、付款委托书、托收承付结算凭证等。

（2）出入库业务原始凭证：记录材料、产成品出入库情况的凭证，可以为一次性凭证，也可以为累计凭证，如入库单、领料单、提货单等。

（3）成本费用原始凭证：记录产品生产费用的发生和分配的凭证，大都是内部自制凭证，如工资单、工资费用汇总表、材料耗用汇总表、折旧费用分配表、制造费用分配表、产品成本计算单等。

（4）购销业务原始凭证：记录材料物品采购或劳务供应、产成品（商品）或劳务销售的凭证，前者为外来的凭证，后者为自制的凭证，如提货单、发货票、交款单、运费单据等。

（5）固定资产业务原始凭证：记录固定资产购置、调拨、报废和盘盈、盘亏等业务的凭证，如固定资产调拨单、固定资产移交清册、固定资产报废单和盘盈报告单、盘亏报告单等。

（6）转账业务原始凭证：会计期间终了，为了结平收入和支出等账户，计算并结转成本、利润等，由会计人员根据账簿记录整理制作的凭证，一般不规定固定格式，但需具有制证人和主管会计的签章。

按以上不同标准对原始凭证进行分类，可以从中看出它们之间是相互联系的，如"收据"对收款方来说是自制凭证，但对付款方来说是外来凭证，同时它又是一次凭证和通用凭证，所以有些原始凭证也同许多事物一样具有多重性。

## （二）原始凭证的必备内容

原始凭证的内容必须具备凭证的名称；填制凭证的日期；填制凭证单位的名称或者填制人的姓名；经办人员的签名或者盖章；接收凭证单位的名称；经济业务内容；数量、单价和金额。

（1）凭证的名称：外来原始凭证必须有明确的名称，以便于凭证的管理和业务处理。

（2）填制凭证的日期：填制经济业务发生的日期，便于对经济业务的审查。

（3）填制凭证单位的名称或者填制人的姓名：填制凭证的单位或个人是经济业务发生的证明人，有利于了解经济业务的来龙去脉。

（4）经办人员的签名或者盖章：凭证上的签名、盖章人是经济业务的直接经办人，签名、盖章可以明确经济责任。

（5）接收凭证单位的名称：证明经济业务是否确实为本单位发生的，以便于记账和查账。值得注意的是，单位的名称必须是全称，不得省略。例如，"北京市××五金商贸有限公司"不得写为"五商公司"。

（6）经济业务内容：完整地填写经济业务内容，便于了解经济业务的具体情况，检查其真实性、合理性和合法性。

（7）数量、单价和金额：经济业务发生的量化证明，是保证会计资料真实性的基础，特别是大、小写金额必须按规定完整填写，防止出现舞弊行为。

由于各种经济业务的内容和经营管理的要求不同，原始凭证的名称、格式和内容是多种多样的。原始凭证填制的依据和填制的人员有三种：以实际发生或完成的经济业务为依据，由经办业务人员直接填制，如"入库单""出库单"等；以账簿记录为依据，由会计人员加工整理计算填制，如各种记账编制凭证；以若干张反映同类经济业务的原始凭证为依据，定期汇总填制汇总原始凭证，填制人员可能是业务经办人，也可能是会计人员。但无论哪种原始凭证，其作为记录和证明经济业务的发生或完成情况、明确经办单位和人员的经济责任的原始证据，含有的基本内容是一样的。

### （三）原始凭证的基本要求

医院办理各项业务，必须取得或者填制原始凭证，并及时送交会计机构。

（1）从外单位取得的原始凭证，必须盖有填制单位的公章；从个人处取得的原始凭证，必须有填制人员的签名或者盖章。自制原始凭证必须有经办单位领导人或者其指定的人员的签名或者盖章。对外开出的原始凭证，必须加盖本单位公章。

（2）凡填有大写和小写金额的原始凭证，大写与小写金额必须相符。购买实物的原始凭证，必须有验收证明。支付款项的原始凭证，必须有收款单位和收款人的收款证明。

（3）一式几联的原始凭证，应当注明各联的用途，只能以一联为报销凭证。一式几联的发票和收据，必须用双面复写纸（发票和收据本身具备复写纸功能的除外）套写，并连续编号。作废时应当加盖"作废"戳记，连同存根一起保存，不得撕毁。

（4）发生销货退回的，除填制退货发票外，还必须有退货验收证明；退款时，必须取得对方的收款收据或者汇款银行的凭证，不得以退货发票代替收据。

（5）职工公出借款凭据必须附在记账凭证之后。收回借款时，应当另开收据或者退还借据副本，不得退还原借款收据。

（6）经上级有关部门批准的经济业务，应当将批准文件作为原始凭证附件。如果批准文件需要单独归档，应当在凭证上注明批准机关名称、批准日期和文件字号。

（7）原始凭证不得外借。其他单位如因特殊原因需要使用原始凭证，经本单位领导批准，可以复制，复制时须有财务人员在场。向外单位提供原始凭证复制件时，应在专设的登记簿上登记，并由提供人员和收取人共同签名或盖章。

（8）从外单位取得的原始凭证如有遗失，应当取得原开出单位盖有公章的证明，并注明原凭证的号码、金额和内容等，由经办单位会计机构负责人、会计主管人员和单位领导人批准后，才能代作原始凭证。如果确实无法取得证明，如火车票、轮船票、飞机票等凭证，由当事人写出详细情况，由经办单位会计机构负责人、会计主管人员和单位领导人批准后，代作原始凭证。

（9）一般情况下，记账凭证必须附有原始凭证并注明张数。原始凭证的张数按自然张数计算（原始凭证汇总表应计算在内，原始凭证粘贴纸不应计算）。如果一张原始凭证涉及几张记账凭证，可以把原始凭证附在一张主要的记账凭证后面，并在其他记账凭证上注明附有该原始凭证的记账凭证编号或者附原始凭证复印件。一张原始凭证所列支出需要几个单位共同负担的，应当针对其他单位负担的部分开给对方原始凭证分割单，以便进行结算。原始凭证分割单必须具备原始凭证的基本内容：凭证名称、填制凭证的日期、填制凭证单位的名称或者填制人的姓名、经办人的签名或者盖章、接收凭证单位的名称、经济业务内容、数量、单价、金额和费用分摊情况等。

（10）更正错误或结账、调账的记账凭证，可以不附原始凭证，但应将调整事项说清楚。

（11）附在办理收付款项的记账凭证后的原始凭证，在办理完收付款项后，必须加盖"收讫""付讫"戳记。

（12）附在记账凭证之后的原始凭证，应折叠、粘贴整齐，对面积小于记账凭证的原始凭证（如火车票、汽车票、飞机票、轮船票等），要粘贴在与记账凭证一样大小的原始凭证粘贴单上。

（13）对于数量较多的原始凭证，如收、发料单等，可以单独装订保管，在封面上注明记账凭证日期、编号、种类，同时在记账凭证上注明"附件另订"字样，以及原始凭证名称和编号。

（14）各种经济合同、存出保证金收据及涉外文件等重要原始凭证，应另行编制目录，单独登记保管，并在有关记账凭证和原始凭证上相互注明日期和编号。

（15）原始凭证记载的各项内容均不得涂改。原始凭证有错误的，应当由出具单位重开或者更正，更正处应当加盖出具单位的印章。原始凭证金额有错误的，应当由出具单位重开，不得在原始凭证上更正。

原始凭证应当内容真实、齐全，填写规范，不得随意涂改、刮擦、挖补；会计机构、会计人员必须按照国家统一的会计制度的规定对原始凭证进行审核，对不真实、不合法的原始凭证有权不予接收，并向单位负责人报告。

## 三、医院记账凭证

记账凭证是会计人员根据审核后的原始凭证进行归类、整理，并确定会计分录而编制的凭证，是直接凭以登账的依据。医院记账凭证要根据医院原始凭证所反映的经济业务，按规定的会计科目和复式记账方法，编成会计分录，以确保账簿记录的准确性。这是由于原始凭证只表明经济业务的具体内容，不能反映其归类的会计科目和记账方向，不能凭以直接入账，而且原始凭证多种多样，其格式、大小也不尽一致。为了做到分类反映经济业务的内容，必须按会计核算方法的要求，将其归类、整理为能据以入账的形式，指明应记入的账户名称及应借、应贷的金额。

### （一）记账凭证的种类

1. 按照其反映的经济业务是否与货币资金有关分类

按其反映的经济业务是否与货币资金有关，可以分为收款凭证、付款凭证和转账凭证，也可以使用通用记账凭证。

（1）收款凭证：用以反映货币资金收入业务的记账凭证，根据货币资金收入业务的原始凭证填制而成。在实际工作中，出纳人员应将会计管理人员或指定人员审核批准的收款凭证作为记录货币资金的收入依据。出纳人员根据收款凭证收款（尤其是收入现金）时，要在凭证上加盖"收讫"戳记，以避免差错。收款凭证一般按现金和银行存款分别编制。

（2）付款凭证：用以反映货币资金支出业务的记账凭证，根据货币资金支出业务的原始凭证填制而成。在实际工作中，出纳人员应将会计主管人员或指定人员审核批准的付款凭证作为记录货币资金支出并付出货币资金的依据。出纳人员根据付款凭证付款时，要在凭证上加盖"付讫"戳记，以免重复。

（3）转账凭证：用以反映与货币资金收付无关的转账业务的凭证，根据有关转账业务的原始凭证或记账编制凭证填制而成。

收款凭证、付款凭证和转账凭证分别用以记录货币资金收入事项、货币资金支出事项和转账业务（与货币资金收支无关的业务），为便于识别，各种记账凭证一般印制成不同颜色。在会计实务中，某些经济业务既是货币资金收入业务，又是货币资金支出业务，如现金和银行存款之间的划转业务。为了避免记账重复，对于这类业务一般编制付款凭证，不编制收款凭证。例如：将现金存入银行时，编制现金付款凭证；从银行提取现金时，编制银行存款付款凭证。

2. 按照涉及的会计科目分类

（1）复式记账凭证：把一项经济业务所涉及的会计科目集中填列在一张凭证上的记账凭证，即一张凭证上登记两个或两个以上的会计科目，既有"借方"，又有"贷方"，如前面介绍的收款凭证、付款凭证、转账凭证和通用凭证都是复式记账凭证。其优点是集中反映账户的对应关系，了解经济业务的全貌，减少凭证数量，节约纸张。其缺点是不便于汇总计算每一个会计科目的发生额。

（2）单式记账凭证：把一项经济业务所涉及的会计科目分别按每个会计科目填制凭证的记账凭证，即把同类经济业务所涉及的会计科目分别记入两张或两张以上的记账凭证中，每张记账凭证只填列一个会计科目。

### （二）记账凭证的填制

1. 记账凭证的基本要素

记账凭证是登记账簿的直接依据，是在审核无误的原始凭证的基础上系统归类、整理编制而成的。记账凭证有很多种类，同一种类的记账凭证又有不同的格式，但所有的记账凭证都必须具备下列基本内容。

（1）记账凭证的名称。

（2）记账凭证的编号。

（3）填制凭证的日期。

（4）有关经济业务内容的摘要。

（5）有关账户的名称（包括总分类账户、明细分类账户）、方向和金额。

（6）有关原始凭证张数和其他有关资料份数。

（7）有关人员的签名或盖章。

以自制的原始凭证或者原始凭证汇总表代替记账凭证的，也必须具备记账凭证应有的项目。

2. 记账凭证的填制要求

填制记账凭证，就是由会计人员将各项记账凭证要素按规定方法填写齐全，便于账簿登记。记账凭证虽有不同格式，但就记账凭证确定会计分录、便于保管和查阅会计资料来看，各种记账凭证除严格按原始凭证的填制要求填制外，还应注意以下几点。

（1）填制记账凭证时，应当对记账凭证进行连续编号。一笔经济业务需要填制两张及两张以上记账凭证的，可以采用分数编号法编号。记账凭证应按业务发生顺序按不同种类的记账凭证连续编号，若一笔经济业务需填制多张记账凭证，可以采用按该项经济业务的记账凭证数量编列分数顺序号的方法，如前面的整数为总顺序号，后面的分数为该项经济业务的分号，分母表示该项经济业务的记账凭证总张数，分子表示该项经济业务的顺序号。若记账之前发现记账凭证有错误，应予重新编制正确的记账凭证，并将错误凭证作废或撕毁。已经登记入账的记账凭证，在当年内发生填写错误时，应用红字填写一张与原内容相同的记账凭证，在摘要栏注明"注销某月某日某号凭证"字样，同时再用蓝字重新填制一张正确的记账凭证，注明"订正某月某日某号凭证"字样。如果会计科目没有错误，只是金额错误，也可以将正确数字与错误数字之间的差额，另编一张调整的记账凭证，调增金额用蓝字，调减金额用红字。发现以前年度记账凭证有错误的，应用蓝字填制一张更正的记账凭证。

（2）记账凭证可以根据每一张原始凭证填制，或者根据若干张同类原始凭证汇总填制，也可以根据原始凭证汇总表填制，但不得将不同内容和类别的原始凭证汇总填制在一张记账凭证上。

（3）除结账和更正错误的记账凭证可以不附原始凭证外，其他记账凭证必须附有原始凭证。

（4）如果在填制记账凭证时发生错误，应当重新填制。

（5）记账凭证填制完经济业务事项后，如有空行，应当自金额栏最后一笔数字金额下的空行处至合计数上的空行处画线注销。

（6）要将经济业务的内容以简练概括的文字填入"摘要"栏内，这样做对于日后查阅凭证和登记账簿都十分必要，也是做好记账工作的一个重要方面。会计凭证中有关经济业务的内容的摘要必须真实。在填写"摘要"时，既要简明，又要全面、清楚，应以说明问题为主。写物要有品名、数量、单价；写事要有过程；银行结算凭证要注明支票号码、去向；送存款项要注明现金、支票、汇票等。遇有冲转业务，不应只写冲转，应写明冲转某年、某月、某日、某项经济业务和凭证号码，也不能只写对方科目。"摘要"要能够正确、完整地反映经济活动和资金变化的来龙去脉，切忌含糊不清。

（7）要根据经济业务的性质，按照会计制度所规定的会计科目和每一个会计科目所核算的内容，正确编制会计分录，从而确保核算口径一致，以便于指标的综合汇总和分析对比，同时也有助于根据正确的账户对应关系，了解有关经济业务的完成情况。

（8）每张记账凭证只能反映一项经济业务，除少数特殊业务必须将几个会计科目填在一张记账凭证上外，不得将不同类型经济业务的原始凭证合并填制记账凭证，对同一笔经济业务不得填制对应关系不清的多借多贷的记账凭证。

（9）凡是发生的经济业务与现金收支有关的，作现金收付凭证；凡是发生的经济业务与银行收支有关的，作银行收付凭证；与现金、银行无关的，作转账凭证；而从银行提取现金的业务，作银行付款凭证。

### （三）记账凭证的审核

记账凭证是登记账簿的直接根据，需要严格审核，确保其正确无误。记账凭证的审核主要包括以下 3 个方面。

（1）所附原始凭证是否齐全，是否经过审核，原始凭证所记录的经济业务内容和数额与记账凭证是否一致。

（2）会计科目和核算内容是否与财务会计制度的规定相符，会计分录和账户对应关系是否正确，金额正确与否。

（3）需要填制的内容是否有遗漏。

审核发现了错误时要查清原因，按规定更正。

## 四、医院会计凭证的传递和保管

医院会计凭证的传递，是指各种会计凭证从填制、取得到归档保管为止的全部过程，即在医院内部有关人员和部门之间传送、交接的过程。财务制度要规定各种凭证的填写、传递单位与凭证份数，规定会计凭证传递的程序、移交的时间和接收与保管的有关部门。医院会计凭证的传递程序应当科学、合理，做到及时传递，不得积压。会计凭证登记完毕后，应当按照分类和编号顺序保管，不得散乱丢失。记账凭证应当连同所附的原始凭证或者原始凭证汇总表，按照编号顺序折叠整齐，按期装订成册，并加具封面，注明单位名称、年度、月份、起讫日期、凭证种类、起讫号码，由装订人在装订线封签处签名或者盖章。

### （一）会计凭证传递的作用

会计凭证的传递，是指会计凭证从编制时起到归档时止，在医院内部各有关部门及人员之间的传递程序和传递时间。为了能够利用会计凭证，及时反映各项经济业务，提供会计信息，发挥会计监督的作用，必须正确、及时地进行会计凭证的传递，不得积压。正确组织会计凭证的传递，对于及时处理和登记经济业务、明确经济责任、实行会计监督具有重要作用。从一定意义上说，会计凭证的传递起着在单位内部经营管理各环节之间进行协调和组织的作用。会计凭证传递程序是医院管理规章制度的重要组成部分，传递程序的科学程度，体现了该医院管理的科学程度。其作用如下。

（1）有利于完善经济责任制度。经济业务的发生或完成及记录，是由若干责任人共同负责并分工完成的。会计凭证作为记录经济业务、明确经济责任的书面证明，体现了经济责任制度的执行情况。单位会计制度可以通过会计凭证传递程序和传递时间的规定，进一步完善经济责任制度，使各项业务的处理顺利进行。

（2）有利于及时进行会计记录。从经济业务的发生到账簿登记有一定的时间间隔，会计凭证的传递使会计部门尽早了解经济业务发生和完成情况，并通过会计部门内部的凭证传递，及时记录经济业务，进行会计核算，实行会计监督。

## （二）会计凭证的装订

在装订会计凭证前首先应将凭证进行整理。会计凭证的整理工作主要是对凭证进行排序、粘贴和折叠。对于纸张面积大于记账凭证的原始凭证，可按记账凭证的面积尺寸，先自右向后，再自下向后两次折叠。注意应把凭证的左上角或左侧面让出来，以便装订后还可以展开查阅。对于纸张面积过小的原始凭证，一般不能直接装订，可先按一定次序和类别排列，再粘在一张同记账凭证大小相同的白纸上，粘贴工具以胶水为宜。小票应分张排列，同类同金额的单据尽量粘在一起，同时在一旁注明张数和合计金额。如果是板状票证（如火车票），可以将票面票底轻轻撕开，厚纸板弃之不用。对于纸张面积略小于记账凭证的原始凭证，可以用回形针或大头针别在记账凭证后面，待装订凭证时，抽去回形针或大头针。有的原始凭证不仅面积大，而且数量多，可以单独装订，如工资单、耗料单，但在记账凭证上应注明保管地点。原始凭证附在记账凭证后的顺序应与记账凭证所记载的内容顺序一致，不应按原始凭证的面积大小来排序。经过整理后的会计凭证，为汇总装订打好了基础。所有汇总装订好的会计凭证都要加具封面。在装订会计凭证前，要先设计和选择会计凭证的封面。封面应使用较为结实、耐磨且韧性较强的牛皮纸等。

## （三）会计凭证的保管

会计凭证是重要的会计档案和经济资料，每个单位都要建立保管制度，妥善保管。各种会计凭证要分门别类，按照编号顺序整理，装订成册。封面上要注明会计凭证的名称、起讫号、时间及有关人员的签章。要妥善保管好会计凭证，在保管期间会计凭证不得外借，对超过规定期限（一般是 15 年）的会计凭证，要严格依照有关程序销毁。需永久保留的有关会计凭证，不能销毁。

# 五、信息化对会计凭证处理的影响

原始单据实现数字化存储、网络化共享、可视化查询，带动了财务工作的全面变革。原始单据数字化有利于满足审批人员看到原始单据进行审批的管理习惯；有利于提高单据查询的效率，优化单据查询的效果；有利于会计信息高度共享、快速整合；有利于财务公开，加强廉政建设。医院可根据财务管理的实际需要有选择地将原始单据数字化。会计原始单据资料的数字化可以采用集中式或分布式录入的方式实现，也可以两者兼而采之。原始单据数字化的影像采集发展方向必然与财务软件深度集成。传统的报销模式采用手工报销的方式来实现，报销人员填写好纸质单据后找财务审批人员审批，最终到财务审核报销。网上报销模式通过网络传递填写好的标准化报销单据，进行流程化的业务审批，网络化的财务审核使财务报销实现了跨地域、跨时空、跨部门的流转。

医院在日常进行的各种财务活动中取得的各种原始纸质票据凭证大小不一、种类繁多。在目前的软件支持和硬件支撑条件下，并不一定需要将取得的所有纸质原始票据都进行数字化，可以根据本单位财务管理的实际需要有选择地将原始单据进行数字化。从当前金融行业的原始单据数字化工作实践看，人们对财务活动产生的所有原始凭证等会计档案全部进行逐张采集，推行原始票据等会计档案电子化管理。例如：人民银行已经建立了中央银行会计凭证影像事后监督系统；建设银行总行开发了会计档案管理及会计稽核系统，实现了会计凭证、会计账簿、会计报表等会计资料的采集、加工、储存、调阅自动化和电子化。这样做保证了纸质档案和电子档案的完整对应。但对于一般医院而言，要想实现金融行业的这种硬件和软件的高配置及操作人员的高要求还是有不小的难度。因此，医院可以根据本单位的条件、特点、要求，选择适合本单位财务管理实际需要的原始单据进行数字化。例如，对财务活动产生的原始票据可以按照重要性的原则有选择地进行采集，采集的数字化信息主要作为网上审批时的辅助证明（实物凭证在审批和审核流程结束后按照会计档案管理要求正常归档）。制定的采集规则必须满足审批需求。例如：涉及固定资产的票据、单张发票金额达到一定金额的原始单据等必须逐张采集；出租车发票、定额发票等小额票据整理粘贴后，注明单据张数再进行集中数字化采集。这种做法减少了单据数字化采集的工作量，在审批需要和录入工作量之间取得一个平衡点，尤其是在录入点多、没有新增录入员（由报账人员兼职）时，更容易被报销单位和报销人员接受，有利于网上报销工作的顺利开展。

目前主流财务软件一般都是以附件的形式采集原始单据，一张报销单关联很多张经过采集的原始单据数字化影像，这些数字化影像一般按采集的先后顺序排列，原始单据上的相关内容并没有进行 OCR 识别整理，调阅时无法按照金额大小、内容、日期等进行排序选择，这在一定程度上降低了网上审批的效率。因此，原始单据数字化的影像采集发展方向必然是与财务软件深度集成的。根据影像电子信息自动识别凭证版面，应用 OCR 识别、图像处理、模式识别、人工智能等计算机技术手段，让系统同时提供可视化工具，根据版面类型确定单据的处理模式，然后进行自动处理或手工处理，把记录在原始单据上的内容转化成文本信息，并且建立起与数字化影像相关联的档案，有效地减少人力投入，提高并优化数据采集的效果。

# 第五节　医院会计账簿

医院会计账簿包括总账、明细账、日记账和其他辅助性账簿。其中，现金日记账和银行存款日记账必须采用订本式账簿，并且不得用银行对账单或者其他方式代替日记账。如果医院实行会计电算化，用计算机打印的会计账簿必须连续编号，经审核无误后装订成册，并由记账人员和会计机构负责人、会计主管人员签字或者盖章。虽然会计账簿格式多种多样，但任何总账、明细账和日记账等一般都由封面、扉页和账页等构成。其中：封面主要用来载明账簿的名称；扉页主要用来登载经管人员一览表，主要包括单位名称、账簿名称、起止页数、启用日期、单位领导人、会计主管人员、经管人员、移交人和移交日期、接管人和接管日期；账页是账簿的主体，要在每张账页上载明账户名称、记账日期、记账凭证的种类和号数、摘要栏、金额栏、总页次和分页次。

## 一、医院会计账簿的种类

### （一）按性质和用途分类按性质和用途分类

医院会计账簿按性质和用途分类可分为日记账、分类账、备查账、联合账。

（1）日记账：也称序时账簿，是按经济业务发生的先后顺序记录经济业务的账簿，实务中常见的有现金日记账和银行存款日记账。现金日记账和银行存款日记账使用"订本式账簿"，格式一般采用三栏式，用来登记库存现金或银行存款每日的收入、支出和结存情况，登记账簿的根据是每月的记账凭证登记。

（2）分类账：按照账户分类记录各项经济业务的账簿。该账簿按照分类详细程度的不同，分为总分类账簿和明细分类账簿。①总分类账簿，简称"总账"，是根据一级会计科目设立的总分类账户，按照总括分类记录全部经济业务。它可以提供各种资产、负债、费用、成本、收入等总括核算资料。总账一般采用"订本式账簿"。总账根据每月"记账凭证汇总表"进行登记。②明细分类账簿，简称"明细账"，是按照二级或明细会计科目设立的分类账户。明细账一般采用"活页式"账页，主要有三栏式、数量金额式和多栏式。医院应按每月发生的业务，按照先后顺序编制记账凭证，根据"记账凭证"登记明细账。通常管理费用、营业费用等明细账采用"多栏式"账页记账，固定资产明细账、库存物资明细账等采用"数量金额式"账页记账，应交税费、其他应交款、其他应收款等明细账采用"三栏式"账页记账。

（3）备查账：又称辅助账，是对日记账簿和分类账簿中不能记载或记载不全的经济业务进行补充登记的账簿，如租入、租出固定资产登记簿等。设置和登记备查账簿，可以为某些经济业务的内容提供必要的参考资料。医院可以根据实际需要来设置这类账簿。对"应收票据"等科目必须按照规定设置备查账簿，没有固定格式，外表形式一般采用活页式。

（4）联合账：将日记账簿与分类账簿相结合设置的账簿，兼有日记账簿和分类账簿的作用，如将日记账与总账结合设置的日记总账。

### （二）按外在形式分类

医院会计账簿按外在形式分类可分为订本账、活页账和卡片账。

（1）订本账：将账页固定装订成册的账簿。这种账簿可避免账页散失，防止损抽账页，易于归档保管。因此，一般规定总分类账簿、现金日记账、银行存款日记账等采用订本账。

（2）活页账：将账页装订在账夹中的账簿。活页账是在启用前没有编写账页顺序号，在使用过程中将各张账页置放在活页账夹内，或者临时拴扎成册的账簿。采用这种账簿，可以根据实际增添账页，不会造成浪费，使用比较灵活，便于分工记账。但是，这种账簿的账页容易散失和被抽换。因此，在采用这种账簿时，空白账页在使用时必须连续编号，并且由有关人员在账页上盖章，定期装订成册，以防止弊端的产生。活页式账簿一般适应于明细分类账。

（3）卡片账：将账卡装在账卡箱中的账簿。特点是比较灵活，可以使记录的内容详细具体，可以跨年度使用而无须更换账页，也便于分类汇总和根据管理的需要转移卡片。但这种账簿的账页容易散失和被抽换。因此，使用时应在卡片上连续编号，以保证安全。卡片式账簿一般适用于账页需要随着物资使用或存放地点的转移而重新排列的明细账，如固定资产明细分类账。

## 二、医院会计账簿的设置方法

医院会计账簿设置应做到总分结合、日记与分类相结合，层次清楚，便于分工，账簿建设与医院规模和会计分工相适应，既满足管理需要，又避免重复设账，把账簿设计与账务处理程序和会计报表指标紧密配合起来。

### （一）总账的建账方法

依据医院账务处理程序的需要选择总账格式（三栏式、多栏式、棋盘式和科目汇总表），一般应采用订本式账簿。

### （二）明细账的建账方法

根据财产物资管理的需要选择明细账的格式（三栏式、数量金额式和多栏式），其外表形式一般采用活页式。

### （三）日记账的建账方法

日记账的主要作用是按照发生的先后顺序记录经济业务，以保持会计资料的完整性和连续性。医院通常设置的特种日记账主要包括现金日记账和银行存款日记账，可分别设置现金收入日记账和现金支出日记账，此时只能是单栏式的日记账。现金日记账还可设置成三栏式的日记账。除非医院现金收付业务特别繁多，否则只设置三栏式的现金日记账。银行存款日记账的设计方法与现金日记账基本相同，一般应相应增加每笔存款收支业务所采用的结算方式一栏，以便分类提供数据和据以进行查对、汇总。医院一般只设置三栏式的银行存款日记账。

### （四）电算化建账流程

会计电算化软件的账务系统通常由以下部分组成：系统初始化、记账凭证输入、记账和结账、账簿处理、报表处理等。其中，系统初始化最为关键，它是医院会计核算系统构建的过程。

（1）系统初始化：需要把手工账簿的会计科目和余额转化到会计电算化软件中，如果涉及会计核算法规的变化。如果医院是从年度中间开始建账的，还需要收集各科目的累计发生额、年初余额。为了保证明细分类核算的准确无误，医院财务部门需要在电算化核算软件初始化之前预先在手工账簿中按照各级科目的名称、层次、余额、发生额进行整理，完整收集最底层明细科目的余额、发生额。

（2）会计科目编码：通常用阿拉伯数字编制，从左到右分成数段，每一段设有固定的位数表示不同层次的会计科目。例如：第一段表示总账科目，如"财政补助收入"账户的编号是4101；第二段表示一级明细科目，其下属明细科目"基本支出"的编号是410101，最后两位是一级明细科目的编号；医院还可以在后边增加第三段表示二级明细科目。

完成上一步工作后，即可将各总账和明细账余额输入系统。在系统初始化时应当根据用户手册中公式的格式正确设置取数公式，以提高编制财务报表的速度和质量。

## 三、医院会计账簿的启用

启用医院会计账簿时，应当在账簿封面上写明医院名称和账簿名称。在账簿扉页上应当附启用表，内容包括启用日期、账簿页数、记账人员和会计机构负责人、会计主管人员姓名，并加盖名章和单位公章。记账人员或者会计机构负责人、会计主管人员调动工作时，应当注明交接日期、接办人员或者监交人员姓名，并由交接双方人员签名或者盖章。

启用订本式账簿，应当从第一页到最后一页顺序编写页数，不得跳页、缺号。使用活页式账页，应当按账户顺序编号，并须定期装订成册。装订后再按实际使用的账页码序编写页码，并另加目录，记明每个账户的名称和页次。

## 四、医院会计账簿的登记

医院财会人员根据发生的经济业务或者事项确定会计分录及其发生金额，然后根据记账凭证登记账簿。例如，借"银行存款"就是在账簿中"银行存款"账户的借方登记相应的发生额。虽然现在绝大部分医院采用电算化系统核算，但是电算化系统打印账簿时也必须符合国家规定的以下登记账簿的基本要求。

（1）登记会计账簿时，应当将会计凭证日期、编号、业务内容摘要、金额和其他有关资料逐项记入账内，做到数字准确、摘要清楚、登记及时、字迹工整。

（2）登记完毕后，要在记账凭证上签名或者盖章，并注明已经登账的符号，表示已经记账。

（3）账簿中书写的文字和数字上面要留有适当空格，不要写满格，一般应占格距的1/2。

（4）登记账簿要用蓝黑墨水或者碳素墨水书写，不得使用圆珠笔（银行的复写账簿除外）或者铅笔书写。

（5）下列情况可以用红色墨水记账。

①按照红字冲账的记账凭证，冲销错误记录。

②在不设借贷等栏的多栏式账页中登记减少数。

③在三栏式账户的余额栏前，如未印明余额方向的，在余额栏内登记负数余额。

④根据国家统一的会计制度的规定可以用红字登记的其他会计记录。

（6）各种账簿按页次顺序连续登记，不得跳行、隔页。如果发生跑行、隔页，应当将空行、空页划线注销，或者注明"此行空白""此页空白"字样，并由记账人员签名或者盖章。

（7）凡需要结出余额的账户，结出余额后，应当在"借或贷"等栏内写明"借"或者"贷"等字样。没有余额的账户，应当在"借或贷"等栏内写"平"字，并在余额栏内用"Q"表示。现金日记账和银行存款日记账必须逐日结出余额。

（8）每一账页登记完毕结转下页时，应当结出本页合计数及余额，写在本页最后一行和下页第一行有关栏内，并在摘要栏内分别注明"过次页"和"承前页"字样；也可以将本页合计数及金额只写在下页第一行有关栏内，并在摘要栏内注明"承前页"字样。对需要结计本月发生额的账户，结计"过次页"的本页合计数应当为自本月初起至本页末止发生额的合计数；对需要结计本年累计发生额的账户，结计"过次页"的本页合计数应当为自年初起至本页末止的累计数；对既不需要结计本月发生额也不需要结计本年累计发生额的账户，可以只将每页末的余额转次页。

## 五、医院的账务核对

医院应当定期对会计账簿记录的有关数字与库存实物、货币资金、有价证券、往来单位或者个人进行相互核对，保证账证相符、账账相符、账实相符。对账工作每年至少进行一次。

（1）账证核对：核对会计账簿记录与原始凭证、记账凭证的时间、凭证字号、内容、金额是否一致，记账方向是否相符。

（2）账账核对：核对不同会计账簿之间的账簿记录是否相符，包括总账有关账户的余额核对、总账与明细账核对、总账与日记账核对、会计部门的财产物资明细账与财产物资保管和使用部门的有关明细账核对等。

（3）账实核对：核对会计账簿记录与财产等实有数额是否相符。包括：现金日记账账面余额与现金实际库存数核对；银行存款日记账账面余额定期与银行对账单核对；各种应收、应付款明细账账面余额与有关债务、债权单位或者个人核对；等等。财产清查后，如果实存数与账存数一致，账实相符，不必进行账务处理。如果账实不符，无论是盘盈还是盘亏、毁损，都需要进行账务处理，调整账存数，使账存数与实存数一致，保证账实相符。

## 六、医院的错账更正

在会计工作中，经常遇到的差错种类很多，其主要表现在记账凭证汇总表不平、总分类账不平、各明细分类账户的余额之和不等于总分类账有关账户的余额、银行存款账户调整后的余额与银行对账单不符等。

### （一）错账查找方法

医院财务人员可以按照原来的账务处理顺序从头到尾进行普遍查找，也可从尾到头地普遍检查，还可以只抽取账簿记录当中的某些部分进行局部检查。偶合法是常用的错账查找方法之一，即找出账簿记录差错中最常见的规律，根据差错的情况来推测差错原因进而查找差错的一种查找方法。

（1）差数法：根据核对不相符的差额进行查找。例如：日记账余额比总账余额少3000元，财务人员推断可能是漏计了一笔3000元的收款凭证，则可以查找金额为3000元的收款凭证；如果日记账比总账多3000元，则可能属于重记，则同样可查找是否将金额为3000元的凭证重复登记。

（2）二除法：财务人员推测可能是存在某业务的会计分录一方记反方向，则账簿中反映的错误差额必定是偶数，可用不相符的差数除以2，如被除尽，则根据商数到账簿记录中去查找差错。如果发现现金少记了4000元，财务人员推测可能是记反方向，则将4000除以2得出2000，到账簿记录中去找金额为2000元的会计凭证进行核对即可。

（3）九除法：财务人员推测可能是数字位置颠倒或数字位数移位造成的差错，用不相符的差数除以9，如被除尽，则根据商数，检查是否有相同数字移位，如无相同数则考虑为相邻两个数字颠倒。例如：将500元误记为5000元，错位的差异数为4500，使其原数扩大了9倍，将差数除以9为500就是移位数；而如果把6000元错记为600元，差数为5400，除以9得600就是移位数。账上多记或少记都有可能，因此查找的时候要同时查找移位数的10倍或更进一步，如果推测可能是移动两位数字造成的差错，比如将30写成了3000或者将3000写成了30，可以把不相符的差数除以99，如能除尽，再根据商数去查找。

（4）数字颠倒的查找方法：记账时往往会将某一组数字的几个数字颠倒。例如：将31 256误记为31 265，差额为9，9除以9等于1，说明个位和十位数上可能发生颠倒，并且个位数和十位数的数字相差为1；或将31 256误记为31 526，差额为270，270除以

9 等于 30，说明可能发生颠倒的数字是在十位和百位之间，并且十位数和百位数的数字之差等于 3。以此类推。

### （二）错账更正方法

账簿记录发生错误后不准涂改、挖补、刮擦或者用药水消除字迹，不准重新抄写，必须按照下列方法进行更正。由于形成差错的性质不同，发现的时间有先有后，所以采用的更正方法也有所不同。医院应根据不同的错账情况，分别采用划线更正法、红字冲销法和补充登记法等不同方法加以更正。

（1）划线更正法：适用于记账后、结账前，如发现账簿记录有错误，而记账凭证无错误的情况。具体做法是先将错误的文字或数字全部用红线予以划销；然后在划线上方用蓝字填写正确的记录；更正后经办人应在划线的一端盖章以明确责任。划线更正时应注意以下几个问题：在划线时，如果是文字错误，可只划错误部分；如果是数字错误，应将全部数字划销不得只划错误数字；划线时必须注意使原来的错误字迹仍可辨认。

（2）红字冲销法：用红字冲销或冲减原记录数，以更正或调整账簿差错记录的一种方法。这种方法适用于记账后发现记账凭证错误而导致记账错误的情况，红字记录表示对原记录的冲减。具体更正操作方法：如记账依据的记账凭证中应借应贷的方向、科目或金额有错误，导致账簿记录错误，首先用红字填写一张与原凭证相同的记账凭证，在摘要中注明注销××凭证，并用红字金额登记入账，以冲销原来的账簿记录，然后再用蓝字填写一张正确的会计凭证，并据以登记入账。应用红字冲销法是为了正确反映账簿中的发生额和科目的对应关系。当根据记账凭证分别记入有关科目并无错误，但所填的金额大于应填的金额时，也可按照正确数字与错误数字的差额用红字金额填制一张记账凭证，据以登记入账，以冲销多记金额，并在账簿摘要栏注明"注销××××年×月×号凭证多记金额"。

（3）补充登记法：主要适用于记账依据的会计凭证金额有错误，并且错误金额小于应记的金额，导致账簿记录金额少记，而且会计科目及记账方向均无错误的情况下。具体做法：填写一张记账凭证，其会计科目、借贷方向与原始记账凭证一致，但金额为少记金额，并在摘要中注明补记××号记账凭证少记的金额，据以记账。

## 七、医院的结账

医院应当按照规定定期结账。在结账前，医院必须将本期内所发生的各项经济业务全部登记入账。

### （一）月度结账方法

在结账时，医院应当结出每个账户的期末余额。需要结出当月发生额的，应当在摘要栏内注明"本月合计"字样，并在下面通栏划单红线。需要结出本年累计发生额的，应当在摘要栏内注明"本年累计"字样，并在下面通栏划单红线；十二月末的"本年累计"就是全年累计发生额，全年累计发生额下面应当通栏划双红线。

采用会计核算软件进行月度结账时，不仅要结转各账户的本期发生额和期末余额，还要检查会计凭证是否全部登记入账并审核签章、试算平衡、辅助账处理等。由于某月结完账后将不能再输入和修改该月的凭证，所以使用会计软件时，结账工作应由专人负责管理，以防止其他人员的误操作。结账前应检查该月的所有凭证是否均已记账，结账日期是否正确，其他相关模块的数据是否传递完毕，以及其他结账条件是否完备。若结账条件不满足，则退出本模块，检查本月份输入的会计凭证是否全部登记入账，只有在本期输入的会计凭证全部登记入账后才允许结本月份的账。结账与记账不同，一个月可以记账数次，而只能结一次账。结账必须逐月进行，若上月未结账则也不允许结本月的账。若结账成功，则做月结标志，之后不能再输入该月的凭证和记该月的账；若结账不成功，则恢复到结账前的状态，同时给出提示信息，要求用户做相应的调整。

### （二）年度结账方法

年度终了结账时，所有总账都应当结出全年发生额和年末余额。年度终了，医院要把各账户的余额转到下一会计年度，并在摘要栏注明"结转下年"字样；在下一会计年度新建有关会计账簿的第一行余额栏内填写上年结转的余额，并在摘要栏注明"上年结转"字样。凡涉及债权债务及待处理事项的账户，填写"上年结转"时，还应在摘要栏填写组成金额的发生日期及主要经济业务内容说明，一行摘要栏写不完的，可以在次行摘要栏继续填写，最后一行的余额栏填写上年度余额。年度结账后，总账和日记账应当更换新账，明细账一般也应更换。但有些明细账，如固定资产明细账等可以连续使用，不必每年更换。

采用会计软件进行年度结账时，系统自动产生下年度的空白数据文件，即数据结构文件，包括凭证临时文件、凭证库文件、科目余额发生额文件，并结转年度余额，同时，系统自动对"固定资产"等会计文件做跨年度连续使用的处理。跨年度时因年终会计工作的需要，会计软件允许在上年度未结账的情况下输入本年度1月份的凭证，医院可以根据具体情况，将结账环境设置为在上年未结账的情况下不允许输入本月的凭证。为了保证数据安全，结账前应做一次数据备份，如果结账不正确可以恢复重做。

在编制会计报表前，必须把总账和明细账登记齐全，试算平衡，不准先出报表后补记账簿和办理结账。

## 八、医院的账簿整理

医院应当对所有账簿进行整理、归档。实行会计电算化的单位，总账和明细账应当定期打印。发生收款和付款业务时，在输入收款凭证和付款凭证的当天必须打印出现金日记、银行存款日记账，并与库存现金核对无误。

# 第六节　医院财务报告

医院财务报告是反映医院某一特定日期的财务状况和某一会计期间的收入费用、现金流量等的书面文件。医院对外提供的财务报告的内容、会计报表的种类和格式、会计报表附注应予披露的主要内容等，必须按照相关制度执行；医院内部管理需要的会计报表由医院自行规定。医院负责人应当保证财务会计报告真实、完整。

## 一、医院财务报告的种类

医院财务报告由会计报表、会计报表附注和财务情况说明书组成。如果按照财务报告涵盖的时间跨度或时点划分，医院财务报告分为中期财务报告和年度财务报告。以短于一个完整的会计年度的期间（如季度、月度）编制的财务报告称为中期财务报告。年度财务报告则是以整个会计年度为基础编制的财务报告。医院财务报告中的会计报表包括资产负债表、收入费用总表、现金流量表、财政补助收支情况表及有关附表。

医院会计报表应当根据登记完整、核对无误的账簿记录和其他有关资料编制，做到数字真实、计算准确、内容完整、报送及时。任何人不得篡改或者授意、指使、强令他人篡改会计报表中的有关数字。

会计报表之间、会计报表各项目之间，凡有对应关系的数字都应当相互一致。本期会计报表与上期会计报表之间有关的数字应当相互衔接。如果不同会计年度会计报表中各项目的内容和核算方法有变更，应当在年度会计报表中加以说明。

## 二、医院财务报告附注的编制要求

医院会计报表附注是为便于会计报表使用者理解会计报表的内容而对会计报表的编制基础、编制依据、编制原则和方法及主要项目等所做的解释。医院会计报表附注至少应当包括下列内容。

（1）重要会计政策、会计估计及其变更情况的说明。

（2）重要资产转让及其出售情况的说明。

（3）重大投资、借款活动的说明。

（4）会计报表重要项目及其增减变动情况的说明。

（5）以前年度结余调整情况的说明。

（6）有助于理解和分析会计报表需要说明的其他事项。

## 三、医院财务状况说明书的编制要求

医院财务情况说明书至少应当对医院的下列情况做出说明。

（1）业务开展情况。

（2）年度预算执行情况。

（3）资产利用、负债管理情况。

（4）成本核算及控制情况。

（5）绩效考评情况。

（6）需要说明的其他事项。

医院财务情况说明书中对上述事项（4）的说明应附有成本报表。

### 四、医院财务报告的对外报送

医院应当按照国家规定的期限对外报送财务报告。对外报送的财务报告应当依次编写页码，加具封面，装订成册，加盖公章。封面上应当注明单位名称，单位地址，财务报告所属年度、季度、月度，送出日期，并由单位领导人、总会计师、会计机构负责人、会计主管人员签名或者盖章。如果发现对外报送的财务报告有错误，应当及时办理更正手续。除更正本单位留存的财务报告外，应同时通知接收财务报告的单位更正。若错误较多，应当重新编报。医院对外提供的年度财务报告应按有关规定经过注册会计师审计，并将注册会计师出具的审计报告随同财务报告按照规定的期限报送有关部门。

# 第七节　医院会计档案管理

医院必须加强对会计档案管理工作的领导，建立会计档案的立卷、归档、保管、查阅和销毁等管理制度，保证会计档案妥善保管、有序存放、方便查阅，严防毁损、散失和泄密。

## 一、会计档案的种类

会计档案是指会计凭证、会计账簿和财务报告等会计核算专业材料，是记录和反映单位经济业务的重要史料和证据。具体包括如下 4 类。

（1）会计凭证类：原始凭证、记账凭证、汇总凭证、其他会计凭证。

（2）会计账簿类：总账、明细账、日记账、固定资产卡片、辅助账簿、其他会计账簿。

（3）财务报告类：月度、季度、年度财务报告（包括会计报表、附表、附注及文字说明），其他财务报告。

（4）其他类：银行存款余额调节表、银行对账单、其他应当保存的会计核算专业资料、会计档案移交清册、会计档案保管清册、会计档案销毁清册。

医院的会计凭证、会计账簿、会计报表和其他会计资料应当建立档案妥善保管。实行会计电算化的单位，有关电子数据、会计软件资料等应当作为会计档案进行管理。

### （一）医院会计凭证的装订与保管

会计凭证是会计档案的重要组成部分，一般以月为单位，财务人员需要及时装订每月的会计凭证，以便于查找与保存。凭证装订的时间一般在当月结账工作完成后，不应积攒，甚至杂乱地堆放。

医院应配备财务装订专用工具，如装订机、装订线、装订针等，也可以使用重型订书机，因其比较简单方便、省时。凭证的装订有配套的凭证封面、封底、包角，装订前的一些准备性日常工作也不要忽视，日常保持凭证存放整齐有序，每月在编制凭证的同时，根据凭证编号大体分册，用大铁夹或长尾夹稳固下来，便于装订成册。

装订时，对当月全部凭证进行估算，平均分成多少册合适？将封面、记账凭证、封底、包角放好，反复罗列检查是否整齐有序，然后用重型订书机将左上角订牢，包好包角，完成装订，最后把封面凭证起止日期、册数、凭证号数等相关内容填写完整，加盖公章。

### （二）账簿的装订与保管

目前，手工账簿已越来越少地发挥其作用，财务软件的功能使凭证在录入后自动生成了账簿。现金日记账、银行日记账可以根据管理需要每月打印，总分类账、明细分类账可以以年度为单位，打印成纸制账簿，装订成册保存。

### （三）财务报告的装订与保管

月度、季度、年度财务报告，包括会计报表、附表、附注及文字说明，以及其他财务报告也是会计档案的重要组成部分。各类报表在编制完成时应做好电子文件存档工作，同时根据需要打印纸制报表，按报表所属期间、性质做好分类保管。

### （四）其他会计档案的装订与保管

经济合同如单位购销合同等，是财务收付款的重要依据，归属财务人员负责保管的应认真保存，对履行完毕的合同分门别类做好保存。财务人员还应做好单位财务文件的保管工作，明确保管人员及场所，定期整理立卷，装订成册。

## 二、会计档案的移交

医院每年形成的会计档案，应当由会计机构按照归档要求整理立卷，装订成册，编制会计档案保管清册。当年形成的会计档案，在会计年度终了后，可暂由会计机构保管一年，期满之后应当由会计机构编制移交清册，移交本单位内部指定专人保管。出纳人员不得兼管会计档案。移交本单位档案机构保管的会计档案，原则上应当保持原卷册的封装。个别需要拆封重新整理的，档案机构应当会同会计机构和经办人员共同拆封整理，以分清责任。

## 三、会计档案的查阅

医院保存的会计档案不得借出。如有特殊需要，经本单位负责人批准，可以查阅或者复制，并办理登记手续。查阅或者复制会计档案的人员，严禁在会计档案上涂画、拆封和抽换。医院应当建立健全会计档案查阅、复制登记制度。

## 四、会计档案的保管期限

会计档案的保管期限分为永久、定期两类。定期保管期限分为3年、5年、10年、15年、25年5类。会计档案的保管期限，从会计年度终了后的第一天算起。会计档案保管期限为最低保管期限，各类会计档案的保管原则上应当按照《会计档案管理办法》附表二所列期限执行。

## 五、会计档案的销毁

保管期满的会计档案，除《会计档案管理办法》第十一条规定的情形外，可以按照以下程序销毁。

（1）由本单位档案机构会同会计机构提出销毁意见，编制会计档案销毁清册，列明销毁会计档案的名称、卷号、册数、起止年度和档案编号、应保管期限、已保管期限、销毁时间等内容。

（2）单位负责人在会计档案销毁清册上签署意见。

（3）销毁会计档案时，应当由档案机构和会计机构共同派人员监销。国家机关销毁会计档案时，应当由同级财政部门、审计部门派人员参加监销。财政部门销毁会计档案时，应当由同级审计部门派人员参加监销。

（4）监销人在销毁会计档案前，应当按照会计档案销毁清册所列内容清点、核对所要销毁的会计档案；销毁后，应当在会计档案销毁清册上签名盖章，并将监销情况报告本单位负责人。

保管期满但未结清的债权债务原始凭证和涉及其他未了事项的原始凭证不得销毁，应当单独抽出立卷，在会计档案销毁清册和会计档案保管清册中列明。正在项目建设期间的建设单位，其保管期满的会计档案不得销毁。

## 六、其他会计档案管理规定

（1）采用电子计算机进行会计核算的单位，应当保存打印出来的纸质会计档案。具备采用磁带、磁盘、光盘、微缩胶片等磁性介质保存会计档案条件的，由国务院业务主管部门统一规定，并报财政部、国家档案局备案。

（2）医院因撤销、解散、破产或者其他原因而终止运营的，在终止运营和办理注销登记手续之前形成的会计档案，应当由终止医院的业务主管部门或财产所有者代管或移交有关档案馆代管。法律、行政法规另有规定的，按其规定执行。

（3）医院分立后原医院存续的，其会计档案应当由分立后的存续方统一保管，其他方可查阅、复制与其业务相关的会计档案；医院分立后原医院解散的，其会计档案应当经各方协商后由其中一方代管或移交档案馆代管，各方可查阅、复制与其业务相关的会计档案。医院分立中未结清的会计事项所涉及的原始凭证，应当单独抽出由业务相关方保存，并按规定办理交接手续。

医院因业务移交其他单位办理所涉及的会计档案，应当由原医院保管，承接业务单位可查阅、复制与其业务相关的会计档案，对其中未结清的会计事项所涉及的原始凭证，应当单独抽出由业务承接单位保存，并按规定办理交接手续。

（4）医院合并后原各医院解散或一方存续其他方解散的，原各医院的会计档案应当由合并后的医院统一保管；医院合并后原各医院仍存续的，其会计档案仍应由原各医院保管。

（5）医院之间交接会计档案的，交接双方应当办理会计档案交接手续。移交会计档案的医院，应当编制会计档案移交清册，列明应当移交的会计档案名称、卷号、册数、起止年度和档案编号、应保管期限、已保管期限等内容。交接会计档案时，交接双方应当按照会计档案移交清册所列内容逐项交接，并由交接双方的负责人负责监交。交接完毕后，交接双方经办人和监交人应当在会计档案移交清册上签名或者盖章。

（6）我国境内所有医院的会计档案不得携带出境。

# 第八节　医院会计监督

医院的会计机构、会计人员对本单位的经济活动进行会计监督，会计机构内部应当建立稽核制度。在组织结构设计上应做到出纳人员不得兼任稽核、会计档案保管，以及收入、支出、费用、债权债务账目的登记工作。

## 一、医院会计监督的依据

医院会计机构、会计人员进行会计监督的依据如下。

（1）财经法律、法规、规章。

（2）会计法律、法规和国家统一的会计制度。

（3）各省、自治区、直辖市财政厅（局）和国务院业务主管部门根据《中华人民共和国会计法》和国家统一的会计制度制定的具体实施办法或者补充规定。

（4）医院根据《中华人民共和国会计法》和国家统一的会计制度制定的单位内部会计管理制度。

（5）医院内部的预算、财务计划、经济计划、业务计划等。

## 二、医院会计监督的内容

（1）医院会计机构、会计人员应当对原始凭证进行审核和监督，对不真实、不合法的原始凭证，不予受理。对弄虚作假、严重违法的原始凭证，在不予受理的同时，应当予以扣留，并及时向单位领导人报告，请求查明原因，追究当事人的责任。对记载不准确、不完整的原始凭证，予以退回，要求经办人员更正、补充。

（2）医院会计机构、会计人员伪造、变造、故意毁灭会计账簿或者账外设账行为，应当制止和纠正；制止和纠正无效的，应当向上级主管单位报告，请求作出处理。

（3）医院会计机构、会计人员应当对实物、款项进行监督，督促建立并严格执行财产清查制度。发现账簿记录与实物、款项不符时，应当按照国家有关规定进行处理。超出会计机构、会计人员职权范围的，应当立即向本单位领导报告，请求查明原因，作出处理。

（4）医院负责人应当保证会计机构、会计人员依法履行职责，不得授意、指使、强令会计机构、会计人员违法办理会计事项。医院会计机构、会计人员对指使、强令编造、篡改财务报告行为，应当制止和纠正；制止和纠正无效的，应当向上级主管单位报告，请求处理。

（5）会计机构、会计人员应当对财务收支进行监督。①对审批手续不全的财务收支，应当退回，要求补充、更正。②对违反规定不纳入单位统一会计核算的财务收支，应当制止和纠正。③对违反国家统一的财政、财务、会计制度规定的财务收支，不予办理。④对认为是违反国家统一的财政、财务、会计制度规定的财务收支，应当制止和纠正；制止和纠正无效的，应当向单位领导人提出书面意见请求处理。单位领导人应当在接到书面意见起十日内作出书面决定，并对决定承担责任。⑤对违反国家统一的财政、财务、会计制度规定的财务收支，不予制止和纠正，又不向单位领导人提出书面意见的，也应当承担责任。⑥对严重违反国家利益和社会公众利益的财务收支，应当向主管单位或者财政、审计、税务机关报告。

（6）医院会计机构、会计人员对违反单位内部会计管理制度的经济活动，应当制止和纠正；制止和纠正无效的，向单位领导人报告，请求处理。

（7）医院会计机构、会计人员应当对单位制定的预算、财务计划、经济计划、业务计划的执行情况进行监督。

（8）医院必须依照法律和国家有关规定接受财政、审计、税务等机关的监督，如实提供会计凭证、会计账簿、会计报表和其他会计资料及有关情况，不得拒绝、隐匿、谎报。

（9）按照法律规定应当委托注册会计师进行审计的单位，应当委托注册会计师进行审计，并配合注册会计师的工作，如实提供会计凭证、会计账簿、会计报表和其他会计资料及有关情况，不得拒绝、隐匿、谎报，不得示意注册会计师出具不当的审计报告。

## 三、医院会计监督的实施

（1）医院应当建立、健全本单位内部会计监督制度。医院内部会计监督制度应当符合下列要求：①记账人员与经济业务事项和会计事项的审批人员、经办人员、财物保管人员的职责权限应当明确，并相互分离、相互制约；②重大对外投资、资产处置、资金调度和其他重要经济业务事项的决策和执行的相互监督、相互制约程序应当明确；③财产清查的范围、期限和组织程序应当明确；④对会计资料定期进行内部审计的办法和程序应当明确。

（2）医院会计机构、会计人员发现会计账簿记录与实物、款项及有关资料不相符的，按照国家统一的会计制度的规定有权自行处理的，应当及时处理；无权处理的，应当立即向单位负责人报告，请求查明原因，作出处理。

（3）医院及其工作人员对违反《中华人民共和国会计法》和国家统一的会计制度规定的行为，有权检举。收到检举的部门有权处理的，应当依法按照职责分工及时处理；无权处理的，应当及时移送有权处理的部门处理。收到检举的部门、负责处理的部门应当为检举人保密，不得将检举人姓名和检举材料转给被检举单位和被检举人个人。

（4）医院当向受委托的会计师事务所如实提供会计凭证、会计账簿、财务会计报告和其他会计资料及有关情况。任何单位或者个人不得以任何方式要求或者示意注册会计师及其所在的会计师事务所出具不实或者不当的审计报告。财政部门有权对会计师事务所出具审计报告的程序和内容进行监督。

# 第七章　医院筹资管理

## 第一节　医院筹资管理概述

在社会主义市场经济条件下，医院的创立、生存和发展，必须以一次次筹资、投资、再筹资为前提。资本是医院的血脉，是医院经济活动的第一推动力和持续推动力。随着我国社会主义市场经济体制的逐步完善和筹资市场的快速发展，医院作为市场经济主体的一部分置身于动态的市场环境之中，计划经济的筹资方式正在得到根本性改变，今后医院筹资效率越来越成为其发展的关键。由于经济发展的需要，一些新的筹资方式应运而生，筹资渠道纷繁复杂。对于医院而言，如何选择筹资方式，怎样把握筹资规模，以及各种筹资方式的利用时机、条件、成本和风险等都是医院在筹资之前就需要进行认真分析和研究的。

### 一、医院筹资的必要性

医院筹资是指医院根据卫生事业发展的需要，通过一定渠道，采取适当的方式获取所需资金的一种行为，它在医院财务管理中处于极其重要地位。任何一家医院要想进行医疗卫生活动，首先都必须筹集到一定数量的资金。因此，筹资既是医院卫生事业活动的前提，又是医院再生产活动顺利进行的保障。同时，筹资也为投资提供了基础和前提，没有资金的筹集，就无法进行资金的投放，从这个意义上说，筹资在医院财务管理中处于十分重要的地位。

在传统的计划经济体制下，医院吃国家资金的"大锅饭"，无资可筹，也就没有筹资任务。随着我国社会主义市场经济体制的建立和完善，医院作为相对独立的事业法人走向市场，医院之间的竞争越来越普遍，要想在社会卫生服务供求矛盾渐趋突出的大环境下求生存、求发展，单纯地依靠国家财政拨款已满足不了要求，必须广开筹资渠道，多渠道、多形式地筹集卫生资金。医院要在积极争取政府增加财政拨款的同时，扩大医疗卫生服务，适当增加有偿服务收入，以解决卫生资金投入不足的问题。目前，非政府筹资形式在医院筹资中的作用也日趋显著，可以说在新体制下，筹资越来越显示出它的现实意义。

### 二、筹资的分类

按照医院资金的来源渠道不同，可将医院筹集起来的资金划分为自有资金和负债资金两大类。

自有资金又称主权资本，是指医院依法筹集并长期拥有、自主支配的资金。我国医院的自有资金，主要包括资本金（股本）、资本公积金、盈余公积金和未分配利润等内容。它是通过吸收直接投资和内部积累等方式筹集资金的，特点是资金的所有权属于医院，一般不用还本，财务风险较小。

负债资金又称借入资金或债务资金，是医院依法筹措并依约使用、按期偿还的资金，主要包括银行或非银行金融机构的各种借款、应付债券、应付票据等内容。它是通过银行借款、商业信用、融资租赁等方式来筹集资金的，特点是医院的负债一般要还本或还本付息，财务风险较大。

虽然医院资金可以从以上两个不同来源渠道，用多种方式来进行筹集，但其使用时间的长短、附加条件的限制、财务风险的大小等都不一样。因此，医院在筹集资金时必须充分考虑这些不同特点，以便选择最佳筹资方式，实现医院财务管理目标。

按照医院资金使用期限的长短，可将资金分为短期资金与长期资金两种。

短期资金一般是指供一年内使用的资金，主要投资于现金、应收账款等，一般在短期内可收回。短期资金常采取利用商业信用和取得银行流动资金贷款等方式筹集。

长期资金一般是指供一年以上使用的资金，主要用于医院基建投资、大型医疗设备投资等，通常在几年乃至数十年后方能收回。当前医院长期资金主要采用银行长期贷款、财政专项拨款、内部积累和融资租赁等方式来筹集。

## 三、医院筹资的渠道与方式及筹资的原则

医院筹资活动需要通过一定的渠道并采用一定的方式来完成，在筹资过程中还应遵循一定的原则。

### （一）筹资渠道

筹资渠道是指经济活动中客观存在的筹措资金的来源方向和途径。医院认识和了解各种筹资渠道及其特点，有利于充分拓宽和合理利用筹资渠道。目前，医院的筹资渠道主要如下。

1. 国家财政资金

国家各级财政对医院的财政拨款、专项拨款、专项补助等国有资金是目前医院筹资的主要渠道之一，特别是国有医院，其绝大多数资本由国家投资形成，无论国有资产以何种形式进入医院，从产权关系上看，它们都属国家投入的资金，产权属国有。这也是当前大多数医院国有性质的成因。

2. 医院自有资金

医院自有资金是指医院内部形成的资金，主要包括公积金和未分配利润，这些资金的特征是不需要医院通过一定的方式去筹集，而是直接由医院内部经营生成或转移形成，是目前医院筹资的主要渠道之一。

### 3.银行信贷资金

银行信贷资金指银行发放的各种贷款。这一类资金本应是医院发展和经营的重要资金来源，但由于当前各级医院在经营理念和市场适应能力等方面的不足，这类筹资在医院整个资金来源中所占比重较小。

### 4.非银行金融机构资金

非银行金融机构资金主要是指来源于信托投资公司、租赁公司及各类医院集团的融资。

### 5.其他单位资金

医院在经营过程中，往往形成往来款项（应付款项），从而形成债务人对债权人的短期信用资金占用。

当前，部分医院适应市场经济的能力较差，国有资金投入不足，已经严重阻碍了中小型医院的发展，医院应如何正确筹措和利用银行信贷资金，加速医院的发展，增强适应市场经济的能力已成为医院财务管理中的一项重要课题。部分省（市）计划、财政、卫生等部门已经开始研讨财政专项补助和银行信贷资金相结合的可行性。相信在不久的将来，这种风险小于银行贷款、责任大于财政补助的资金筹措方式会为医院筹资增加新的渠道，为医院发展注入新的活力。

## （二）医院筹资方式

医院资金的筹集包括自有资金的筹集和负债资金的筹集。

### 1.医院自有资金的筹集方式

医院自有资金的筹集主要通过吸收直接投资、医院内部积累等方式，如果是股份制医院，则可以通过发行股票方式筹集。

（1）吸收直接投资：目前我国国有非营利性医院吸收直接投资的来源主要是国家财政拨款，还有一小部分是其他单位或个人的捐款。国家财政拨款是指国家根据区域卫生发展规划的要求和政府的财力，对医院开展医疗卫生活动的一种资金补偿。营利性医院吸收直接投资是指医院以协议合同等形式吸收国家、其他医院、个人和外商等直接投入的资金，形成医院资本金的一种筹资方式，它不以股票为媒介，是非股份制营利性医院筹集自有资金最主要的形式。吸收直接投资可以采用多种方式，从出资者的出资形式看主要包括吸收现金投资和吸收非现金投资。吸收非现金投资又可以分为两种：一是吸收实物资产投资，即投资者以建筑物、设备等固定资产和材料、商品等流动资产作价投资；二是吸收无形资产投资，即投资者以专利权、商标权、非专有技术、土地使用权等无形资产投资。吸收直接投资方式的优点是所筹资本属于主权资本，它与借入资本相比，能提高医院对外偿债的能力，程序相对简单，筹资速度较快；缺点是成本较高。

（2）医院内部积累：依靠医院本身扩大医疗卫生服务范围，提高医疗卫生服务质量，利用自身优势发展卫生第三产业，并通过合理收费实现医院资金的良性循环而形成的内部积累资金。医院开展医疗卫生活动所消耗的资金的主要补偿方式是向患者收费，即按照国家核定的医疗收费标准收取费用。医疗收费价格的确定一般要遵循以下几种原则。收费价格要以医疗成本消耗为依据。收费价格水平要考虑群众有支付能力的卫生消费需求和考虑政府财政的承受能力。若是公立医院，由于其不以营利为目的，所以定价要素中不应含利润和税金。因此，公立医院要想筹集更多的自有资金，必须扩大医疗卫生服务，积极发展卫生第三产业。另外，盘活医院内部存量资金筹资也是内部积累筹资的一种特殊形式。

目前，我国部分边远地区的中、小型医院和少数城市医院医疗技术薄弱，病源少，经营不善，往往既资金短缺，又存在着严重的资产闲置与低效率运行的情况，被人称为"捧着金碗要饭吃"。在这种情况下，医院进行筹资活动时应首先考虑如何积极进行内部融资，即可以通过合理调度盘活内部的停滞资金加速资金周转次数，加快医疗卫生行业集团化进程，充分发挥医疗集团财务公司的作用，合理调配各项资源，利用各项资金的时间差与空间差，总体有效利用资金。调整医院的经济结构，改善医院经营管理等措施，盘活医院的存量资产，实现结构优化，流动加速，闲置资产变现，低效资产变高效，对医疗集团来说无疑是成本最低且卓有成效的筹资方式。

2. 医院负债资金的筹集方式

当前医院负债资金的筹集方式主要有银行贷款、融资租赁、商业信用。

（1）银行贷款：医院根据借款合同从有关银行或非银行金融机构借入的需要还本付息的款项。目前大、中型医院由于技术力量较好，自身补偿能力和抵御风险能力较强，有较好的信用保证，较为容易获得银行等金融机构的信用贷款；而小型医院在各个方面均远不如大、中型医院，因而较难获得信用贷款。从部分省市医疗卫生机构对贷款的需求看，很多医院更愿意利用政府（国家）贴息贷款这一新颖的贷款形式。

（2）融资租赁：一种长期租赁，可解决医院对资产的长期需要。其特点是一般由承租人向出租人提出正式申请，由出租人融通资金引进用户所需设备，然后再租给用户使用。这种形式租期较长，一般为租赁财产寿命的一半以上。租赁合同比较稳定，在融资租赁期内，承租人必须连续支付租金，非经双方同意，中途不得退租。租赁期满后，可选择以下3种办法处理租赁财产：①将设备作价转让给承租人；②由出租人收回；③延长租期续租。在租赁期间内，出租人一般不提供维修和保养设备方面的服务。由于融资机构一般以营利为目的，其本质决定了融资首选仍是技术力量强、病源充足的大、中型医疗机构或"术有专攻"的专科医院。

（3）商业信用：商品交易中的延期付款或延期交货所形成的借贷关系。医院利用商业信用融资主要有以下形式：①赊购商品。买卖双方发生商品交易，买方收到商品后不立即支付现金，可延期到一定时间后付款，如"应付账款"属于此性质。②医疗预收款。医院根据患者的病情和治疗的需要，预先收取住院患者的款项。

此外，尚有以下4种新型的筹资方式。

（1）国际银团贷款：也称为辛迪加贷款，是指由一家或几家银行牵头，由不同国家银行参加，联合向借款者共同提供巨额资金的一种贷款。贷款金额从几亿美元到数十亿美元不等。辛迪加贷款的贷款期限一般为 5～10 年，有时甚至更长。目前医疗卫生行业主要采用世界银行贷款和世界银行贴息贷款方式。

（2）ABS 融资：ABS（asset backed securitization）即资产支持证券。ABS 融资是将某一项目的资产所产生的独立的、可识别的未来收益（现金流量或应收账款）作为抵押（金融担保），据此在国际资本市场发行具有固定收益率的高档债券来筹集资金的一种国际项目融资方式。在我国，目前这种筹资方式在很大程度上还受政策和法律的限制。

（3）DR 筹资：DR 是 depositary receipts 的简称，即证券存托凭证，是一种推动国际股票市场全球化、广泛吸引投资者、进一步消除国际资本流动障碍的新的股权筹资方式。

（4）负债调换融资：于 20 世纪 80 年代初出现在欧洲债券市场，是两个借款人相互交换各自债务的一种筹资方式。

上述方式仅是众多筹资方式中的一部分。

3. 筹资原则

医院筹资是一项重要而复杂的工作，为了有效筹措所需的资金，医院必须遵循一定的基本原则。

（1）筹资总收益大于总成本原则：目前，随着经济的发展，筹资已逐渐成为医疗行业的热门话题，很多医院均热衷于此。然而，在医院进行筹资之前，先不要把目光直接投向各式各样令人心动的筹资途径，更不要草率地做出筹资决策。首先应该考虑的是医院必须筹资吗？筹资后的投资收益如何？因为筹资意味着需要成本，筹资成本既有资金的利息成本，还有昂贵的筹资费用和不确定的风险成本。因此，只有经过深入分析，确信利用筹集的资金所预期的总收益要大于筹资的总成本时，才有必要考虑如何筹资，这是医院进行筹资决策的首要原则。

（2）规模适当原则：由于筹资需要付出成本，因此医院在筹集资金时，首先要确定筹资规模。不同时期医院的资金需求量往往是波动的，财务人员应认真分析财务状况，采用一定的方法预测资金的需要量，合理确定筹资规模，既要避免因筹资不足影响医院的正常医疗活动，又要防止筹资规模过大造成资金闲置。

（3）筹措及时原则：同等数量的资金在不同时点上具有不同的价值，因此医院财务人员在筹集资金时必须熟知资金时间价值的原理和计算方法，以便根据资金需求的具体情况合理安排资金的筹集时间，适时获取所需资金。这样，既能避免过早筹集资金形成资金投入前的闲置，又能防止取得资金的时间滞后，错过资金投放的最佳时间。

（4）来源合理原则：资金的来源渠道和资金市场为医院提供了资金的源泉和筹资场所，它反映资金的分布状况和供求关系，决定着筹资的难易程度。不同来源的资金对医院的收益和成本有不同的影响，因此医院应认真研究资金渠道和资金市场，合理选择资金来源。

（5）方式经济原则：医院在确定筹资数量、筹资事件、资金来源的基础上，在筹资时还必须认真研究各种筹资方式。资金筹集必然要付出一定的代价，不同的筹资方式条件下筹资成本高低不同，选择经济可行的筹资方式（与筹资方式相联系的问题是资金的结构问题）能使医院确定合理的资金结构，从而降低成本、减少风险。

# 第二节　医院自有资金筹资

## 一、吸收直接投资

吸收直接投资是指医院直接吸收国家、法人、个人投入资金的一种筹资方式。吸收直接投资与收益留存等都是医院筹集自有资金的重要方式。按现行会计制度，直接投资者都是医院的所有者，对医院具有经营权和管理权，同时对医院的亏损甚至倒闭承担相应的经济责任。

## 二、普通股与优先股筹资

目前医疗卫生行业筹资渠道和筹资方式均较为单一，部分医疗卫生单位仍然延续计划经济时期的筹资模式。在国有投资相对减少的今天，部分医院出现资金短缺问题，医院自身的补偿机制低下，严重影响医院正常业务的开展和高新技术的发展。在当前医疗卫生市场，国有公立医院尚无发行上市股票的先例，然而部分民营和私立医院在其成立时就已实行股份制，虽然这种股份制医院的筹资形式与发行上市股票筹资有着一定的区别，但它毕竟是医院筹资渠道和形式的一种值得尝试的方法。股票筹资在市场经济日渐完善的条件下，不失为今后医院发展过程中筹资的重要渠道和形式。

股票属于股份制医院为筹集自有资金而发行的有价证券，是股份制医院签发的证明股东所持股份的凭证，它代表了股东对股份医院的所有权。发行普通股是筹集权益资金最常见的方式。

普通股是股份制机构发行的代表股东享有平等的权利、义务，不加特别限制且股利不固定的股票，它是最基本的股票。普通股股东具有以下权利：公司经营管理权；剩余财产的要求权；新股发行的优先认股权；红利分配权。

优先股则是股份制机构发行的优先于普通股东分得股息和剩余财产的股票。与其他证券相比，它兼有普通股票和债券的一些特征，因此习惯上被称为混合证券。优先股具有普通股的一些基本特征，表现在优先股筹资构成股本，在大多数情况下没有到期日，没有固定的股息支付义务，股息从税后收益中支取，能分配公司剩余财产，并承担有限责任。同时，优先股还兼有债券筹资的一些特性，表现为股息固定，不受股份制机构经营状况和盈利水平的影响，没有表决权和管理权。

国有医疗卫生单位股票筹资还是一种新型的筹资形式，其涉及资本市场运作和国家相关政策等各方面的内容，医疗卫生部门的财务人员，特别是财务管理人员应深入了解这一筹资形式。

# 第三节　医院负债资金筹集

负债筹资是指通过负债筹集资金。负债是医院一项重要的资金来源，目前负债筹资还不是国有公立医院筹资的主要来源，但几乎所有的医院均不同程度地利用负债资金筹资。负债筹资的特点是筹集的资金具有使用上的时间性，需到期偿还；无论医院运营好坏，均需定期支付债务，从而形成医院的固定负担。

按照所筹资金偿还期限的长短，负债筹资可分为流动负债筹资和非流动负债筹资。

1. 流动负债筹资

流动负债筹资所筹资金的可使用时间较短，一般不超过一年。流动负债筹资的特点包括：筹资速度快，容易取得；筹资富有弹性；筹资成本较低；筹资风险较高。

流动负债筹资最主要的形式有商业信用和短期借款。商业信用指在商品交易中由于延期付款或预收款项所形成的单位间的借贷关系。这种负债筹资方式占医院的流动负债筹资的比重较大。医院商业信用的具体形式有应付账款、预收账款等。短期借款按目的和用途分为周转借款、临时借款、结算借款等；按利息支付方式分为收款法借款、贴现法借款和加息法借款等。

医院负债筹资按来源可以分为银行借款、应付账款、预收款项、融资租赁、发行债券及其他方式。

2. 非流动负债筹资

非流动负债筹资是指占用资金期限超过一年的负债筹资。该类筹资可以解决医院长期资金不足的问题，同时由于非流动负债归还期限较长，医院可对债务的归还做长期安排，还债压力及风险较小，但非流动负债筹资一般筹资成本较高，负债限制较多，从而形成对债务单位的种种束缚。在我国，公立医院原则上不得借入非流动资金，确需借入或融资租赁的，应按规定报主管部门（或举办单位）会同有关部门审批，并原则上由政府负责偿还。

## 一、银行借款

按照借款期限的长短，银行借款可分为短期借款和长期借款。长期借款按是否提供担保又分为抵押借款和信用借款。由于信用借款风险比抵押借款大，其利率通常较高。

银行为了保护自身权益，保证到期能收回贷款，一般要求借款单位拥有良好的财务状况，这就是借款协议中的保护性条款。借款协议使得银行拥有干预借款人行为的法律权力。银行借款程序一般分为以下几个步骤：医院提出借款申请；银行审查借款申请；签订借款合同；医院取得借款；借款到期归还本息。银行借款的缺点是财务风险较大，特别是长期借款必须定期还本付息，在经营不利的情况下，可能会产生不能偿付的风险，甚至会导致医院破产。

## 二、应付账款

应付账款是指医院购买货物暂未付款而欠供货方的款项，由于目前药品、医疗器械、医疗设备等市场均是需方市场，医院处在相当主动的地位，尤其是国有中、大型综合性医院。在这一市场环境下，医院利用应付账款进行短期筹资是非常有利的。通常医院享受的是免费信用，几乎没有任何筹资成本。

对于一般医院而言，若要获得一定期限的免费信用，必须付出相当的成本，主要是放弃现金折扣。

## 三、预收款项

预收款项是卖方在交付商品或服务前向买方预先收取部分或全部款项的信用形式。目前医院预收账款的主要方式是住院患者预交金，这部分资金实际就是医院利用预收账款而形成的短期筹资。因此，这种筹资形式对医院有普遍的实用意义。

预收账款相当于享受了交款方的借款，一定程度上缓解了医院的资金需求。预收账款的期限具有强制性，但通常不需要花费代价。

以上几种筹资方式或多或少都对医院所在地的医疗市场状况、医院的经营情况、技术水平、患者来源等有所要求。对于地方经济活跃、经营较好、水平较高、病源充足的大、中型医院，几种筹资方式都可进行；但对于当地经济落后、医院水平较低、经营状况不好、患者来源不足的小型医院，几种筹资方式对其均存在限制，而往往这类医院所在地恰好急需资金提高医疗水平。

前面所提到的政府（国家）贴息贷款模式作为一种新颖的筹资方式，其目的就是提高有限的政府投资利用效率，利用较少的政府贴息撬动较大的金融贷款，以解决目前部分地区医疗卫生行业筹资方式、渠道单一，急需资金投入的状况。

## 四、债券

发行债券同股权融资不同，医院同样可以通过向社会发行债券的方式来募集资本，因此医院可以通过发行债券的方式来融资。这种融资方式不用担心医院的控制权和公立性质会不会改变，医院只需要定期支付债券利息即可，不过这种融资方式同银行贷款一样面临着到期不能偿付利息的风险。

医院发行债券是指医院为筹集资金而发行的、约期还本付息的借贷关系的有价证券。

## 五、其他方式

回租租赁同融资租赁一样，均属于金融租赁范畴，其不同之处是租赁方有区别。融资租赁的出租方是医用设备生产厂家；回租租赁的出租方是租赁公司。生产厂家将设备卖给租赁公司，租赁公司再将设备租赁给医院。回租租赁方式对生产厂家、租赁公司、承租三方大有裨益。对生产厂家来说，将现有产品卖给租赁公司兑现，用以增加设备的投资；对租赁公司来讲，利用充足的资金购买先进医疗设备再将其租给医院，通过定期收取租金达到资金升值的目的；从医院方面来看，可以投入很少的资金就能使用先进的医疗设备。采用回租租赁方式，这是一个很大的潜在市场。

# 第四节　医院资金需求量预测与营运资金政策

## 一、资金需求量预测

医院在筹资前，应当采用一定的方法预测资金需求量，只有这样，才能使筹集来的资金既能保证医院正常运行的需要，又不会有过多闲置资金。

### （一）定性预测法

定性预测法是指利用直观的资料，依靠经验和主观分析、判断能力，预测未来资金需求量的方法。通常在医院缺乏完整、准确的历史资料的情况下才采用。定性预测法不能揭示资金需求量与有关因素之间的数量关系。

### （二）比率预测法

比率预测法是在以一定财务比率为基础的条件下，预测未来资金需求量的一种方法。

### （三）资金习性预测法

资金习性是指资金的变动同收入变动之间的依存关系。根据资金习性可以把资金分为不变资金、变动资金和半变动资金。资金习性预测法是根据资金习性预测未来资金需求量的一种方法。需要指出的是，不变资金、变动资金和半变动资金的划分是相对的，即相对于一定的业务收入变化范围。

近几年来，随着医疗卫生事业的迅猛发展，资金需求量加大与政府投资不足之间的矛盾日渐突出，医院的基本建设、基础设施改造、基础医疗保障压力很大，资金不足已成为制约医疗卫生事业发展的重要因素。因此，医院在这种情况下，必然要借助负债筹资这种筹资形式，借入适量资金用于医疗事业的发展，解决医院资金周转的困难，这对医院合理配置资源、提高资金使用效益和医疗水平具有十分重要的意义。同时，医院引入"负债"观念，有助于医院树立经营意识和风险意识，防止因盲目扩大债务规模而影响医院正常业务的开展。

适度负债筹资是医院以银行借款、商业信用和融资租赁等方式吸引适量资金或实物资产投入医院，通过财务杠杆作用，实现医院资源利用的最优化，以充分提高医院经济效益的一种发展形式。需要说明的是，利用商业信用筹资实际上绝大部分是院内融资，由于医院各类预收款、应付账款、科研经费等数额一般较大，有相当数量的间歇资金沉淀在医院，医院可利用这部分资金进行融资，用于医院临时周转，其风险较小，但由于受到资金总量的限制，资金融通规模有限。医院租赁融资主要是设备租赁，通过设备租赁可以解决大型设备采购资金不足且使用效益不高的问题。

## 二、营运资金政策

营运资金政策包含了营运资金持有政策和营运资金筹集政策。

### (一) 营运资金持有政策

营运资金包括流动资产和流动负债两部分，是日常财务管理的重要内容。流动资产随着医院业务量的变化而变化，业务量越大，其所需的流动资产也越多。但两者的关系并非呈线性关系，这是规模经济、资金使用效率等因素的作用。

营运资金持有量的多少影响着医院的收益和风险。在固定资产、流动负债和业务量一定时，较多的营运资金持有量，意味着流动资金较多。这会使医院财务风险较小，从而保证医院经营活动平稳进行。然而流动资产的收益性一般低于固定资产，所以较多的总资产拥有量和流动资产比重会降低医院资金使用率和收益率。较少的营运资金持有量会带来相反的结果，即医院有较高的资金使用率和收益率，但财务风险和经营风险加大。

因此，营运资金持有量的确定，就是在收益和风险之间权衡。营运资金持有量较多的宽松营运资金政策，其收益和风险都较低；营运资金持有量较少的紧缩营运资金政策，其收益和风险都较高；介于两者间的适中的营运资金政策对于医院和投资者而言理论上是最佳的选择。但通常情况下适中的营运资金政策的资金持有量却难以量化，这是由影响营运资金政策的资金持有量的多种因素共同作用的结果。所以，医院应当根据自身的具体情况和经济环境条件，按照适中的营运资金政策的原则，确定适当的营运资金持有量。

### (二) 营运资金筹集政策

营运资金筹集政策的重点是分析营运资金两要素，即流动资产和流动负债。

1. 流动资产和流动负债分析

周转期较短（通常在一年以下）的资产为流动资产，包括货币资金、应收账款、库存物资等。周转期较短（通常在一年以下）的负债为流动负债，包括短期借款、应付账款等。

2. 流动资产和流动负债的配合

营运资金筹集政策主要是就如何安排临时性流动资产和永久性流动资产的资金来源而言的。通常可以分为三种：配合型筹资政策、激进型筹资政策和稳健型筹资政策。

（1）配合型筹资政策的特点：对于临时性流动资产，运用临时性负债筹集资金满足其资金需要；对于永久性流动资产和固定资产，运用长期负债、自发性负债和权益资本筹集资金满足其资金需要。配合型筹资政策要求临时负债筹资计划严密，现金流动与预期安排相一致，这种筹资政策的基本思想是将资产与负债的期间配合，以降低医院不能偿还到期债务的风险和尽可能降低债务的资金成本。

（2）激进型筹资政策的特点：临时性负债不但能融通临时性流动资产的资金要求，还能解决部分永久性资产的资金需求。

（3）稳健型筹资政策的特点：临时性负债只融通部分临时性资产的资金需求，另一部分临时性流动资产和永久性资产则将长期负债、自发性负债和权益资本作为资金来源。

一般而言，如果医院能够驾驭资金的使用，采取收益和风险配合是较好的筹资政策。

# 第五节　杠杆效应

## 一、杠杆效应的含义

财务管理中的杠杆效应表现为由于特定费用的存在，当某一财务变量以较小幅度变动时，另一相关变量会以较大幅度变动。认识杠杆效应，可以使医院合理规避风险，提高财务管理水平。

财务管理中的杠杆效应有三种形式，即经营杠杆、财务杠杆和复合杠杆。在叙述这些杠杆原理前，必须先了解成本习性、边际贡献与息税前利润等相关问题。

## 二、成本习性、边际贡献与息税前利润

### （一）成本习性及分类

成本习性是指成本总额与业务收入之间在数量上的依存关系。应根据成本习性对成本进行分类，为正确进行财务预测和财务决策，提供重要的依据。

按成本习性分类可以把全部成本分为固定成本、变动成本和混合成本三类。

（1）固定成本：在一定时期和一定业务收入范围内不随业务量的变动发生任何变动的成本费用，这些成本费用每期均保持基本相同的水平。正是由于这些成本费用是固定不变的，因此随着业务收入的增加，它将分配给更多的业务量，也就是单位固定成本将随着业务量的增加而逐步减少。

固定成本还可细分为约束性固定成本和酌量性固定成本两类。约束性固定成本是医院维持一定的业务收入必须负担的最低成本；酌量性固定成本是医院运营方针确定的在一定时期内的成本，随着医院运营方针的改变而改变。

固定成本总额只是在一定时期和一定业务范围内保持不变，这里的一定范围是指相关范围。超过相关范围，固定成本也会发生变化。因此，在讨论固定成本时必须与一定时期、一定范围联系起来进行分析。从较长的时期来看，没有绝对不变的固定成本。

（2）变动成本：其总额随着业务量成正比变动的成本。与固定成本相同，变动成本也是研究"相关范围"问题，只有在一定范围内，业务量和成本才能同比例变化，呈完全的线性关系，超过一定范围这种关系就不成立。

（3）混合成本：有些成本虽然也随着业务量的变动而变动，但不成同比例变动，这样就不能简单地归入固定成本或变动成本中，这类成本就是混合成本。混合成本依据其与业务量的关系分为半变动成本和半固定成本。

半变动成本是混合成本的基本类型。它通常有一定的初始量，如同固定成本；在这个初始量的基础上随业务量的增加而增长，又类似变动成本。

半固定成本随着业务量的变化而呈现阶梯形变化。业务量在一定限度内，这种成本不发生变化；当业务量变化到一定限度时，成本就变化到一个新的水平。

### （二）边际贡献及其计算

边际贡献是指业务收入减去变动成本后的差额。

### （三）息税前利润及其计算

息税前利润及其计算是指支付利息和交纳所得税之前的利润。

## 三、经营杠杆及其计算

### （一）经营杠杆的概念

在其他因素不变时，业务量的增加虽不会改变固定成本总额，但会减少单位固定成本，从而增加单位利润。反之，业务量的减少会增加单位固定成本，减少单位利润。如果剔除固定成本，所有成本都是变动的，那么边际贡献就是息税前利润，此时息税前利润变动率同业务量变动率完全一致，这种因固定成本的存在导致息税前利润大于业务量变动的杠杆效应，就是经营杠杆。

### （二）经营杠杆的计算

只要存在固定成本，就存在经营杠杆效应。为此，需要对经营杠杆进行计算。对经营杠杆的计算最常用的指标是经营杠杆系数或经营杠杆度。经营杠杆系数是指息税前利润变动率相当于业务量变动率的倍数。

### （三）经营杠杆与经营风险的关系

引起经营风险的主要原因是市场需求和成本等因素的不确定性，虽然经营杠杆系数本身不是经营风险的根源，但医院经营风险的大小和经营杠杆系数有着重要关系。

## 四、财务杠杆及其计算

财务杠杆是指筹资债务的利息通常都是固定不变的。当息税前利润增加时，单位盈余所负担的固定财务费用相对减少；反之，当息税前利润减少时，单位盈余所负担的固定财务费用相对增加。其也指因债务的存在导致利润变动大于息税前利润变动的杠杆效应。

与经营杠杆作用的表示方法类似，财务杠杆作用的大小通常用财务杠杆系数加以衡量。财务杠杆系数越大，财务杠杆作用越明显，财务风险就越大；反之亦然。

## 五、总杠杆作用

经营杠杆通过扩大业务量影响息税前盈余，而财务杠杆则通过扩大息税前盈余影响收益。若两种杠杆同时起作用，那么业务量的微小变动也会使单位收益产生更大的变动。这两种杠杆的连锁作用就是总杠杆作用。

总杠杆作用在于能够估计出业务量的变动对单位收益造成的影响；再则，它能看出经营杠杆与财务杠杆之间的相互关系，可以使医院在考虑各种相关的具体因素后，正确、灵活地利用两杠杆间的关系做出抉择。

财务杠杆与财务风险的关系：财务风险是指医院为取得财务杠杆利益而利用负债资金时，增加了医院单位收益大幅度变动的机会所带来的风险。医院为了取得财务杠杆利益，就要增加负债，一旦出现息税前利润减少至不足以补偿固定利息支出的情况，医院的单位收益就会下降得更快。

利用财务杠杆只能加大医院财务风险，而不能取得财务杠杆利益。这就是说，医院利用财务杠杆，可能会产生好的效果，也可能产生不利影响。

## 六、复合杠杆

固定的业务经营成本会产生生产经营杠杆效应，使得息税前利润的变动率大于业务量的变动率；同样，固定财务费用会产生财务杠杆效应，使得利润的变动率大于息税前利润的变动率。这种固定生产经营成本和固定财务费用的共同存在导致利润变动大于业务量变动的杠杆效应就是复合杠杆。对复合杠杆进行计量的最常用指标是复合杠杆系数。复合杠杆系数是指利润变动率相当于业务量变动率的倍数。

# 第八章 医院收入管理

## 第一节 医院收入管理概述

### 一、医院收入的概念

医院收入是指医院为开展医疗业务活动及其他活动依法取得的非偿还性资金。

医院业务活动包括为患者提供医疗服务活动；按照国家要求开展的区域预防活动；为提高医疗水平而开展的科研和人才培训活动。医院在开展医、教、研、防活动的过程中，需要消耗各种资源，为了使各种活动不间断地进行，需要不断取得补偿。

医院取得补偿的途径包括国家预算补助和向受益者收费，以及依法取得的各项收入，这些收入的资金都不需要偿还，而且是依法取得的。医院收入的含义具体有以下几层。

第一，医院收入是为开展业务及其他活动和完成工作任务而获得的。公立医院是防病治病、保障人民健康的具有一定福利职能的社会公益事业单位，不以营利为目的，不具有社会生产职能和国家管理职能，是直接或间接地为上层建筑和人民生活服务的事业单位。其主要任务是保障劳动者身体健康，为社会主义现代化建设服务。所以医院开展业务活动，有从国家财政预算取得的补助收入，有从主管部门（或主办单位）取得的上级补助收入，还有通过向患者提供医疗服务收取的收入，以及其他一些收入来源，医院取得这些收入，补偿业务活动的消耗。

第二，医院收入是依法取得的。医院获得的收入必须符合国家有关法律和规章制度的规定，如要想获得财政性补助收入，医院必须是非营利性医院，要按照国家有关规定，经过法定程序申报、审批后方可取得。业务收入的收费项目和标准也必须按照国家有关规定执行。

第三，医院收入是通过多种形式、多种渠道取得的。在社会主义市场经济条件下，医院的收入来源形式和渠道呈现多元化趋势，既有财政补助收入，也有上级补助收入、医疗收入、药品收入，又有捐赠收入、合作收入、对外投资收入等其他收入。

第四，医院收入是非偿还性资金。医院取得的各项收入是不需要偿还的，可以用于开展业务活动及其他活动。医院取得的需要偿还的资金应当作为"负债"处理，而不能作为医院的收入处理。

## 二、医院收入的内容

### （一）财政补助收入

医院从主管部门或主办单位取得的财政性事业经费，由定额（或定项）补助和专项补助组成。定额（或定项）补助是对医院的经常性补助；专项补助是对医院特定项目的补助，一般用于维修和购置设备。

### （二）上级补助收入

医院从主管部门或主办单位取得的非财政性补助收入。

### （三）医疗收入

医院在开展医疗业务活动的过程中所取得的收入，包括挂号收入、床位收入、诊察收入、检查收入、治疗收入、手术收入、化验收入、护理收入和其他收入。

### （四）药品收入

医院在开展医疗业务活动时取得的中、西药品收入，包括西药收入、中成药收入、中草药收入。

### （五）其他收入

上述规定范围以外的各项收入，包括培训收入、救护车收入、废品变价收入、不受用途限制的捐赠和对外投资收益、利息收入等。

## 三、确定大收入概念，收入统管

新的医院收入概念不同于过去的收入概念。过去所讲的医院收入是指由于开展业务活动而组织的部分收入，而现在所讲的医院收入是大收入概念，是一个全新的概念，不但包括财政补助收入，还包括上级补助收入，医院依法组织的医疗收入、药品收入和其他收入，等等。

确定医院大收入的概念，为建立一个能够全面反映医院财务收支活动的新型预算管理体系奠定了基础。有利于医院转换运行机制，增强自我发展能力；有利于医院统筹安排各种资金，堵塞财务管理上的漏洞；使医院各项收入真正纳入了单位预算，实行统一核算、统一管理；使医院的各项财务收入得以全面反映，有利于进一步加强医院财务管理工作。

## 四、医院收入管理的原则

医院收入是医院开展活动的主要资金来源，而且政策性强、项目多、数量大。加强收入管理，正确进行核算，对保障医院事业计划的完成、促进卫生事业的发展有着密切的联系和重要的作用。医院收入管理应遵循以下原则。

（1）医院在取得收入时必须严格执行国家规定的收费标准。国家为了保证公民能够得到基本医疗保障，为医院提供预算支持，同时规定医院必须执行国家规定的收费项目和收费标准。医院应严格执行国家关于医疗的收费政策，使广大人民群众享受到国家的基本医疗保障政策，同时也保证了医院收入的合法性。

（2）医院取得的收入必须使用国家财政部门统一监制的收费票据，其意义在于可以使收入得到保护，不至于因管理不善而流失，同时也能够使国家全面、准确地了解医院的经济状况，正确处理国家与医院的关系。

（3）医院的收入要全部入账，并由医院财会部门统一管理、统一核算。医院内部其他部门不得自行收费和私设小金库，财会部门也不得账外设账，必须纳入统一的核算体系。

（4）医院的收入原则上应当日收入当日结算，以便及时厘清医院收入，使收入的资金置于安全管理之下。

（5）医院药品收入分别核算、分别管理，财政部门和主管部门核定医院药品收入总额，超出核定部分的收入按规定上交卫生主管部门。

### 五、医院收入管理的任务

（1）监督各项收入情况。医院收入是医院开展活动的重要资金来源，应正确、及时、全面地组织对收入的管理，为医院管理提供信息。

（2）为合理扩大医院业务收入寻找途径。医院收入是医院补偿消耗的重要来源，加强对医院收入的管理既能做到挖掘潜力、合理组织收入，又能做到应收不漏，保护医院合法权益。

（3）严格贯彻执行国家有关方针政策、医院收费标准和药品价格规定，防止损害国家和患者利益的现象发生。

# 第二节　医院财政补助收入管理

医院财政补助收入属于财政拨款，包括经常性财政补助拨款、专项补助拨款。财政拨款是医院十分重要的资金来源，加强财政拨款管理在医院收入管理中具有重要意义。

### 一、医院经常性财政拨款

医院经常性财政拨款是指根据预算管理体制规定，国家财政按有关标准对医院的经常性补助款，一般由卫生主管部门统一领拨，然后转拨给各医院。

医院是独立核算的经济实体，在医疗服务活动中能够取得一定数额的业务收入，形成医院收入的主要来源。但由于我国的医院是具有一定福利性质的公益性事业单位，为减轻人民群众的医疗费用负担，国家实行低成本医疗收费政策，医院的业务收入尚不能抵补其全部支出，因此国家对医院实行"核定收支、定额或定项补助、超支不补、结余留用"的预算管理办法,国家对医院定项或定额预算补助,用来补偿医院正常业务经费的不足,满足医院业务活动正常开展的资金需要。

(1)定项补助:在核定医院全部收支的基础上,确定一项或几项支出由国家给予预算拨款补助,其余项目的支出由医院自行解决,如对工资支出或工资总额中的某些项目、离退休费用按照一定的比例或全额进行补助,一般大、中型医院以定项补助为主。

(2)定额补助:在核定医院全面收支的基础上,按照一定的标准计算确定对医院的财政补助数额,如按照编制病床数或实有病床数、住院天数、门诊人次等分别确定单位补助定额,根据特定的计量单位乘以单位补助定额,即可确定预算补助拨款总额。

## 二、医院专项补助拨款

医院的专项补助拨款是财政机关在核定的经常性财政补助拨款以外,根据医院事业发展的专门需要,拨给的具有专门用途的资金,包括用于大型设备购建的设备专款、用于大型修缮的维修专款,以及拨入的用于科研、进修、培训等的专款。

对于医院专项补助拨款的管理,应着重做好以下5个方面的工作。

(1)医院按规定取得专项补助拨款,应按批准的用途办理支出,专款专用。专项补助拨款的使用,要划清同基建支出和业务支出的界限。医院财务部门应根据有关职能部门和业务单位的支出需要,进行统一计划、集中管理、综合平衡。有关职能部门和业务单位应按照批准的支出计划,精心组织实施,保证支出质量,按期完成规定的任务,提高专项补助拨款使用的经济效益。

(2)在使用设备专款购建大型设备前,要进行充分的可行性论证和专家评议,提出两个以上的方案,报卫生主管部门审批。要研究设备的技术性能是否先进,能否提高医疗水平,满足未来诊治的需要,提高社会效益;考察设备使用年限和规定作业次数,根据医疗收费标准计算投资回收期,确定在经济上是否合理;考察有关设备使用合格的操作人员,以及维修、试剂材料供应渠道是否落实;等等。

(3)对于用维修专款进行大型修缮工程,在开工前严格把住审核施工预算和签订合同关,控制工程预算,并对施工单位进行资格审查。施工过程中把好工程进度质量关,按工程进度分期支付工程价款,竣工后要把好结算关。

(4)对于其他专项补助款,在拨款数额内要按指定用途开支,补助项目结束后要专项结报。

(5)对于各类专项补助:补助项目结束后,余额按规定交回的,应及时交回;规定留用的,转作事业基金,并按有关规定编报专项补助使用情况报告。

## 三、医院领拨财政拨款的原则

医院领拨财政拨款是执行单位预算的重要环节。医院为了开展业务工作,需要按照批准的经费预算和规定的手续,向财政部门和主管部门请领财政拨款。领拨财政拨款要坚持以下原则。

## （一）按照计划领拨

各医院在季度开始以前，根据年度预算和事业计划，编制季度分月用款计划，报卫生主管部门或同级财政部门核定后，作为领拨款项的依据。医院不能办理无预算、无计划或超预算、超计划的请领拨款。

## （二）按照进度领拨

财政部门或上级主管部门应当根据医院的季度分月用款计划，结合医院的事业计划进度和资金使用情况等办理拨款。

## （三）按照用途领拨

医院请领拨款时必须按核定的预算、季度分月用款计划规定的用途领用和转拨，不能随意改变支出的用途。医院要严格按照预算规定的用途办理各项支出，对拨入的款项要专款专用，不得随意挪用。

## （四）按照预算管理级次领拨

医院在领拨财政经费时，应当严格按照国家规定的预算管理级次逐级办理：卫生主管单位会计向同级财政部门请领拨款，二级会计单位向主管部门请领拨款，基层会计单位向上级单位请领拨款，报销单位向主管单位领用款项。

# 四、财政拨款管理的具体要求

## （一）划清经常性补贴和专项补贴的界限

财政对医院的经常性补贴是用于支持医疗业务工作开展的，而专项补贴是有专门特定用途的资金，要划清两者的界限。

## （二）划清财政补贴收入与基本建设投资的界限

我国明确规定了基本建设投资和各项费用的划分，因此应划清其与财政补贴收入的界限，不能相互挤占、挪用。

## （三）适应财政体制改革的需求

我国财政体制正处于改革之中，部门预算正积极推开，财政拨款管理要适应财政体制改革的需求。

# 第三节　医疗收入管理

## 一、医疗收入的概念

医疗收入是指医院在开展医疗业务活动过程中所取得的收入。医疗收入是医院资金的重要来源，涉及面广、政策性强，关系到广大人民群众的切身利益。

## 二、医疗收入的内容

医院的医疗服务是医院业务工作的主体。在医疗服务过程中，医务人员借助各种诊疗手段和专业技术，为患者进行各种检查诊疗，这些检查和诊疗有的在门诊进行，有的在住院部进行，有的在社区内进行，相关医疗收入具体分为门诊医疗收入和住院医疗收入。

### （一）门诊医疗收入

（1）挂号收入：按规定收取的患者挂号费收入。

（2）诊察收入：按规定收取的为患者提供诊察服务的收入。

（3）检查收入：除化验收入外的各种检查收入。

（4）治疗收入：按规定收取的各种处理治疗收入。

（5）手术收入：按规定收取的手术费收入。

（6）化验收入：按规定收取的各种生化、检验收入。

（7）其他收入：除上述外的各种门诊医疗收入。

### （二）住院医疗收入

（1）床位收入：按规定收取的患者住院床位费。

（2）诊察收入：同门诊医疗收入。

（3）检查收入：同门诊医疗收入。

（4）治疗收入：同门诊医疗收入。

（5）手术收入：同门诊医疗收入。

（6）化验收入：同门诊医疗收入。

（7）护理收入：为患者提供护理服务的各项收入。

（8）其他收入：除上述外的各种收入，包括输血费用、氧气费用、暖气费、陪护费、降温费等。

## 三、医疗收入管理的原则

（1）要认真执行国家物价政策，严格执行医疗收费标准，做到应收则收、应收不漏。

（2）要本着救死扶伤的精神，正确处理好治病和收费的关系，对危重患者在不影响抢救治疗的前提下及时收取医疗费用，要及时结算住院患者的医疗费用。

（3）要坚持因病施治、合理用药、不乱检查、合理治疗的原则，不断改善服务态度，提高医疗质量。

（4）要充分挖掘和利用现有人力、设备和技术条件的潜力，扩大医疗服务项目支付范围，增加医疗收入。

（5）医院新开展的各项检查、治疗服务项目，根据国家有关部门的规定收费。

## 四、医疗收入管理的具体要求

### （一）积极组织医疗收入，促进卫生事业发展

经济的发展和人民群众对物质、文化生活的需要的提高对卫生事业提出了越来越高的要求。在社会主义市场经济条件下，医院要想获得较快发展，除了财政预算不断增加投入积极给予支持，还应当按照市场经济的客观要求和国家规定，根据自身特点，努力发挥自身优势，充分利用人才、技术、设备等条件，扩大服务范围，依法积极组织收入，不断扩大财源，增强自我发展能力，促进卫生事业更快发展。

### （二）正确处理社会效益与经济效益的关系

非营利医院是具有一定福利职能的公益性事业单位，不以营利为目的，要始终坚持以社会效益为最高原则，根本任务是保障劳动者的身体健康，为社会主义现代化建设服务。医院开展医疗服务活动必须将社会效益放在首位，必须有利于事业发展，有利于人民群众的卫生健康，有利于社会主义精神文明建设。医院同时又是一个独立核算的经济实体，要参与有限度的竞争，按照市场经济的一般规律办事，讲求经济效益。医院要把社会效益与经济效益统一起来，在获得社会效益的同时获得较好的经济效益，不能单独追求经济效益而忽视社会效益。

### （三）保证医疗收入的合法性与合理性

医院组织各项医疗收入必须严格执行国家物价政策和管理制度，不能乱收费、分解收费，以保障医疗收入的合法性。医疗收费是低成本收费，国家为了减轻人民群众的医疗负担，对医院实行预算拨款，因此医院要严格执行国家物价政策，制定和调整收费项目，收费标准必须按照规定程序报批。医疗收入票据要使用财政部统一印制的医疗费收据。所谓合理性，就是要从我国的实际情况出发。医疗收费标准的制定不仅要考虑经济发展水平和业务活动消耗，而且要考虑人民群众的经济负担能力。

## 五、医疗收入的管理

为了使医院既能够合理地组织医疗收入，又符合政策规定，维护国家、单位和个人的利益，医院应建立健全医疗收入管理制度，环环相扣、没有漏洞，以保证应收的全部收回，圆满完成医疗收入计划。

### （一）门诊医疗收入的管理

1.挂号收入

患者到医院看病时，首先到门诊挂号室挂号，挂号时医院按规定收取挂号费、诊察费，并出具收据（初诊患者还要购买病历本）然后患者凭挂号单、诊察费收据到有关科室找医生看病。

挂号费、诊察费、病历费收据由财会部门专人保管，应建立领、交、销制度，收据一般是定额收据。挂号人员领取收据应先审核无误，然后在领取登记本上记录领取数额。每日终了，挂号人员要将挂号收据、诊察费收据、病历费收据的使用数量按科室分别统计，填报门诊挂号室收入日报表，并与所收现金核对无误后，交财会部门出纳员。

2.门诊收费处医疗收入的管理

医生诊察门诊患者后开出处方或检查治疗单，由患者到划价处划价，到门诊收费室交款或办理记账手续。门诊收费人员收款后，开具医疗费收据一式三联，两联给患者。其中一联存根，作为交款依据；一联患者报销；一联交科室检查治疗或取药，作为科室核算或业务量统计依据，并加盖印章。记账患者实行双联处方，在处方上加盖转讫印章，一联留门诊医药费收据按处方或检查治疗单据据实填写，增加表头内容，有利于控制患者冒名顶替、乘补报销条现象。医疗费与明细科目之间留有空档是为了填写治疗诊断项目，这样设计有利于控制科室核算联在医院科室之间流通，也有利于院内外的监督。印章日期应与报销单日期相一致。

### （二）住院医疗收入管理

1.患者入院

患者入院由门诊医生开具入院证，患者持入院证到住院处办理入院手续。住院处先登记入院患者登记簿，然后根据规定预收一定的预交金，并开具预交金收据，登记入院患者费用分户账。每日终了，住院处要将当日入院患者预交金进行汇总，填制预交金日报表，一式两联连同现金或支票一同交财会部门，一联退住院结算处作为交款的依据，一联会计记账。

2.住院患者住院费用的结算

患者住院期间的医药费用实行按日结算、一日一清账的管理办法。住院处应根据住院患者费用分户账，按类别登记结算，其方法是处方记账法。此种方法是护理人员或患者及家属持医生开出的一式两联处方和处置治疗单到住院处划价，住院结算人员以副联为登记患者分户账的依据，正联加盖有关记账戳记后，到有关科室检查治疗或取药。为了使患者明白、清楚，应实行患者住院费用双卡记账法，以利于患者监督，患者出院以自己的记账卡为准，能有效防止乱收费、开"搭车药"、增加患者不合理负担现象。住院结算人员要及时掌握患者预交金使用情况，预交金快用完时要催促患者续交，防止欠费情况发生。

每日终了，核算室收取各科室住院收入记账核算单，汇总编制住院收入核算日报表，并与在院患者医药费结算日报表核对。

3. 患者出院

患者出院要由主管医生给患者开具出院证。出院证一式三联，患者持出院证到住院处办理出院手续，持一联盖过章的出院证到病房退房，一联留住院处作为办理患者出院的结算依据，一联交患者。

住院处接到患者出院证并办理患者出院手续时，结算人员根据患者住院费用分户账，结出住院期间全部医药费用，开具患者住院医药费收据，同时收回患者住院预交金收据，据以向患者结算。医药费和预交金相抵后，多退少补。住院医药费收据一式四联：一联住院处存根；一联交患者；一联作为出院患者结算日报表的附件，报财会部门作为记账的依据；一联病历存档。

# 第四节　药品收入管理

## 一、药品收入的概念

药品收入是指医院在开展医疗业务时取得的中西药品收入，包括门诊与住院的西药收入、中成药收入、中草药收入等。

## 二、药品收入管理的原则

医院应当按规定的标准收取药品费用，用以补偿药品支出。医院药品收入是医院收入的重要组成部分，医院在药品收入管理中应遵守以下原则。

（1）严格执行规定的药品价格管理办法及标准，认真遵守国家物价政策的规定。

（2）本着人道主义精神，正确处理好治病与用药的关系。

（3）要坚持因病施治、合理用药，维护患者的利益。

（4）正确处理好组织药品收入与增加患者负担的关系。

## 三、药品收入的管理办法

医院从财务管理上将医疗收支与药品收支彻底分开，这样从大类上清楚地对医院收支类别进行划分，使分类更加科学、合理。其指导思想主要是从财务制度上实现医疗收支与药品收支分开管理。

为了控制医疗费用的盲目增长，减轻人民群众的医疗费负担，避免医疗卫生资源浪费现象，制度规定了对医院药品收入实行"核定收入、超收上缴"的管理办法，财政和主管部门核定医院药品收入总额（包括药品成本、加成收入、折扣等各项收入），超出核定部分的收入按规定上交卫生主管部门，使医院逐步回到因病施治、合理用药的正常轨道上来。

（1）严格执行国家物价政策，严格药品的定价，实现正常的药品收入。药品的加成收入应在核定的范围内，不得高价出售药品，确保广大人民群众的利益，保证药品收入的合法性与合理性。

（2）坚持把社会效益放在首位，杜绝盲目追求药品经济效益。药品收入应立足于社会效益，必须有利于卫生事业的发展，有利于人民群众的卫生健康，有利于社会主义精神文明建设，不应该以增加人民群众的负担为代价，用好药、多用药、用贵药来增加经济效益。2000 年 7 月 8 日，原卫生部、财政部下发了《医院药品收支两条线管理暂行办法》，规定"医院药品收入扣除药品支出后的纯收入即药品收支结余，实行收支两条线管理。医院药品收支结余上交卫生行政部门，统一缴存财政社会保障基金专户，经考核后，统筹安排，合理返还"。其主要目的是控制药品费用不合理增长，促进医院合理用药。

（3）严格核实收入。由财政及主管部门严格核实医院的药品收入，对药品成本要核实原始凭证，对超收部分要上交主管部门，不得截留或设立小金库，不得账外收取药品回扣。

### 四、药品收入的管理

药品收入的管理程序与医疗收入的管理程序基本一致。门诊患者持医生开好的处方划价后，到收费处交款或记账，再到药房取药。每日终了，门诊各药房要编制药品销售日报表，并与门诊收费处日报表核对。药房药品销售日报表一式四联，一联处方封面，一联送收费室，一联交药品会计，一联报核算室。每日终了，核算室收取药房现金核算单复核，与药品销售日报表中的现金收入相核对，将记账收入与收费收入日报表记账收入相核对。住院药房每日填制药品销售日报表，一式四联，一联处方封面，一联送住院结算处，一联交药品会计，一联报核算室。每日终了，核算室将在院患者医药费汇总日报表中的药品收入与住院药房日报表中的药品收入相核对，药品销售日报表要按现金和记账分别填列。

# 第五节　上级补助收入和其他收入的管理

### 一、上级补助收入的管理

上级补助收入是指医院从主管部门或主办单位处取得的非财政性补助收入。具体地讲，就是医院的主管部门或主办单位，用财政补助之外的收入拨给医院的资金。对上级补助收入应当按照主管部门或主办单位的要求进行管理，按指定方向和用途安排使用。

同时要划清上级补助收入和财政补助收入的界限，不能将主管部门或上级单位转拨的财政补助收入混同于上级补助收入。

## 二、其他收入的管理

其他收入是指除财政补助收入、上级补助收入、医疗收入、药品收入外的各项收入，包括培训收入、救护车收入、废品变价收入、不受用途限制的捐赠和对外投资收益、利息收入等，对这些收入应按照有关规定分别进行管理。

其他收入数额较小，现收较多，涉及面广，零星分散，政策性强，管理较难。因此，加强其他收入的管理，是保证收入及时、完整，减少收入流失的重要组成部分。

### （一）严格凭证手续

医院的其他收入必须有合法的凭证作为依据。能够取得外来原始凭证的，以外来原始凭证为记账依据；没有外来原始凭证的，财会部门收到款项后应开具收据，以收据为记账依据，一联存根，一联记账，一联给交款人。

### （二）合理进行收费

其他收入有明确规定收费标准的，按规定收取，不能擅自定价。对救护车要指定专人负责办理，做到救护派车单、收入有依据、消耗有定额，切实把车辆管好用好，合理地组织收入。

### （三）严格来院进修培训人员的管理

财会部门与医务等部门应认真清查有无不收费的、有无超期进修不交培训费的，减少收入流失。

### （四）废品变价收入

医院的各种废旧材料和包装物较多，如液瓶、废纸箱、报废的小型医疗器械等，但其都有一定的价值，都是医院的资产。这些废品变价收入要统一交医院财务部门，而不能由科室支配或由个人占有，造成医院资产的流失。医院各部门要指定专人负责管理，把各种废品收集起来，集中保管，经过挑选、整理后，能利用的再利用，不能利用的统一交废品收购部门，变价收入交医院财会部门。

### （五）严禁收入不交公

凡是属于医院的收入，各科室和个人都不准截留、私分、挪用和私设小金库，必须交财会部门入账，建立健全有关收入管理制度，堵塞漏洞，增加医院收入。

# 第六节　医院收入的确认和预测

## 一、医院收入的确认

医院收入的确认，应根据业务性质合理确定收入的实现。

（1）财政补助收入、上级补助收入在收到款项时予以确认。

（2）医疗收入、药品收入应根据实现原则予以确认。实现原则由两个条件决定：一是与收入有关的诊疗服务已提供；二是收入的获得过程实际上已完成，已经获得在将来取得医药费用的法定权利。医疗收入和药品收入无论款项是否收到都应以实际发生数予以确认。

（3）其他收入以实际收到款项予以确认。

（4）当医院取得的收入为实物时，应根据有关凭证确认其价值；没有凭证可供确认的，参照其市场价格确定。

## 二、医院收入的预测

医院收入的预测是指运用一定的手段，通过对历史资料和医院诊疗业务条件的分析、研究、总结，考虑发展趋势，预测出医院未来一定期间的收入水平。医院收入的预测，主要是对医疗收入、药品收入进行预测，预测的方法一般采用趋势预测法、加权平均数法、指数平滑法、定性预测法。

### （一）趋势预测法

趋势预测法的要点是把预测对象从过去至现在的变化趋势延伸到未来，据以测算未来某个时期可能达到的目标。

### （二）加权平均数法

加权平均数法有加权算术平均法和加权移动平均法两种。加权算术平均数法，一般地说，医院以前各期业务收入资料对未来业务收入预测值的影响程度与其距预测期的远近有关，越近影响越强烈，越远影响越微弱。加权移动平均法，就是根据现实期限内不同时期资料的重要程度给予不同的权数（近期权数大些，远期权数小些），然后求其加权平均数，作为下期的预测值的一种方法。

### （三）指数平滑法

指数平滑法是以预测期前一期的预测值和实际值为依据，对其过去的变化趋势加入权数因素来预测未来值的方法。

### （四）定性预测法

常用的定性预测法一般采用意见综合法，是指由预测人员召集医院有关方面的专业人员，共同根据已收集到的信息资料和每个人各自的经验，对医院未来业务收入做出判断性的预测，最后将个人的预测意见集中起来进行数据处理，从而得到业务收入预测结果的方法。

# 第九章　健康管理与健康促进

健康管理兴起于美国，在英、法、德、日等发达国家得到普及，至 21 世纪初叶进入快速发展阶段。随着医学技术特别是健康信息技术的发展、人类寿命的延长、老年化社会的到来，健康管理正在成为我国提高国民健康水平、扩大内需、拉动消费、促进社会经济可持续发展的重大举措和有效途径。

## 第一节　健康管理概述

### 一、健康管理的概念

健康管理是指以现代医学健康概念和中医"治未病"思想为指导，运用医学、预防医学、管理学的理论、技术和方法，对个体或群体健康状况及影响健康的因素进行全面、系统、连续的识别、评价和干预。其宗旨是调动个体和群体及整个社会的积极性，有效利用有限的资源来达到最大的健康效果。

管理是通过计划、组织、指挥、协调和控制实现资源使用的最大优化，其目标是在最适的时间里把最合适的东西用在最合适的地方发挥最合适的作用。健康管理是把健康纳入管理的一个过程，通过对人的健康风险的管理以达到临床、财务及生命质量的最佳结局。健康管理工作包含三个基本内容：首先是识别，即健康状况及其危险因素信息的收集，发现健康问题和影响因素；其次是评价，用定性或定量的方法评价健康状况与健康风险因素之间的联系和规律；最后是干预，改善和促进健康，以最优化的资源投入获取最大的健康收益。落实到健康管理的流程，可简单表述为"体检是前提，评估是手段，干预是关键，促进是目标"。健康管理一般不涉及疾病的诊断和治疗过程，疾病的诊断和治疗隶属治疗学，不是健康管理的工作范畴。

### 二、健康管理的科学基础

健康管理以医学、预防医学、管理学多学科交叉构建的平台为科学基础，分析健康和疾病的动态平衡，明确疾病的发生、发展规律，引进预防医学和管理学的干预策略，达到健康管理的目的。个体从健康到疾病要经历一个完整的发生和发展过程。一般来说，是从低危险状态到高危险状态，再到发生早期改变，出现临床症状。在被诊断为疾病之前，若进行有针对性的预防、干预，就有机会成功阻断、延缓，甚至逆转疾病的发生和发展进程。因此，健康和疾病的动态平衡关系与疾病的发生、发展过程及预防医学的干预策略是健康管理的科学基础。

### 三、健康管理的基本步骤与服务流程

#### （一）健康管理的基本步骤

1. 健康信息采集

只有采集详细的个人健康信息，才能制订科学的健康管理计划，实施有效的个人健康维护。采集的信息包括个人一般情况、目前健康状况、疾病家族史、职业特点、心理特征、生活环境、习惯嗜好、体格检查等。

2. 健康及疾病风险评估

根据所采集的个人健康信息，对个体健康现况、未来患病或死亡的危险性采用数学模型等现代评估技术进行量化评估，帮助个体综合认识健康风险，强化健康意识，鼓励和帮助人们纠正不健康的行为和习惯，为阻断疾病发生通路、制定个体化的健康干预措施奠定基础。通过采用流行病学、循证医学、生物统计学调查的方法，经随机抽样为群体的健康干预措施提供依据。

患病危险性评估的突出特点是其结果的规范化与量化、可重复性与可比较性。由此可根据评估的结果将服务对象分成高危、中危和低危人群，分别施以不同的健康改善方案，并对其效果进行评价。个性化的健康管理计划是鉴别及有效控制个体健康危险因素的关键。

3. 健康干预

采用多种形式帮助个人采取行动，纠正不良的生活方式和习惯，控制健康危险因素，实现个人健康管理计划的目标。个体健康管理的干预应注意个性化差异，对群体健康干预应注意群体的共同特征，进行分类干预。应根据个体的健康危险因素设定个体目标，并动态追踪效果，如健康体重管理、糖尿病管理等，通过个人健康管理日记、参加专项健康维护课程及跟踪随访措施实现健康改善目标。

健康管理是一个长期的、周而复始的过程，即在实施健康干预措施一定时间后，需要评价效果、调整计划和干预措施。只有周而复始、长期坚持、细致入微，才能实现健康管理的预期目标。

#### （二）健康管理的服务流程

健康管理的三个基本步骤可以流程化为以下五个部分。

1. 健康管理体检

按照早发现、早干预的原则选定体格检查的项目，检查结果对后期的健康干预活动具有明确的指导意义。健康管理体检项目可根据疾病预测指向的变化和个体差异、地域差异、社会形态差异、个人教育背景等因素进行调整。

2. 健康评估

以现代生物医学、社会学、心理学、管理学等学科的交叉为基础，采用统计学、数学模型、现代信息技术等手段，对个体健康史、家族史、生活方式、心理因素和人体各项理化指标进行综合的数据分析处理，为服务对象提供一系列评估、预测和指导报告。

3. 个人健康管理咨询

个人健康管理咨询可由健康管理服务中心或相关机构的健康管理师实施，内容包括解释个人健康信息、评估健康检查结果、提供健康指导意见、制订个人健康管理计划、制订随访跟踪计划等。

4. 个人健康管理后续

个人健康管理后续指对个人健康管理计划实施监督、保证、完善的服务。具体形式主要是以现代信息技术为平台载体，采用个人健康信息查询、健康指导、定期或不定期的健康管理提示、健康信息反馈后个体化的健康行动计划修订、监督随访等多种手段。

5. 专项的健康及疾病管理服务

专项的健康及疾病管理服务指对特殊个体和专属人群按患者及健康人分类，提供具有特定健康目标和疾病预测指向的非常规健康管理服务。已患有慢性病的个体可选择针对特定疾病或疾病危险因素的服务，如糖尿病管理、心血管疾病及相关危险因素管理、精神压力缓解、戒烟、运动、营养及膳食咨询等。未患慢性病的个体可选择个人健康教育、生活方式改善咨询、疾病高危人群的教育及维护项目等。

## 四、健康管理的基本策略

健康管理的基本策略是指以健康风险评估为基础，按服务对象分类，以需求为导向，提供差异化的健康管理服务，以达到维护健康的目的。根据服务对象的不同，健康管理的基本策略包括生活方式管理、需求管理、疾病管理、灾难性病伤管理、残疾管理和综合的群体健康管理。在健康管理实践中应考虑采取综合的群体健康管理模式。

### （一）生活方式管理

1. 生活方式管理的定义

生活方式管理指以改变个人危害健康的行为和生活方式为主要措施，减少健康风险因素对健康的损害，预防疾病，改善健康，是以个人或自我为核心的卫生保健活动。

2. 生活方式管理的特点

（1）以个体为中心，强调个体应对自己的健康负责，调动个体的积极性，帮助个体做出最佳的健康行为选择。

（2）以预防为主，有效整合三级预防。预防是生活方式管理的核心，通过预防，针对个体和群体的特点，有效整合三级预防，帮助个体改变不良行为，降低健康风险，促进健康，预防疾病和伤害。

（3）通常与其他健康管理策略联合进行。

3. 生活方式的干预

生活方式管理是其他健康管理策略的基础，生活方式的干预技术在生活方式管理中举足轻重。在实践中，单独或联合应用教育、营销、训练和激励等技术，可以帮助人们朝着有利于健康的方向改变生活方式。

### （二）需求管理

1. 需求管理的定义

需求管理包括自我保健服务和人群就诊分流服务，以帮助人们更好地使用医疗服务和管理自己的小病。其实质是通过帮助健康消费者维护自身健康和寻求恰当的卫生服务，控制卫生成本，促进卫生服务的合理应用。常用的手段有寻找手术的替代疗法；帮助患者减少特定的危险因素并采纳健康的生活方式；鼓励自我保健／干预；等等。

2. 影响需求的主要因素

（1）患病率：反映人群中疾病的发生水平。但患病率与卫生服务利用率之间未必一定有良好的相关关系。

（2）感知到的需求：反映个人对疾病重要性的看法，是影响卫生服务利用率的最重要的因素。

（3）患者偏好：强调患者在决定医疗服务措施中的重要作用。

（4）健康因素以外的动机：除个人请病假的能力、疾病补助、保险中的自付比例等一些健康因素外的因素，都能影响人们寻求医疗保健的决定。

### （三）疾病管理

1. 定义

疾病管理支撑医患关系和保健计划，强调应用循证医学和采取增强个人能力的策略来预防疾病的恶化，它以持续性地改善个体或群体健康为基准来评估临床、人文和经济方面的效果。

2. 特点

（1）目标人群是患有特定疾病的个体。

（2）不以单个病例和（或）其单次就诊事件为中心，而是关注个体或群体连续性的健康状况与生命质量。

（3）医疗卫生服务及干预措施的综合协调至关重要。

3. 目标

通过健康产业链的各组织和部门相互协作，提供持续、优质的健康保健服务，以提高成本效益或得到最佳效果、降低成本，并在此基础上提高疾病好转率和目标人群对健康保健服务的满意度。

4. 方式

注重采取临床和非临床相结合的干预方式。在理想情况下，疾病管理可以预防疾病的恶化，并控制昂贵的卫生资源的使用，以预防手段和积极的病例管理为绝大多数疾病管理计划中的两个重要组成部分。

### （四）灾难性病伤管理

灾难性病伤管理是疾病管理的一个特殊类型。"灾难性"指对健康的危害十分严重，或者其花费的医疗费用巨大，如肿瘤、肾衰竭、严重外伤等重大疾病。理想的灾难性病伤管理应做到如下5点。

（1）转诊及时。

（2）综合考虑各方面的因素，制订出适宜的医疗服务计划。

（3）具备一支包含多种医学专科人员、综合业务能力强的服务队伍，能够有效应对可能出现的多种医疗服务需要。

（4）最大限度地帮助患者进行自我管理。

（5）患者及家人满意。

### （五）残疾管理

残疾管理的目的是减少工作地点发生残疾事故的频率和费用代价，并从雇主的角度出发，根据伤残程度分别处理，尽量减少因残疾造成的劳动和生活能力下降。

残疾管理的主要目标如下。

（1）防止残疾恶化。

（2）注重功能性能力而不是疼痛。

（3）设定实际康复和返工的期望值。

（4）详细说明限制事项和可行事项。

（5）评估医学和社会心理学因素。

（6）与患者和雇主进行有效沟通。

（7）有需要时要考虑复职情况。

（8）要实行循环管理。

### （六）综合的群体健康管理

综合的群体健康管理以人的健康需要为中心，通过协调生活方式管理、需求管理、疾病管理、灾难性病伤管理、残疾管理等不同的健康管理策略，为个体提供更为全面的健康和福利管理。健康管理实践提示综合的群体健康管理模式是实施健康管理的优秀模式。

根据健康风险评估的结果将人群进行分类管理，可以充分利用有限的资源使健康效益最大化，符合成本/效果或效益的原则，这也是健康管理的核心和宗旨所在。人群分类依据如下。

（1）根据健康风险的高低分为低风险阶段人群（以健康教育、维护健康为主的管理）、中风险阶段人群（以生活方式管理为主）、高风险阶段人群（以疾病管理为主）。

（2）根据卫生服务的利用水平分为基本无利用者（以需求管理为主）、利用较少者

（以生活方式管理为主）、经常利用者（以疾病管理为主）。

（3）根据疾病类别进入疾病的专案管理。

（4）根据重点人群分类管理。

（5）也可以根据人群的性别、年龄、职业、依从性、医疗费用等分类管理。

根据不同人群实施有针对性的干预措施，可以提高干预的有效性。

# 第二节　健康风险评估

健康风险评估是根据被测对象的性质和特征，依据一定的规则，将健康概念及与健康有关的事物或现象进行量化的过程，是健康管理的核心和前提条件。

## 一、健康风险评估定义

健康风险评估是指通过收集与跟踪反映个人身体健康状况的各种信息，利用预测模型来确定参加者目前的健康状况及发展趋势，使参加者能了解是否有发生某种慢性病的危险性，以及其危险性有多大。然后，根据疾病评估结果，针对健康危险因素为个人提供保持和改善健康的方法。其目的在于降低个人患慢性病的危险性，维持与个体年龄一致的良好状态，提高参加者的生命质量。

健康风险评估包括个人健康信息的收集、危险度计算、评估报告3个基本模块。

## 二、健康风险评估的种类与方法

### （一）一般健康风险评估

一般健康风险评估主要是对危险因素和可能发生的疾病的评估。对危险因素的评估包括生活方式／行为危险因素评估、生理指标危险因素评估，以及个体存在危险因素的数量和严重程度的评估，发现主要问题及可能发生的主要疾病。

1. 生活方式／行为危险因素评估

生活方式／行为危险因素评估指通过对吸烟、膳食、身体活动的评估，帮助个体识别自身的不健康行为，充分认识到这些生活方式／行为对他们的生命和健康造成的不良影响，并有针对性地提出改善建议，促使个体修正不健康的行为。

2. 生理指标危险因素评估

生理指标危险因素评估指通过检测个体血压、血脂、血糖、体重、身高、腰围等生理指标，明确个体或群体各项生理指标的严重程度，以及同时存在其他危险因素的数量，评估个体或群体的危险度，进行危险度分层管理，如高血压危险度分层管理、血脂异常危险度分层管理等。

3. 一般健康风险评估的过程

（1）收集资料。

①收集当地年龄、性别、疾病患病率或病死率资料：选择当地危害健康最严重的疾病，即死因前 10 ～ 15 位的疾病作为研究对象。

②收集健康风险因素资料：收集行为生活方式、环境危险因素、家族遗传性和医疗卫生服务中的风险因素等。

（2）风险评估 — 借贷计分法。

①将危险因素转换成危险分数：将危险因素相当于平均水平时的危险分数定为 1.0。如果危险因素的风险系数超过 1.0，则将超出的部分相加；如果危险因素的风险系数小于 1.0，则将系数直接相乘，然后与上面的总和相加得到最后的综合风险系数（见表 9-1）。

②评估存在死亡危险：在现有健康风险因素条件下的预期死亡概率。存在死亡危险＝平均死亡概率危险分数。

表 9-1　某 41 岁男性心脏病患者的危险因素与危险分数

| 心脏病危险因素 (41 岁，男 ) | 赋值 | 心脏病危险因素 (41 岁，男 ) | 赋值 |
|---|---|---|---|
| 血压 (180/100 mmHg) | 1.9 | 平均心脏病病死率 (per100 000) | 1355 |
| 胆固醇 (180 mg/dl) | 0.7 | 预测心脏病病死率 2.713 55 | 3659 |
| 吸烟 (1 包 / 天 ) | 2.5 | 预测肝硬化病病死率 (per100 000) | 548 |
| 体重指数 23 | 0.9 | 预测肺癌病病死率 (per100 000) | 602 |
| 心脏病家族史 ( 无 ) | 0.5 | 预测其他病病死率 (per100 000) | 3335 |
| 体力活动 ( 中等 ) | 1 | 预测总病死率 (per100 000) | 8144 |
| 总分 | 2.7 | 实际健康年龄 | 47 |

③评估健康年龄：有三种情况。

评估危险分值＝人群平均危险分值，健康年龄＝自然年龄。

评估危险分值＞人群平均危险分值，健康年龄＞自然年龄。

评估危险分值＜人群平均危险分值，健康年龄＜自然年龄。

④根据危险分数的大小，评估主要健康风险存在的范围以及在医生的建议下改变现有危险因素的可能性，提出降低危险水平的建议。

（3）健康风险评估报告：用有利于患者和医生理解的工具来表示风险评估所给出的结果。

（二）疾病风险评估

疾病风险评估的目的不同于一般的健康风险评估，它是对特定疾病患病风险的评估。疾病风险评估作为健康风险评估的一个主要类型，与健康管理措施有着密切的联系。从某种程度上说，疾病风险评估起着监看管理分流器的作用，通过评估对人群进行分类，对处于不同类型和等级的个人或人群实施不同的健康管理策略，实现有效的全人群健康管理。

1.疾病风险评估的四个步骤

（1）选择要预测的疾病（病种）。

（2）不断发现并确定与该疾病有关的危险因素。

（3）应用适当的预测方法建立疾病风险预测模型。

（4）验证评估模型的正确性和准确性。

2.疾病风险评估的特点

（1）注重评估客观临床指标（如生化试验）对未来特定疾病发生危险性。

（2）流行病学研究成果是其评估的主要依据和科学基础。

（3）评估模型运用严谨的统计学方法。

（4）适用于医院或体检中心、健康／人寿保险中的核保与精算。

## 三、健康风险评估的应用

（1）识别健康问题及健康风险因素，提高干预的有效性。

（2）实施个性化的健康教育和健康促进：通过健康风险评估可以明确个体有哪些健康风险因素，尤其是存在哪些不良的生活行为方式等，并反馈给评估的对象，进而针对这些风险因素制订个性化的健康教育和健康促进计划。

（3）降低慢性非传染性疾病的病死率，降低医疗费用：流行病学资料显示，生活方式和血压、血脂、血糖等生物测量指标与负性健康状况存在明确的关系，减少这些危险因素，相应的发病率及病死率会明显降低。同时，健康危险因素与医疗费用存在密切关系，不良的健康行为及可改变的危险因素会增加经济负担，有危险因素的个体即使在短时间内其医疗费用也高于无危险因素者。

（4）维护职业人群的健康，降低职业人群的伤残率：健康危险因素与生产率、缺勤有密切关系，健康危险因素增加，生产率下降，缺勤增加。一些危险因素与伤残的发生存在明确的关系，认识这些危险因素并加以改变能降低伤残发生的概率。

（5）卫生服务需求与利用评价：通过健康风险因素评估，可根据不同个体和群体的需求合理利用卫生资源，使居民在早期合理利用卫生服务，提高卫生服务的需求，而不是到了疾病晚期，甚至不可治愈的阶段才利用卫生资源。

# 第三节　健康教育与健康促进

健康教育及其支持环境对改变人们的行为和生活方式具有重要的作用，要想实现健康促进的目标，首要的环节就是搞好健康教育。健康管理与健康促进的成功离不开健康教育。

## 一、健康教育概述

### （一）健康教育的定义

健康教育是通过有计划、有组织、有系统的社会教育活动，促使人们自愿地改变不健康的行为和影响健康行为的相关因素，消除或减少影响健康的危险因素，预防疾病，促进健康和提高生活质量。

健康教育的核心问题是促使个体或群体改变不健康的行为和生活方式，尤其是组织的行为改变。行为与生活方式因素对健康的影响越来越重要，它对健康的影响具有潜隐性、累积性和广泛性等特点。此外，还要采取各种方法帮助人们了解自身的健康状况，提高健康素养，并做出选择以改善他们的健康，而不是强迫他们改变某种行为。所以，健康教育必须是有计划、有组织、有系统的教育过程，如此才能达到预期的目的。

### （二）健康教育的意义

（1）健康教育是卫生工作的基础和先导，是发展卫生保健事业、落实防病治病措施的重要保证。

（2）健康教育是推广、落实各项预防保健措施的前提条件，许多预防保健措施的落实，在一定程度上取决于群众的认识、接受和积极参与。

（3）健康教育是实现初级卫生保健任务的关键，其架起了健康知识与健康行为之间的桥梁。健康促进实现了行为向有益于健康的方向转变，是实现个人健康、社区健康、城市健康、健康中国的重要基础性措施。

（4）健康教育是提高全体公民健康素质的重要内容，开展健康教育可以增强人们的健康意识，提高认识水平，建立起追求健康、提高健康水平的理念。

（5）健康教育与健康促进是一项低投入、高产出、高效益的保健措施。

## 二、健康教育的原则和实现形式

### （一）健康教育的原则

1. 教育内容要注意针对性、科学性、实用性和指导性

实施健康教育应满足受教育对象的要求，使之能够接受，这样才能收到应有的效果。健康教育的内容和选题要紧密结合群众的生活、工作和实践需要，并根据不同的人群特征选择不同的内容、方法和形式进行教育。教育的内容应有科学的根据并注重实用性，

所传授的卫生知识应具有新、精、博、活等特点。

2. 教育方式要考虑目标人群的适应性

通常采用大众传播方式进行卫生保健知识的普及教育；采用人际传播方法进行劝服和行为干预；采用大众传播和人际传播相结合的方式，开展综合性的全方位健康教育、健康促进活动。

### （二）健康教育的实现形式

简单地说，要想实现健康教育，必须具备以下 5 个方面的要素：要有具备一定专业知识的传播者或传播机构；要有正确的可以实现的健康信息；选择适当的传播形式；确定应该接受知识传播的对象；应该能取得一定的传播效果。

## 三、行为改变的相关理论

### （一）行为改变的知信行理论

通过健康传播实现行为改变，可分为以下 4 个层次：知晓健康信息、健康信念认同、态度转变、采纳健康的行为。概括起来即"知、信、行"理论。"知"（知识与学习）是基础，"信"（信念与态度）是动力，"行"（行为改变过程）是目标。

比如，吸烟作为个体的一种危害健康的行为已存在多年，并形成了一定的行为定式。要想改变吸烟行为，使吸烟者戒烟，首先需要使吸烟者了解吸烟对健康的危害、戒烟的益处，以及如何戒烟的知识、技能，这是使吸烟者戒烟的基础。具备了这些知识，吸烟者才会进一步形成吸烟有害健康的信念，对戒烟持积极态度，并相信自己有能力戒烟，这标志着吸烟者已有动力去采取行动。只有在知识学习、信念形成和态度转变的情况下，吸烟者才有可能最终放弃吸烟。

### （二）健康信念模式

健康信念模式是人们接受劝导，改变不良行为的另一重要模式。其形成主要有 3 个方面的因素：对疾病产生"恐惧"、对行为效益和障碍的认识、对自我效能的自信。其间的关系表达为：对疾病的恐惧 — 认识效益和障碍 — 具有自我效能。

健康信念模式认为，人们采取或不采取某种健康行为取决于人们对患病可能性、疾病严重性、采取行为的利弊及采取行为的具体措施和自信心的认识。人们的这些认识将受其年龄、性别、种族、性格、文化程度、对该疾病的了解程度等因素的影响。信念是人们接受劝导、改变不良行为、采纳健康促进行为的基础，人们如果具有与疾病、健康相关的信念，就会采纳健康行为，改变危险行为。在健康信念模式中，健康行为的采纳与下列因素有关。

（1）对疾病威胁的认知：个体对疾病易感性和疾病严重性的评价越高，采纳健康行为的可能性越大。

（2）对健康行为益处和障碍的认知：个体对健康行为益处的信念越强，采纳健康行为的障碍越小，采纳健康行为的可能性越大。

（3）对自我效能的认知：自我效能即正确评价和判断自己的能力，个体通过自身的实践，或是他人的实践经验，或是接受他人的指导，相信自己有能力改变不健康的行为并获得预期的结果。

（4）人们对威胁的感知、行为改变的障碍与收益的判断、自我效能的建立，直至行为改变受到社会学与人口学因素影响。

（5）提示因素：诱导健康行为发生的因素，也称为事件的引发物。提示因素越多，个体采纳健康行为的可能性越大。

按照健康信念模式，对于行为生活方式的改变来说：首先，人们必须对现在的行为生活方式感到害怕（认识到具体威胁和严重性）；其次，相信改变特定的行为生活方式会得到非常有价值的结果（认识到效益），并对存在的种种障碍有思想准备，且有克服的办法；最后，应具有自信心，感到自己有能力做出行为的改变（自我效能）。就一位吸烟者而言，如果他认识到：吸烟很可能使他患肺癌；肺癌可导致痛苦及死亡；戒烟虽然会带来不适甚至痛苦，但可以降低患肺癌的危险，同时还可以节约开支，其益处将远远大于他所付出的代价；戒烟可以通过服药等方法实现；自己有信心戒烟；他正处于癌症多发年龄，有癌症家族史，且目前患有肺部疾患。如此，这位吸烟者将可能采取戒烟行为。

## 四、健康促进

### （一）健康促进的概念和意义

#### 1. 健康促进的概念

1986 年，在加拿大渥太华召开的第一届国际健康促进大会上发表的《渥太华宪章》指出："健康促进是促使人们提高、维护和改善他们自身健康的过程。"这一定义表达了健康促进的目的，也强调了范围和方法。健康促进以健康教育为基础，但与健康教育相比更侧重社会性，着重于发挥社会功能。美国健康教育学家劳伦斯·格林（Lawrence Green）指出："健康促进是指一切能促使行为和生活条件向有益于健康改变的教育与环境支持的综合体。"他将健康促进表达为一个指向行为和生活条件的"综合体"：健康教育＋环境支持。

#### 2. 健康促进的意义

健康促进的意义要比健康教育更为完整，因为健康促进涵盖了健康教育和促进健康的环境政策（环境因素和行政手段）。简单地讲，健康促进就是广泛动员，创造一切支持，促使行为和生活条件向有益于健康的方向改变。健康促进是健康教育发展的结果，是新的公共卫生方法的精髓，是"人人享有卫生保健"全球战略的关键要素。

### （二）健康促进的活动领域

《渥太华宪章》提出了健康促进的五个活动领域。

#### 1. 制定健康的公共政策

健康促进的政策由多样而互补的各方面内容综合而成，它包括政策、法规、财政、税收和组织改变等。

**2. 创造支持性环境**

健康促进在于创造一种安全、舒适、满意、愉悦的生活和工作条件。任何健康促进策略必须提出保护自然、创造良好的环境及保护自然资源。

**3. 强化行动**

健康促进工作是通过具体和有效的行动完成的，包括确定需优先解决的健康问题，做出决策，设计策略并执行，以达到更健康的目标。

**4. 发展个人技能**

健康促进通过提供信息、健康教育和提高生活技能以支持个人和社会的发展。

**5. 调整卫生服务方向**

卫生部门必须坚持健康促进的方向，重视卫生研究及专业教育与培训的转变，并立足于把一个完整的人的总需求作为服务对象。

### （三）健康促进的基本策略

**1. 倡导**

倡导政策支持；倡导激发群众对健康的关注，促进卫生资源的合理分配，并保证将健康作为政治和经济的一部分；倡导卫生部门及相关部门满足群众的需求和愿望；倡导支持环境和提供方便，使群众更容易做出健康选择。

**2. 增权**

健康促进的重点在于实现健康方面的平等。健康促进的行动目标在于缩小目前健康状况的差别，并保障同等机会和资源，以促使所有人都能充分发挥健康潜能。增权是健康促进的核心策略之一。

**3. 协调**

健康促进需要协调所有相关部门的行动，包括政府、卫生部门和其他社会经济部门、非政府志愿者组织、地区行政机构、工矿企业和新闻媒介部门。要发展强大的联盟和社会支持体系以保证更广泛、更平等地实现健康目标。

### （四）健康促进的基本特征

（1）健康促进涉及整个人群的健康和生活的各个层面，而非仅限于某一部分人群和针对某一疾病的危险因素。

（2）健康促进强调疾病三级预防中的第一级预防，甚至更早阶段，即避免暴露于各种行为、心理、社会环境的危险因素中，全面增进健康素质，促进健康。

（3）健康促进的先导和基础是健康教育。

（4）健康促进建立在大众健康生态基础上，强调健康、环境、发展三者的整合、良性互动。健康促进强调个人、家庭、社区和群众组织的积极参与，提高全社会人群的健康水平，促进社会公平。

# 第十章　突发公共卫生事件与应急处理

随着全球一体化和信息多元化的发展，突发公共卫生事件越来越成为世界各国政府部门关注的焦点。它既是医学问题，又是社会问题，也可以衍生为一个很复杂的系统。突发公共卫生事件不仅威胁公众的生命安全，损害公众的身体和心理健康，而且可能造成严重的经济损失，使国家或地区的形象受到负面影响。

## 第一节　突发公共卫生事件概述

突发公共卫生事件（以下简称"突发事件"）是指突然发生，造成或者可能造成社会公众健康严重损害的重大传染病疫情、群体性不明原因疾病、重大食物和职业中毒及其他严重影响公众健康的事件。

该定义中所强调的重大传染病疫情不专指甲类传染病，乙类与丙类传染病暴发或多例死亡、罕见的或已消灭的传染病、临床及病原学特点与原有疾病特征明显不同的疾病、新发生传染病的疑似病例等均包含在内。

### 一、突发公共卫生事件的特征与危害

#### （一）突发公共卫生事件的特征

1. 突发性

事件的发生时间、发生方式和发生人群不固定，常常突然发生，来势凶猛，有较大的偶然性和瞬时性，但事件的发生与转归往往具有一定的规律性。

2. 群体性

事件影响的不是特定的人，而是不特定的社会群体，常常同时累及多人，甚至整个工作或生活的群体，使一定区域内人群的正常生活、生产秩序受到不同程度的影响，尤其是儿童、老年人、妇女等人群受到的影响较为突出。

3. 后果的严重性

由于该类事件突然发生，人们往往很难及时采取最有效的措施，而且由于累及人数众多，损失巨大，因此后果往往很严重。

4. 应急处理的协调性

突发公共卫生事件既是公共卫生问题，也是社会问题。事件发生后，各级政府的统一领导和指挥，公安、交通、环保等多个部门与卫生部门的密切配合，是采取有效应对

措施的重要保障。

## （二）突发公共卫生事件的危害

突发公共卫生事件对公众健康的影响包括直接危害和间接危害两种。直接危害一般为事件直接导致的即时性损害，即直接对公众的身体健康造成的损害。间接危害一般为事件的继发性损害或危害，如事件可引发公众的恐惧、焦虑等情绪，并对社会、政治、经济产生影响。

突发公共卫生事件的危害可归纳为以下几点。

（1）造成人员伤亡。

（2）造成重大财产损失。

（3）影响社会稳定。

（4）阻碍经济发展。

（5）环境、水源、食品被污染，生态环境受到破坏。

（6）媒介生物滋生。

（7）相关传染病流行。

（8）人群心理受到伤害和打击等。

# 二、突发公共卫生事件的分类与分级

## （一）突发公共卫生事件的分类

### 1. 重大传染病疫情

局部地区或集体单位短时间内发生多例同一种传染病病例、疑似病例。例如：鼠疫、肺炭疽和霍乱的暴发，动物间鼠疫、布鲁菌病和炭疽等流行，乙类或丙类传染病暴发或多例死亡，罕见或已消灭的传染病，新传染病的疑似病例，等等；还包括非人为因素造成的人员伤亡、物资财产损失等灾难性事件（洪涝灾害、地震等）引发的疫情。

### 2. 各种重大急性中毒事件

中毒人数超过 30 人或出现死亡 1 人以上的饮用水和食物中毒事件；短期内发生 3 人以上中毒或出现死亡 1 例以上的职业中毒；由有毒有害化学品、生物毒素等引起的集体性急性中毒事件；等等。

### 3. 群体性不明原因的疾病

在一定时间内，某个相对集中的区域内同时或相继出现多个共同临床表现患者，且病例不断增加，又暂时不能明确诊断的疾病。

### 4. 其他严重影响公众健康的事件

医源性感染暴发；放射性、有毒化学性物质丢失、泄漏事件；药品或免疫接种引起的群体性反应或死亡事件；有潜在威胁的传染病动物宿主、媒介生物发生异常事件；上级卫生行政部门临时规定的其他重大公共卫生事件。

### （二）突发公共卫生事件的分级

根据突发公共卫生事件的性质、危害程度、涉及范围，可将其分为特别重大（Ⅰ级）、重大（Ⅱ级）、较大（Ⅲ级）和一般（Ⅳ级）四级。

1. 有下列情形之一的为特别重大突发公共卫生事件（Ⅰ级，用红色标示）

（1）肺鼠疫、肺炭疽在大、中城市发生并有扩散趋势，或肺鼠疫、肺炭疽疫情波及2个以上省份，并有进一步扩散的趋势。

（2）发生严重急性呼吸综合征、人感染高致病性禽流感病例，并有扩散趋势。

（3）涉及多个省份的群体性不明原因疾病，并有扩散趋势。

（4）发生新传染病或我国尚未发现的传染病发生或传入，并有扩散趋势，或发现我国已消灭的传染病重新流行。

（5）发生烈性病菌株、毒株、致病因子等丢失事件。

（6）我国周边及与我国通航的国家和地区发生特大传染病疫情，并出现输入性病例，严重危及我国公共卫生安全的事件。

（7）国务院卫生行政部门认定的其他特别重大突发公共卫生事件。

2. 有下列情形之一的为重大突发公共卫生事件（Ⅱ级，用橙色标示）

（1）在一个县（市）行政区域内，一个平均潜伏期内（6 d）发生5例以上肺鼠疫、肺炭疽病例，或者相关联的疫情波及2个以上的县（市）。

（2）发生严重急性呼吸综合征、人感染高致病性禽流感疑似病例。

（3）腺鼠疫发生流行，在一个市（地）行政区域内，一个平均潜伏期内多点连续发病20例以上，或流行范围波及2个以上市（地）。

（4）霍乱在一个市（地）行政区域内流行，1周内发病30例以上，或波及2个以上市（地），有扩散趋势。

（5）乙类、丙类传染病波及2个以上县（市），1周内发病水平超过前5年同期平均发病水平2倍。

（6）我国尚未发现的传染病发生或传入，尚未造成扩散。

（7）发生群体性不明原因疾病，扩散到县（市）以外的地区。

（8）发生重大医源性感染事件。

（9）预防接种或群体预防性服药出现人员死亡。

（10）一次食物中毒人数超过100人并出现死亡病例，或出现10例以上死亡病例。

（11）一次发生急性职业中毒50人以上，或死亡5人以上。

（12）境内外隐匿运输、邮寄烈性生物病原体、生物毒素造成我国境内人员感染或死亡的。

（13）省级以上人民政府卫生行政部门认定的其他重大突发公共卫生事件。

3. 有下列情形之一的为较大突发公共卫生事件（Ⅲ级，用黄色标示）

（1）发生肺鼠疫、肺炭疽病例，一个平均潜伏期内病例数未超过 5 例，流行范围在一个县（市）行政区域以内。

（2）腺鼠疫发生流行，在一个县（市）行政区域内，一个平均潜伏期内连续发病 10 例以上，或波及 2 个以上县（市）。

（3）霍乱在一个县（市）行政区域内发生，1 周内发病 10 ～ 29 例或波及 2 个以上县（市），或市（地）级以上城市的市区首次发生。

（4）一周内在一个县（市）行政区域内，乙类、丙类传染病发病水平超过前 5 年同期平均发病水平 1 倍。

（5）在一个县（市）行政区域内发现群体性不明原因疾病。

（6）一次食物中毒人数超过 100 人，或出现死亡病例。

（7）预防接种或群体预防性服药出现群体性心因性反应或不良反应。

（8）一次发生急性职业中毒 10 ～ 49 人，或死亡 4 人以下。

（9）市（地）级以上人民政府卫生行政部门认定的其他较大突发公共卫生事件。

4. 有下列情形之一的为一般突发公共卫生事件（Ⅳ级，用蓝色标示）

（1）腺鼠疫在一个县（市）行政区域内发生，一个平均潜伏期内病例数未超过 10 例。

（2）霍乱在一个县（市）行政区域内发生，1 周内发病 9 例以下。

（3）一次食物中毒人数 30 ～ 99 人，未出现死亡病例。

（4）一次发生急性职业中毒 9 人以下，未出现死亡病例。

（5）县级以上人民政府卫生行政部门认定的其他一般突发公共卫生事件。

# 第二节　突发公共卫生事件的应急处理

## 一、突发公共卫生事件的应急处理原则

突发事件应急工作要贯彻统一领导、分级负责、反应及时、措施果断、依靠科学、加强合作的原则。

统一领导是指在突发事件应急处理的各项工作中，必须贯彻统一领导的原则。应急处理指挥部的总指挥统一领导和指挥，各有关部门都要在突发事件应急处理指挥部的领导下，按照应急预案规定的工作方案及应急处理指挥部根据突发事件的具体情况做出的部署，依照《突发公共卫生事件应急条例》的规定，开展各项与本部门有关的应急工作。

分级负责主要体现在两个方面。

（1）突发事件有全国性（包括跨区域的）和区域性之分，根据突发事件的级别和

性质分级负责。全国性的和跨省的突发事件应急处理工作由中央负责，国务院设立全国突发事件应急处理指挥部，负责统一领导和指挥；属于地方突发事件的，由地方负责，突发事件发生地的省级人民政府要设立地方突发事件应急处理指挥部，负责统一领导和指挥。

（2）在实践中，突发事件有按照事件对公众健康造成或者可能造成的严重程度划分级别的做法，根据事件的具体情况分级负责。具体的级别划分和处理，在应急预案中规定。

反应及时、措施果断是有效控制突发事件事态的前提。这就要求在突发事件发生后，有关人民政府及其有关部门应当及时做出反应，采取正确、果断的措施，处理所发生的事件，不可优柔寡断、玩忽职守、贻误时机。应该积极主动地做出反应，立即了解情况，组织调查，采取必要的控制措施。

依靠科学、加强合作是指处理突发事件要尊重、依靠科学，各有关部门、科研单位、学校等都要通力合作、资源共享。在防治非典型病原体肺炎中，医疗卫生机构积极救治患者，军队和地方的科研机构、医疗卫生机构积极寻找病源和医疗诊断办法，采取措施，想方设法切断传播途径，向群众进行宣传，动员全社会共同抗击非典型病原体肺炎，要想取得成效，依靠科学、加强合作是重要因素。因此，各级人民政府、卫生行政部门和有关部门应当贯彻统一领导、分级负责、反应及时、措施果断、依靠科学、加强合作的原则，做好突发事件应急处理工作。

## 二、突发公共卫生事件的应急处理程序

突发公共卫生事件调查常采用现场流行病学调查的方法，采取边调查、边处理、边抢救、边核实的方式，有效控制事态的发展。

### （一）工作准备

应做好经常性监测工作，以及人员培训、物资储备等各项准备工作，坚持应急队伍值班制度。接到突发公共卫生事件报告时，保证能够立即出发。

1. 交通工具和通信工具

要有车辆保障，并有明显标志；要配备移动电话及辅助设备等通信工具。

2. 现场救治、采样等用具

要常备医疗器械、无菌用品、培养基及诊断试剂等用具，以满足出现突发公共卫生事件时救治患者，以及对患者、接触者、环境等进行标本采集的需要。

3. 防护器材

防护器材主要包括消毒杀虫器材和药品，如控制病媒生物的杀虫剂、各种喷雾器、配药桶、工具箱、消毒药品、预防性药品和预防用生物制品（常用抗生素、疫苗等）。

4. 其他物品

疫情登记本、手电筒、皮卷尺、照相机、电子录音笔、计算器或笔记本电脑等。

### （二）现场主要工作

1. 核实诊断

进入现场后，调查人员首先应对每一个患者进行核实诊断。一般可依据以下 3 个方面进行核实。

（1）患者的主要临床症状和体征。

（2）现有实验室检查结果。

（3）现场流行病学资料，如当地类似本病的既往流行史、流行季节、发病年龄、接触史、预防接种史、职业特点等。要特别注意疾病的流行病学特征与初步诊断是否相符。

2. 建立病例定义

若确定为突发公共卫生事件，应根据患者的接触史、临床症状、体征及实验室检查结果制定一个现场诊断标准。为了最大限度地发现病例，可以使用较为宽松的病例定义。流行病学资料可提供重要的诊断依据。

3. 了解发病的基本情况

（1）病例调查：主要包括患者的基础资料（姓名、性别、年龄、民族、宗教、职业、单位、住址、联系电话等）、临床资料（发病日期、就诊日期、临床症状、体征、辅助检查结果等）和流行病学资料（既往史、病前接触史、免疫史、可能暴露的时间和地点、传染源、传播途径等）。

（2）基本情况调查：在对病例进行调查的同时，应通过访谈或走访了解当地的一般情况，如人口学资料、生产与生活状况、环境卫生条件、饮水状况等。

（3）防疫措施：包括对传染源、传播途径、易感人群采取的防疫措施。

4. 初步分析发病情况

可用描述性流行病学方法，通过对患者及该地区基本情况的调查初步分析该事件的"三间"分布情况。内容如下。

（1）初步分析病例数量及分布特点，如首发病例的发病时间、发病的高峰时间、发病的趋势及高发的单位和人群等。

（2）以前当地和邻近地区是否发生过类似疾病。

（3）最近当地群众的生产、生活和集体活动情况。

（4）可能与发病有关的因素和已采取的措施及效果。

5. 确定暴发，划定疫区

根据疾病发生概况及暴发的定义，确定是否为暴发；根据疫区的概念确定疫区的范围。

6. 提出假设，采取措施

根据初步分析结果，提出一个或多个初步假设，如疾病暴发的可能原因、不明原因、疾病可能的病因线索，等等。同时，应根据初步假设采取必要措施，以控制暴发的进一步发展和蔓延。

7. 调查分析，验证假设

根据初步分析形成的假设，进一步收集所需资料，结合实验室检查结果及现场观察情况等进行综合分析，验证假设。

8. 采取措施，评价效果

调查与采取防治措施要紧密结合，做到边调查、边分析、边采取措施，并不断对防治措施进行补充和修订，以便及时控制疫情，防止疫情继续蔓延。

# 第三节　几种突发公共卫生事件的应急处理

## 一、群体性不明原因疾病

### （一）群体性不明原因疾病的概念和特点

1. 概念

群体性不明原因疾病是指在一定时间内（通常是指 2 周内），在某个相对集中的区域（如同一个医疗机构、自然村、社区、建筑工地、学校等集体单位）内同时或者相继出现 3 例及 3 例以上相同临床表现，经县级及以上医院组织专家会诊，不能诊断或解释病因，有重症病例或死亡病例发生的疾病。

2. 特点

群体性不明原因疾病具有临床表现相似性、发病人群聚集性、流行病学关联性、健康损害严重性的特点。这类疾病可能是由传染病（包括新发传染病）、中毒或其他未知因素引起的疾病。

### （二）群体性不明原因疾病的分级

1. Ⅰ级，即特别重大群体性不明原因疾病事件

在一定时间内，发生涉及两个及两个以上省份的群体性不明原因疾病，并有扩散趋势；或由国务院卫生行政部门认定的相应级别的群体性不明原因疾病事件。

2. Ⅱ级，即重大群体性不明原因疾病事件

在一定时间内，在一个省的多个县（市）发生群体性不明原因疾病；或由省级卫生行政部门认定的相应级别的群体性不明原因疾病事件。

3. Ⅲ级，即较大群体性不明原因疾病事件

在一定时间内，在一个省的一个县（市）行政区域内发生群体性不明原因疾病；或由地市级卫生行政部门认定的相应级别的群体性不明原因疾病事件。

### （三）群体性不明原因疾病应急处理的工作原则

1. 统一领导、分级响应的原则

当发生群体性不明原因疾病事件时，事发地的县级、市（地）级、省级人民政府及其有关部门应按照分级响应的原则，启动相应的工作方案，做出相应级别的应急反应，并按事件发展的进程，随时进行调整。特别重大群体性不明原因疾病事件的应急处置工作由国务院或国务院卫生行政部门和有关部门组织实施，开展相应的医疗卫生应急、信息发布、宣传教育、科研攻关、国际交流与合作、应急物资与设备的调集、后勤保障及督导检查等工作。事发地省级人民政府应按照国务院或国务院有关部门的统一部署，结合本地区实际情况，组织协调市（地）、县（市）人民政府开展群体性不明原因疾病事件的应急处置工作。特别重大级别以下的群体性不明原因疾病事件的应急处置工作由地方各级人民政府负责组织实施。超出本级应急处置能力时，地方各级人民政府要及时报请上级人民政府和有关部门提供指导和支持。

2. 及时报告的原则

报告单位和责任报告人应在发现群体性不明原因疾病 2 h 内以电话或传真等方式向属地卫生行政部门或其指定的专业机构报告，具备网络直报条件的机构应立即进行网络直报。

3. 调查与控制并举的原则

对群体性不明原因疾病事件的现场处置，应坚持调查和控制并举的原则。在事件的不同阶段，根据事件的变化调整调查和控制的侧重点。若流行病学病因（传染源或污染来源、传播途径或暴露方式、易感人群或高危人群）不明，应以调查为重点，尽快查清事件的原因。对于有些群体性不明原因疾病，特别是新发传染病暴发时，很难在短时间内查明病原的，应尽快查明传播途径及主要危险因素（流行病学病因），立即采取针对性的控制措施，以控制疫情蔓延。

4. 分工合作、联防联控原则

各级业务机构对于群体性不明原因疾病事件的调查、处置实行区域联手、分工合作。在事件性质尚不明确时，疾病预防控制机构负责进行事件的流行病学调查，提出疾病预防控制措施，开展实验室检测；卫生监督机构负责收集有关证据，追究违法者的法律责任；医疗机构负责积极救治患者；有关部门（如农业部门、食品药品监督管理部门、安全生产监督管理部门等）应在各级人民政府的领导和各级卫生行政部门的指导下，各司其职，积极配合有关业务机构开展现场的应急处置工作；同时，对于跨区域的群体性不明原因疾病事件要加强区域合作。一旦事件性质明确，各相关部门应按职责分工开展各自职责范围内的工作。

5. 信息互通、及时发布原则

对于群体性不明原因疾病事件的报告、调查、处置的相关信息各级业务机构应建立信息交换渠道。在调查处置过程中，发现属非本机构职能范围的，应及时将调查信息移交相应的责任机构；按规定权限，及时公布事件有关信息，并通过专家利用媒体向公众宣传防病知识，传达政府对群众的关心，正确引导群众积极参与疾病预防和控制工作。在调查处置结束后，应将调查结果相互通报。

### （四）群体性不明原因疾病应急处理

各级人民政府应根据本级人民政府卫生行政部门的建议和实际工作需要，决定是否成立地方应急指挥部。地方群体性不明原因疾病事件应急指挥部由各级人民政府有关部门组成，实行属地管理的原则，负责对本行政区域内群体性不明原因疾病事件的应急处置的协调和指挥，做出处置本行政区域内群体性不明原因疾病事件的决策，决定要采取的措施。要积极组织专家组，专家组由传染病学、临床医学、流行病学、食品卫生、职业卫生、免疫规划、卫生管理、健康教育、医学检验等相关领域具有高级职称的专家组成。可根据需要在专家组中分设专业组，如传染病防控组、中毒处置组、核与放射处置组、医疗救治组和预测预警组等。

处置要点如下。

（1）现场调查与病因分析、临床救治原则。

（2）现场控制措施。

（3）样本采集和实验室检测。

（4）防护措施。

（5）事后评估。

## 二、急性化学中毒

### （一）急性化学中毒的概念和特点

1. 急性化学中毒的概念

急性化学中毒是指一种或多种有毒化学物质在生产、储存、运输和使用过程中发生泄漏、燃烧或爆炸，短时间内损害人体健康或污染环境，造成很多人员的急性中毒、化学损伤、残疾，甚至死亡。

2. 急性化学中毒的特点

急性化学中毒潜伏期短、发病快、病死率高，近几年发病率呈上升趋势。其具有以下特点。

（1）突然发生，防救困难。

（2）病变特异，演变迅速。

（3）扩散迅速，受害广泛。

（4）污染环境，不易洗消。

（5）影响巨大，危害久远。

### （二）急性化学中毒的诊断

急性化学中毒诊断的关键是掌握吸收毒物（病因）及吸收毒物后引起损害（疾病）

的根据，综合分析其因果关系，做好鉴别诊断，得出正确的结论。

诊断的分析方法如下。

（1）病因诊断，即根据中毒的特异性临床症状和体征进行诊断。

（2）定位诊断，即根据中毒的临床表现推导毒物作用的靶器官或对病变部位进行诊断。

（3）鉴别诊断。

### （三）急性化学中毒的处理程序

发生急性化学中毒时一般按组织抢救、清除毒物、使用解毒药物、给予对症支持治疗、观察病情、进行健康教育指导等程序进行处理。

遇有中毒患者，应由专人负责组织抢救工作，做好工作人员及急救物品的准备工作。急性化学中毒事故应遵循以下程序处理。

1. 及时报告

一旦发生急性化学中毒事故，须立即向单位报告。单位领导应立即赶到现场，并在第一时间向主管部门报告。报告中要讲清事故发生的时间、地点、人员情况。对于发生事故原因不明的可在后续报告中说明情况，事故处理的进展也要在后续报告中说明。

2. 启动应急处理小组

（1）做好现场急救工作，落实现场急救人员，减轻患者中毒程度，防止并发症，为救治患者争取时间，为进一步治疗创造条件。对于病情危重的患者应立即采取应急抢救措施：呼吸心跳停止的，立即进行心肺复苏；呼吸衰竭的，立即进行气管插管辅助呼吸；休克的，立即进行补液、补血等。根据接触的毒物使用特效解毒药物。

①急性有机磷农药中毒者应用胆碱酯酶复活剂和阿托品。

②亚硝酸盐中毒者应用亚甲蓝（美蓝）。

③急性乙醇中毒者应用纳洛酮。

④氟乙酰胺中毒者应用乙酰胺。

⑤氰化物中毒者应用亚硝酸钠-硫代硫酸钠等。

（2）做好现场疏散工作，控制事态的扩大。

（3）及时向上级报告。

（4）做好患者及家属的安抚工作，控制事态，维持秩序，并及时做好随访工作。

3. 现场抢救

（1）气体或蒸气中毒：应立即将中毒者移至空气新鲜的地方，解开中毒者颈、胸纽扣和裤带，以保持呼吸道的通畅，并注意保暖。毒物污染皮肤时应迅速脱去污染的衣服、鞋袜等衣物，并用大量清水冲洗，冲洗时间为 15 ～ 30 min。

（2）经口中毒：毒物为非腐蚀性者应立即用催吐的办法使毒物吐出，现场可压迫患者舌根催吐。

（3）因中毒引起呼吸、心跳停止者应立即实施心肺复苏术。

（4）及时送医院急救，告诉医务人员引起中毒的原因、毒物的名称等情况，送医院途中人工呼吸不能中断。黄磷灼伤者转运时创面应湿包。

4. 其他

做好中毒信息收集、现场保护及取证等工作；做好患者及家属的安抚工作；保险介入；必要时公安介入。

## 三、人感染高致病性禽流感

### （一）人感染高致病性禽流感概述

人感染高致病性禽流感是由禽甲型流感病毒某些亚型中的一些毒株如 H5N1、H7N7、H7N9 等引起的人类急性呼吸道传染病。近年来，H5N1 型禽流感病毒在全球蔓延，不断引起人类发病，人们推测这一病毒可能通过基因重配或突变演变为能引起人类流感大流行的病毒如 H7N9，因此成为全球关注的焦点。我国《传染病防治法》将其列入乙类传染病进行管理。

人感染高致病性禽流感的主要临床表现为发热和流感样症状，小儿和老人易并发肺炎，部分严重病例可出现急性呼吸窘迫综合征，最终发展为全身多脏器衰竭而死亡。

### （二）人感染高致病性禽流感疫情分级

根据疫情的性质、危害程度和涉及范围，人感染高致病性禽流感疫情分为 4 级。

（1）一般高致病性禽流感疫情（Ⅳ级）：本地区内尚未发现动物和人禽流感疫情，但毗邻国家或相邻地区发生动物和（或）人禽流感疫情。

（2）较重高致病性禽流感疫情（Ⅲ级）：本地区内发生了动物禽流感疫情，但尚未发现人禽流感病例。

（3）严重高致病性禽流感疫情（Ⅱ级）：本地区发现散发或聚集性人禽流感病例，但局限在一定范围内，没有出现扩散现象。

（4）特别严重高致病性禽流感疫情（Ⅰ级）：证实人禽流感疫情出现人间传播病例，并有扩散趋势。

### （三）人感染高致病性禽流感应急处理

各地应根据以下不同情况采取相应的应对措施。

1. 一般高致病性禽流感疫情（Ⅳ级）

应该采取以下措施。

（1）密切关注国内外动物禽流感及人禽流感疫情动态，做好疫情预测预警，开展疫情风险评估。

（2）做好各项技术及物资准备。

（3）开展常规疫情、流感（人禽流感）、不明原因肺炎病例、不明原因死亡病例的监测。

（4）医疗机构开展不明原因肺炎的筛查工作。

（5）开展人禽流感知识的健康教育，提高公众防控人禽流感知识的水平。

（6）配合有关部门开展动物禽流感疫情监测工作，防止疫区受染动物及产品的输入。

2. 较重高致病性禽流感疫情（Ⅲ级）

应该采取以下措施。

（1）与农业部门紧密协作，立即开展现场流行病学调查、密切接触者追踪和样品采集工作。

（2）启动人禽流感应急监测方案，疫区实行人禽流感疫情零报告制度。

（3）做好密切接触者的医学观察。

（4）按照职责分工，做好疫点内人居住和聚集场所的消毒处理工作。

（5）医疗机构要做好患者接诊、救治，以及医院内感染控制等准备工作。

（6）做好疫情调查处理等人员的个人防护。

3. 严重高致病性禽流感疫情（Ⅱ级）

应采取以下措施。

（1）启动人禽流感应急监测，实行人禽流感病例零报告制度。

（2）按照人禽流感病例流行病学调查方案迅速开展流行病学调查工作，查明病例之间的相互关联，判定是否发生人传人现象。

（3）按照密切接触者判定标准和处理原则确定密切接触者，并做好医学观察。

（4）按照职责分工，做好疫点内人居住和聚集场所的消毒处理工作。

（5）医疗机构要做好人禽流感病例隔离、救治和医院内感染控制工作，并协助疾病预防控制机构开展流行病学调查和病例的主动搜索、标本采集等工作。

（6）做好疫情调查处理、医疗救治、实验室检测等医务人员的个人防护。

（7）及时向本地区有关部门和邻近省（区、市）人民政府卫生行政部门通报有关情况。

（8）进一步加强健康教育，提高公众卫生意识和个人防护意识，减少发生人禽流感的危险性，做好公众心理疏导工作，避免出现社会恐慌。

（9）如经调查证实发现人传人病例，要根据疫情控制的需要划定疫点和疫区范围，报请当地人民政府批准，采取学校停课、部分行业停业等防控措施。

4. 特别严重高致病性禽流感疫情（Ⅰ级）

按照《卫生部应对流感大流行准备计划与应急预案（试行）》采取相应的措施。

（1）医疗救治：县级以上卫生行政部门根据流感流行情况，调动一切医疗资源加强危重患者的救治，在必要时，建立和启用临时医疗救治点。到医疗机构就诊的所有呼吸道疾病患者均须佩戴口罩。

（2）监测策略：调整流感监测重点为收集和报告流感样病例就诊数，住院病例数，严重病例、死亡病例情况，患者药品使用和耐药情况，疫苗和其他物品的使用情况，为掌握疫情进展、疾病严重程度，以及医疗救治、疫苗和药物合理使用提供决策信息和依据。

（3）疫苗、药物：应急指挥机构及时组织评估、预测疫苗和药物需求量，组织生产厂家扩大生产规模，最大限度地满足药物、疫苗的需求。

（4）国家卫生健康委员会每日向社会公布疫情、监测和防治工作情况。

（5）其他公共卫生措施：各级人民政府要组织制定宣传方案，运用广播、电视和报纸等媒体，以及宣传画、传单等多种形式开展健康教育，向群众普及防治知识，劝群众取消或推迟赴疫区国家非必要的旅行，劝疫区群众取消或推迟赴非疫区的旅行。

各地卫生行政部门根据疫情流行情况，就实施疫区封锁、交通检疫、停产、停业、停课等措施向当地政府提出建议。

各级卫生行政部门设立统一的咨询热线电话，24 h 解答群众有关疫情防治的咨询、举报和投诉。

# 第十一章 儿童少年卫生

## 第一节 儿童少年卫生概述

儿童少年卫生是保护儿童少年身心健康、促进儿童少年发育的科学，是预防医学的重要组成部分。

### 一、目的和对象

开展儿童少年卫生的目的是通过研究、监测、保健服务、监督，了解处在生长发育时期的儿童少年身心健康与外部环境及遗传的相互关系，改善外界环境条件，减少和控制消极因素，发挥身心发育潜力，提出相应的卫生要求和适宜的卫生措施，以达到预防疾病、增强体质、促进身心正常发育，为成年期健康奠定良好的基础，从而提高生命质量的目的。

儿童少年卫生的研究对象是从出生后的婴儿到发育成熟的青年，年龄范围为 0～25 岁，重点对象是中小学学生群体。

### 二、研究内容

儿童少年卫生研究主要从生物、心理、社会三个方面对儿童少年身心发育规律及其影响因素和干预措施进行综合性研究，探讨生长发育与遗传、环境，尤其是与教育、生活环境之间的关系；儿童少年常见病、多发病预防控制研究，如将视力不良和近视、龋齿和牙周疾病、营养不良和肥胖等预防控制作为研究重点；研究学校急慢性传染病、食物中毒的发生特点、规律和切实有效的预防措施；儿童少年健康监测研究，以青春期少年为重点，开展吸烟、酗酒、滥用药物、暴力伤害、自杀、不良生活方式、网络成瘾、不安全性行为等健康危险行为的预防和监测研究；开展儿童少年心理、情绪、行为问题，以及其与发生或发展的个体素质、人文社会环境、社会变革背景的心理卫生、行为指导、心理教育研究；围绕儿童少年在学习和体育活动过程中可能出现的各种问题进行研究，提出具体卫生措施；研究学校健康教育规划制订和规范化、健康教育实施方法和评价模式。

# 第二节　生长发育及影响因素

生长发育是反映儿童少年个体和群体健康状况的重要内容。生长是指细胞繁殖、增大和细胞间质增加，表现为组织、器官、身体各部位，乃至全身的大小、长短、重量增加和身体成分的变化，属量变；发育是指细胞、组织的分化及功能的不断完善，心理、智力的发展和运动技能的获得，属质变。生长发育过程既受遗传因素影响，又与外界环境因素相关：遗传因素决定生长发育的可能性，环境因素决定生长发育的现实性。

## 一、生长发育的一般规律

### （一）生长发育的阶段性和程序性

生长发育是一个连续过程，不同发育阶段的发育特点不同，根据各阶段的特点，以及生活、学习环境的不同，可将儿童少年生长发育过程划分为六个年龄阶段：婴儿期（0岁）、幼儿期（1～3岁）、学龄前期（4～6岁）、学龄期（7～12岁）、青春期（13～20岁，女童比男童早1～2年）、青年期（21～24岁）。

生长发育有一定的程序性，不同阶段生长发育程序不同。胎儿和婴幼儿期生长遵循"头尾发展律"。从生长速度看，胎儿期头颅生长最快，婴儿期躯干增长最快，2～6岁下肢增长幅度超过头颅和躯干；从粗大动作发育看，儿童会走路前必须先经过抬头、转头、翻身、直坐、爬行、站立等发育阶段。青春期生长遵循"向心律"，身体各部的形态变化顺序是下肢先于上肢，四肢早于躯干，呈现自下而上、自肢体远端向中心躯干的规律性变化。

### （二）生长发育速度的不均衡性

整个生长期内个体的生长速度时快时慢，生长速度曲线呈波浪式。从胎儿到成人，先后出现两次生长突增高峰：第一次从胎儿4个月至出生后1年；第二次发生在青春发育早期，女性比男性早2年左右。由于男性青春期突增期增幅较大，生长持续时间比女性多约2年，故进入成年时其身高高于女性10 cm左右。

### （三）各系统生长模式的时间顺序性与统一协调性

在生长发育过程中，人体各系统的发育进程虽然不平衡，但又相互协调、相互影响和适应，最终在发育成熟时达到统一协调。根据不同组织、器官的不同生长发育时间进程，可将全身各系统归纳为4类不同的生长模式：全身肌肉、骨骼、主要脏器、血流量等生长模式和身高、体重基本相同，有2次生长高峰，称为一般型；脑、脊髓、视觉器官和反映头颅大小的头围、头径等，只有1个生长突增期，其快速增长阶段主要出现在胎儿期至6岁，称为神经系统型；胸腺、淋巴结、间质性淋巴组织等在出生后的前10年生长非常迅速，12岁左右约达成人的200%，其后淋巴系统随免疫系统的完善而逐渐萎缩，称为淋巴系统型；生殖系统在生后第一个 10 年内其外形几乎不发育，青春期生长突增开始后生长迅猛，并通过分泌性激素促进身体的全面发育成熟，称为生殖系统型。

### （四）生长轨迹现象和生长关键期

在外环境无特殊变化的条件下，儿童少年在正常环境下的生长过程按遗传潜能所决定的方向、速度和目标发育，称为生长轨迹现象。但出现疾病、内分泌障碍、营养不良等不利因素时，会出现明显的生长发育迟滞；一旦这些阻碍因素被克服，个体会立即向原有生长轨迹靠近。这种在阻碍生长的因素被克服后表现出的加速生长并恢复到正常轨迹的现象，称为"追赶性生长"。并非所有的疾病恢复过程必然伴随追赶性生长，同时能否使生长恢复到原有正常轨迹，取决于致病的原因、疾病的持续时间和严重程度。如果病变涉及中枢神经系统和重要的内分泌腺，或病变较严重，或体液的内环境和代谢平衡过程长期得不到恢复，就不能出现追赶性生长。

许多重要的器官和组织都有"生长关键期"，而若此期正常发育受干扰，常成为永久性的缺陷或功能障碍。换言之，一旦不能抓紧时机治疗或训练，这些器官、组织即便出现追赶性生长或完全性追赶性生长，也往往是不完全的。例如，青春早期是长骨组织的生长关键期，营养不良、严重疾病等阻碍骨骼生长的因素作用于该阶段，会使骨细胞数量减少，若不采取积极治疗措施，青少年的身材就无法达到其遗传潜力所赋予的水平。

## 二、青春期发育

### （一）青春期基本概念

青春期是个体从童年向成年逐渐过渡的时期。根据 WHO 专家委员会的建议，青春期的年龄区间为 10～20 岁。女性青春期发育的开始早于男性，结束也较早，故女性青春期的时间跨度一般为 10～18 岁，男性为 12～20 岁。

青春期生长发育表现出以下主要特点。

（1）体格生长加速，以身高为代表的形态指标出现第二次生长突增。

（2）各内脏器官体积增大、重量增加，功能日臻成熟。

（3）内分泌功能活跃，生长发育相关激素分泌量明显增加。

（4）生殖系统功能发育骤然加快，迅速成熟，到青春晚期已具有繁殖后代的能力。

（5）男、女外生殖器和第二性征迅速发育，使两性的外部形态特征差异更明显。

（6）心理发展骤然加快，产生相应的心理－行为变化，出现青春期特有的心理－行为问题。

### （二）青春期内分泌变化

青春期内分泌功能活跃，生长发育相关激素分泌量明显增加。一些重要的内分泌腺，如垂体、甲状腺、甲状旁腺、肾上腺、胰岛、性腺等分泌各种高效能的生物活性物质 —— 激素，释放入血液或组织液，和它们各自的受体结合，对某些特定细胞的代谢过程或其中的几个代谢环节，以及对某种酶的活性进行调节，保障各器官、组织的生长、发育及成熟过程顺利进行。

青春期发育的开始年龄、发育速度、发育水平及成熟年龄存在明显的个体差异。出现这些差异的原因来自遗传、环境两个方面。关于青春期的启动机制有多种观点，迄今未完全取得一致。较一致的观点是中枢神经系统、下丘脑－垂体－性腺轴系统对此起决定性作用；其功能状态直接影响或控制青春期发育。

### （三）形态、功能和运动能力发育

以身高、体重为代表（包括身体长度、宽度、围度指标）的形态发育出现生长突增，标志着青春期的开始。生长突增、生殖系统发育和第二性征的共同发育表现，导致男、女两性之间在身体形态方面的差异越来越明显。男性、女性中也分别出现早、中（平均）、晚等不同的成熟类型。这些类型对青少年最终能实现的成年身高和体型特征有重要影响。青春期发育开始后，伴随各内脏器官、系统的发育，心、肺、造血系统的生理功能也发生相应变化。形态发育和功能发育相互促进，使身体的发育渐趋成熟。身体素质是指人们在劳动、生活和体育活动中所表现出来的各器官系统的基本活动能力，主要指标有力量、速度、耐力、灵敏、柔韧性等。运动能力指人体在运动中掌握和有效完成专门动作的能力。青春期素质发育有明显的阶段性。

### （四）性发育

性发育是青春期最重要的特征之一，它包括内、外生殖器官的形态变化，生殖功能的发育和成熟，第二性征的发育，等等。

1. 男性性发育

男性生殖器官分内、外两部分。内生殖器包括睾丸、输精管和附属腺；外生殖器包括阴囊和阴茎。男孩的青春期性发育存在很大个体差异，但各指征的出现顺序大致相似：睾丸最先发育，一年后阴茎开始发育，与此同时出现身高突增。睾丸开始增大的平均年龄为 11.5 岁（9.5 ～ 13.5 岁），实际上只比女性乳房开始发育的年龄晚 6 个月至 1 年。阴茎开始增大的年龄比睾丸的增大晚 6 个月至 1 年，平均于 12.5 岁开始生长突增，2 ～ 3 年即从青春期前的不到 5 cm 增至青春期末的 12 ～ 13 cm。按 Tanner 分期标准，可对男性外生殖器（睾丸、阴囊、阴茎）的发育状况进行综合评价。第 I 阶段（幼稚型）：从出生延续到青春期开始，生殖器大小稍有增加，但外观无变化。第 II 阶段：阴囊开始增大，皮肤略变红，质地有些微改变。第 III 阶段：阴茎长度增加，直径增粗，阴囊进一步增大。第 IV 阶段：阴茎的长度和直径增大都更加明显，阴茎头形成，阴囊继续增大，皮肤颜色变深。第 V 阶段（成人型）：生殖器的大小、形状变为成人型。

随着睾丸的生长，青春期的生殖功能也开始发育。遗精是男性青春期生殖功能开始发育成熟的重要标志之一，也是青春期中、后期健康男性都会出现的正常生理现象。首次遗精一般发生于 12 ～ 18 岁，约比女性月经初潮年龄晚 2 年。首次遗精多数发生在夏季，初期精液主要是前列腺液，有活力的成熟精子不多；到 18 岁左右时，伴随睾丸、附睾等的进一步发育，精液成分逐步与成人接近。首次遗精发生后，男性身高生长速度逐步减慢，而睾丸、附睾和阴茎等迅速发育并接近成人水平。

第二性征发育主要表现为阴毛、腋毛、胡须、毛发改变，还有变声和喉结出现。阴毛一般于 11～12 岁出现，1 年后出现腋毛，再隔 1 年胡须开始萌出，额部发际后移，脸型轮廓从童年型向成年型演变。随着雄激素水平的上升，喉结增大，声带变厚、变长，一般 13 岁后出现变声现象。绝大多数男孩 18 岁前完成所有的第二性征发育。约半数的男孩会有乳房发育，通常开始于一侧，乳晕下出现小硬块，有轻度隆起和触痛感，一般 6 个月左右消退。

2. 女性性发育

女孩生殖器官分内、外两部分。内生殖器包括阴道、子宫、输卵管及卵巢。外生殖器包括阴阜、大小阴唇、阴蒂、前庭和会阴。进入青春期后，在卵泡刺激素、黄体生成素、性激素的共同作用下，内、外生殖器迅速发育。卵巢从 8～10 岁发育加速，以后呈直线上升，重量从 6～10 岁时的 1.9 g 发育到 18～20 岁时的 8.3 g 左右。但在初潮来临时，卵巢仍未完全发育成熟，重量仅为成人的 30% 左右。伴随卵巢的发育，其功能日臻完善，开始排卵后，表面从光滑而变得凹凸不平。子宫的重量与长度在青春期有明显增加，尤其是宫体长度，其增长比子宫颈更明显。与此同时，女性外生殖器也出现明显变化：阴阜因脂肪堆积而隆起，小阴唇变大、色素沉着；大阴唇变厚；出现大量阴道分泌物，性状由碱性变为酸性。

女性性功能发育最重要的指标是月经初潮，它被称为女性性发育过程中的"里程碑"。初潮的发生年龄波动在 11～18 岁，一般在 12～14 岁来潮。欧美发达国家的女孩初潮平均年龄较早，而发展中国家和经济落后地区的女孩初潮年龄较迟，可见初潮年龄的早晚与经济水平及营养状况有关。近年来，伴随社会经济发展和生活水平提高，我国女孩的初潮平均年龄和欧美、日本等国曾出现的现象一样，有逐步提前趋势。

第二性征发育主要指乳房、阴毛和腋毛的发育。乳房发育作为女性进入青春期的第一个信号，平均开始于 11 岁（8～13 岁）。从乳房发育 II～V 度历时约 4 年。乳房开始发育后 6 个月至 1 年出现阴毛，腋毛的出现一般在阴毛出现 6 个月后。身高的生长突增几乎与乳房发育同时或稍前开始，而出现身高突增高峰的时间一般在乳房发育后 1 年左右。

# 三、影响生长发育的因素

## （一）影响生长发育的遗传因素

### 1. 家族

在良好的生活环境下长大的儿童，其成年身高很大程度上取决于遗传。一方面，个体的成年身高与父母的平均身高间存在较高的遗传度；另一方面，父母与子女身高的相关系数有随年龄上升的趋势：这提示遗传因素越在接近成熟阶段表现得越充分，该现象称为生长发育的"家族聚集性"。性成熟早晚、生长突增模式、月经初潮年龄等也与家族遗传有关。据此，儿童成年时的身高可根据当时的年龄、身高、骨龄并结合父母身高等进行预测；女孩还可根据月经初潮年龄和初潮时的身高来预测成年身高。

2. 种族

种族对个体的体型、躯干和四肢长度比例等的影响较大。例如，在美国长大的日本儿童，生活环境与美国白人相近，但其腿长却低于同等身高的白人儿童，虽然他们的身高比同龄的在日本本土长大的儿童高，但坐高 / 身高比值却无变化。骨龄研究也证实，手腕部继发性骨化中心出现的中位数年龄，黑种人自出生后 1 ～ 2 年起就比其他种族领先。东亚各国（中国、日本、朝鲜等）儿童的共同特点是自婴幼儿开始，骨龄一直落后于非裔和欧裔儿童，但在青春期阶段骨的干骺愈合速度却显著超过后两者。这种青春期骨龄成熟的加快现象，被认为是亚洲儿童成年身高矮于白种人的主要原因。

### （二）影响生长发育的环境因素

1. 营养

营养是生长发育最重要的物质基础。适宜的营养不仅能促进健康、生长和智力发展，而且对各种营养相关性疾病（肥胖、营养不良、贫血等）和成年期慢性疾病（心脑血管疾病、肿瘤、糖尿病等）的预防有长期作用。近年来，我国儿童少年膳食营养水平显著提高，但钙、铁、锌、维生素 A 等营养素缺乏依然是突出的问题。

热能是由食物中的蛋白质、脂肪、糖类三类产能营养素提供的。儿童少年每日热能需要量主要由个体的基础代谢率、活动状况和生长速度共同决定。不同发育期的个体热能需要量不同，进入青春期突增阶段者的热能需要量猛增，开始出现显著的性别差异。男孩体重（肌肉）增长快，比同龄女孩需要摄入更多的热能。发育期儿童少年对热能供给量极其敏感，若热能不足，可首先引起体重下降，然后可出现身高增长缓慢或停滞现象；热能供给过多，可引起超重和肥胖。目前，我国儿童少年群体营养不良问题依然存在，但肥胖发生率则在快速增长。应经常通过体重监测对照体重指数正常值，做到膳食热能摄入与机体热能消耗相平衡，这有利于正常发育。

在生长发育中不但需要充足的蛋白质，而且需要一定的优质蛋白质。发育期蛋白质供给量不足和（或）质量差，可导致生长迟滞、免疫功能低下，严重者出现消瘦、矮身材、贫血、性发育落后、智力发育迟缓等问题。牛奶含优良蛋白质和丰富的钙，奶中的乳糖可促进钙的消化吸收。儿童少年每天应摄入 300 ～ 500 mL 牛奶。大豆也属优良蛋白质，且含量高，多吃些豆类及其制品，也可增加优质蛋白质的摄入量。

脂肪对生长发育的影响主要体现于不同类型脂肪酸的作用。"必需脂肪酸"可促进婴幼儿视觉器官发育，维持脑和视觉正常功能，保障青春期性发育。必需脂肪酸缺乏可引起生长迟缓、生殖障碍、皮肤损伤（出现皮疹等）及神经和视觉方面的多种疾病。孕期摄入 n-3 多不饱和脂肪酸（如 DHA）有利于胎儿神经系统发育，提高婴儿认知功能发展水平，并对儿童记忆功能有长期益处。儿童神经行为问题发生可能与相对缺乏 n-3 多不饱和脂肪酸有关。必需脂肪酸摄入过多可使体内的氧化物、过氧化物等增加，对机体可造成多种慢性危害。

糖类是身体主要的能量来源，对保障身体发育、维持大脑功能有重要作用。糖类在体内消化产生的葡萄糖，是脑细胞唯一能利用的能源。若摄入不足，可导致记忆力下降、头昏嗜睡、注意力不集中、学习效率低、体重下降等。膳食纤维能增强肠蠕动，有利于粪便排出，并有降血脂、控制体重等作用。

维生素在生长发育过程中起重要的调节作用。维生素种类多，绝大多数需要每天从食物中摄取。如果长期缺乏某种维生素，可引起代谢紊乱，出现该维生素缺乏症。

（1）维生素 A 对维持正常视觉功能，促进细胞的生长、分化发挥作用。维生素 A 缺乏可导致暗适应能力下降，引发眼干燥症，造成生长发育停滞、骨发育不良、牙齿发育缓慢，甚至影响免疫功能。

（2）B 族维生素、叶酸和生物素等主要参与能量代谢和神经系统的功能维持，是促进身体和智力发育所必需的神经营养物质。

（3）维生素 C 能促进胶原和神经递质合成，促进铁的吸收，提高机体免疫力，对预防疾病、保障正常生长发育起重要作用。

（4）维生素 D 能促进钙的吸收，加速钙沉积于骨骼，促进骨骼、牙齿发育。缺乏维生素 D 会降低对食物中钙的吸收利用，使骨密度降低，生长发育迟缓，并增加将来患骨质疏松症的危险。

矿物质钙对生长发育至关重要，能促进骨骼的生长和健康。钙摄入不足，可引起骨钙化不良、骨密度下降，严重者可导致生长发育迟缓、骨骼变形。

2. 体育锻炼

体育锻炼是促进身体发育、增强体质的最重要的因素之一。运动使体力消耗，产热增加，分解代谢加速。同时，在合理营养的支持下，同化过程加快，对生长发育有促进作用。

体育锻炼促进骨骼、肌肉生长的作用明显。运动可增加骨骼压力，改善骨小梁排列，使骨骼增粗、骨质坚实，并刺激骨骺，使身体生长。经常参加锻炼的儿童少年，身高往往超过不锻炼或很少锻炼的儿童少年。在运动过程中，肌肉紧张地工作，肌肉开放的毛细血管数量增加，肌纤维逐渐变粗，弹性增加，肌力和耐力都得到提高。长期锻炼使关节韧带变得更坚韧，关节灵活性增强。

锻炼时心脏负荷加大，心肌收缩率增强，心排血量增加；长期锻炼可促使心脏容量增大，心肌增厚，静态心率减慢，心功能提高。

运动时耗氧量增多，肺通气量、肺活量显著增加，长期锻炼可使呼吸肌发达，呼吸功能增强。运动能有效调节内分泌系统，使生长激素出现类似深度睡眠中的脉冲式分泌。运动是控制体重、调节身体成分的重要手段。经常运动可使体脂肪含量降低，增加瘦体重。运动时，环境中的空气、阳光、水等因素反复刺激身体，增强机体对外环境改变的应激和适应能力，提高免疫功能。

3. 疾病

各种疾病都可能影响生长发育，但影响程度不同，主要取决于疾病的性质，严重程度，所累及的组织、器官和系统的功能，病程的长短，有无后遗症，等等。

发热是各种感染性和非感染性疾病常见的症状，是机体抵御外来侵害的本能反应。儿童常因感冒等原因发热，只要治疗及时，不引发各种并发症，不会影响生长发育。但持续高热可导致机体功能失调，使食欲下降，胃肠功能紊乱，营养吸收障碍，可导致生长速度减慢。

消化系统疾病包括消化道溃疡、腹泻、原发性和继发性吸收不良综合征、急慢性肝炎等，会阻碍膳食营养素的吸收和利用。寄生虫感染，如蛔虫、钩虫、血吸虫等的感染均可导致营养不良或贫血，影响身体和智力发育。

地方病，如碘缺乏病、地方性氟中毒、大骨节病等都严重影响儿童生长发育。地方性克汀病和地方性亚临床克汀病患儿生长发育落后、身材矮小、性发育迟缓、智力低下等。地方性氟中毒影响骨骼发育，引起氟斑牙和氟骨症等，导致生长发育减缓或停滞。

遗传性疾病可导致生长发育受阻，如唇裂、腭裂等严重影响患者对食物的吞咽及消化吸收功能，导致营养缺乏。先天性心脏病（尤其是青紫型）可导致动脉血氧饱和度下降，全身组织缺氧，严重影响生长发育。唐氏综合征患儿智力、体格发育指标低下，骨发育和性发育延迟。先天性代谢异常（苯丙酮尿症、甲状腺功能减退）等可引起生长发育异常。

4. 生活作息制度

生活作息制度是影响儿童少年身心健康成长的重要因素。合理安排生活作息制度，每天保证足够的户外活动，定时、定量进餐，有充足的睡眠，会对生长发育和健康有良好的促进作用。

人体各组织、器官、系统的活动都有一定的节奏和规律，在合理的生活制度下，身体各部分活动和休息得到适宜交替，有利于生长发育。睡眠对大脑皮质功能的恢复最为重要。睡眠是生长激素脉冲性分泌的高峰阶段，儿童少年应有充足的睡眠，年龄越小，睡眠时间应越长。为保证儿童少年有充足、合理的营养摄入，在注意平衡膳食的同时，还应安排好进餐的数量、间隔时间等。体育锻炼是生活作息制度中必不可少的内容，每天保证 1 h 左右的运动，尤其是户外活动，对增强体质、促进生长发育有重要作用。应减轻学生过重的学习负担，保证课间休息和课外文体活动时间，经常安排适量的劳动活动，注重培养生活能力。

5. 气候和季节

因无法控制其他因素的干扰作用，地理气候因素对生长发育的影响迄今为止尚难得到肯定结论。

我国历次全国规模的儿童生长发育调查都证实，生长发育水平存在显著的南北差异，北方地区男、女青少年的身高、体重均值大于南方。从世界范围看，多数国家或地区的身高都是北高南低。

气候对生长发育有一定的影响。居住在北极圈的因纽特人体重相对重，皮下脂肪层厚，胸廓前后径大，颈和四肢相对短，这种体型适合在寒冷环境中保持体温。赤道热带居民的体重通常较轻，皮下脂肪层薄，胸壁薄，颈和四肢相对长，躯干较小，这种体型适合在炎热环境中散热。

季节对生长发育有明显影响。春季身高增长最快，3～5月的身高增长值等于9～11月的2倍左右。在身高增长较快的季节里，新的骨化中心出现也较多。体重增长的季节差异也很显著，9～11月增长较快，从9月到次年2月的增幅约占全年总增幅的2/3。月经初潮同样受季节影响，我国女孩的初潮较多发生在2～3月和7～8月。

6. 环境污染

在环境污染因素中，化学性污染的危害最直接、最严重。生长发育阶段的儿童少年，对化学性污染物具有远高于成人的易感性，化学性污染物不仅阻碍身心发育，而且会引发各种疾病。

大气污染对儿童体格、生理功能影响的报道较多。交通污染可阻碍儿童肺功能发育。对居住在空气严重受污染的炼钢厂周边地区的儿童的生长发育调查结果表明，污染区儿童体格发育水平较对照区落后，尤以女孩突出。还有研究显示，由于大气污染使紫外线含量降低，污染区儿童的佝偻病发病率（32.2%）显著高于对照区（9.3%）。大气中PM10和PM2.5污染水平与儿童呼吸道炎症、哮喘的患病率呈线性关系。

严重的室内空气污染不仅导致儿童哮喘病的发病率增高，而且会诱发血液系统疾病，影响智力发育。我国学者在一些城市调查时发现，部分室内空气污染程度比室外高数十倍。北京儿童医院报道，90%以上的白血病患儿家庭住房曾在6个月内装修过，造成这一严重恶果的罪魁祸首是有害气体甲醛。

铅是环境污染物中毒性最大的重金属之一。儿童可通过尘土、墙壁、学习用品、玩具色漆、食物等途径摄入铅。铅是多亲和性毒物，能抑制体内很多酶的活性，干扰细胞的代谢和功能；铅中毒的靶器官是全身性的，尤其对神经系统的毒性最强。儿童是铅中毒最易感人群，对铅的吸收率远高于成人，而肾脏排铅能力仅为成人的2/3，因此铅易滞留于儿童体内；微量的铅就可以抑制与血红素合成有关的一些酶类，不仅影响血红素生成，而且可导致许多细胞发生多种代谢功能障碍。铅可影响甲状腺素和性激素的合成，直接抑制甲状旁腺素功能，影响维生素D和钙磷代谢，阻碍儿童体格生长。儿童的血脑屏障不健全，铅容易通过此屏障进入脑内，影响大脑皮质神经元轴突、树突和突触的形成，并选择性地蓄积、作用于海马部位，影响学习—记忆过程。

儿童铅中毒主要表现为注意力不集中、淡漠或多动、记忆力降低、缺乏自信、眼手协调能力差、视觉和听觉能力下降、学习能力和学习成绩低于同龄儿童。有研究显示，儿童血铅为100 μg/L，甚至更低时，就可以出现学习记忆能力的下降，血铅每增加100 μg/L，认知能力可降低2～3个IQ得分。婴儿血铅为100 μg/L时，即可出现神经行为和认知缺陷。铅中毒的其他症状还有贫血、牙齿发育不良、肌肉发育障碍、四肢活动不灵活、身材矮小等。不同血铅水平与儿童的智力及身体发育水平呈负相关。因此，铅对儿童健康的损害无安全临界值，理想的血铅水平应该是零。

环境雌激素是一类环境内分泌干扰物，在体内可模拟内源性雌激素的生理、生化作用或改变其活性，通过多种途径表现出拟天然雌激素或抗天然雄激素的效应。环境雌激素种类繁多，环境污染范围广，在大气、水、土壤、植物、人体和动物组织中均可检出。环境雌激素可通过食物链或直接接触进入人体，与相应受体结合，扰乱正常生殖、内分泌、神经、免疫等系统，从而对机体的生长发育、生殖、肿瘤发生、神经系统功能等产生多方面的影响。生长发育中的儿童对环境雌激素更具易感性。自幼频繁、过量接触环境雌激素，将对男、女生殖系统的发育和未来的生殖能力造成损害。

近年来，物理性环境污染物对儿童少年生长发育和健康的危害引起高度关注。儿童少年长期接触噪声，可导致头痛、头晕、心悸、失眠多梦、记忆力减退等神经衰弱症状。在长期强噪声的刺激下，人体的心血管系统、消化系统、内分泌系统等均可产生功能紊乱或器官损伤。

电磁辐射对儿童少年生长发育和健康的突出影响如下。

（1）影响神经系统发育，射频电磁场可竞争性地结合神经细胞上的突触，干扰神经细胞的重新塑造过程。

（2）引发神经衰弱，特别是长时间操作计算机等可导致头痛、乏力、嗜睡、失眠、多梦、记忆力减退、手足多汗等综合征，脑电波节律紊乱。

（3）影响视力，长时间接触射频辐射，尤其是微波，如上网玩游戏时双眼持续紧盯画面，缺少眨眼动作，可导致儿童少年眼睛出现干涩感，视力模糊、下降，晶状体产生点状或片状浑浊，甚至视网膜脱落，严重的因眼部肌肉过度疲劳痉挛性肌麻痹，导致暂时性或永久性失明。

7. 社会、家庭

人类生存于社会环境中，社会因素对生长发育具有多层次、多方面的综合作用，不仅影响儿童少年体格发育，同时也影响心理、智力和行为发展。社会因素包括政治制度、经济状况、文化教育、卫生保健、社会福利、生活学习环境等，并涵盖家庭结构和家庭生活质量、父母职业和受教育程度、亲子感情联结、个人与社会其他成员的关系等，这些因素相互交织，错综复杂，共同对生长发育产生影响。

社会因素中应用最广泛的概念是"社会经济状况"，该因素可完全独立于自然环境因素，对儿童少年生长发育产生直接影响。一个国家或地区的社会经济状况不断改善，儿童少年群体生长发育水平会逐步提高；反之，则出现群体生长发育的停滞或下降。在发展中国家，生长发育的城乡差异是社会经济状况影响的集中体现。随着农村经济的发展，生长发育的城乡差异在缩小。

家庭是社会的组成细胞，是儿童最重要的生活环境。各种社会因素，如生活方式，社区氛围，居住条件，饮食和行为习惯，父母的性格、爱好、对子女的期望和态度通过家庭直接或间接地影响着儿童少年的生长发育。其中，家庭经济状况、父母文化水平、家庭结构、教养方式等对儿童少年身心发育的潜移默化作用最大。

# 第三节　儿童少年心理发育及心理障碍

## 一、儿童少年心理发育

### （一）大脑发育特点

大脑发育是儿童少年心理发育的基础，有鲜明的年龄特点。

（1）儿童出生时大脑结构已接近成人，脑的重量约为成人脑重的 25%（而此时体重只占成人的 5%）。

（2）婴儿期脑重量增长最快，神经细胞迅速发展，层次增加，神经元加速分化，网络日趋复杂化，轴突变长并向皮层深入。脑形态的这一发展为脑功能的发展乃至整个心理的发展提供了物质基础。

（3）2 岁左右，大脑加速髓鞘化，其程度是脑细胞成熟的重要指标，出现明显的大脑功能不对称性。右脑半球的主要功能是对空间信息进行加工，如辨别方向、距离判断、确认地形、查阅地图等；左脑半球的主要功能是对语言信息进行加工，为积极情绪（如愉悦）的获得奠定基础。男女大脑两半球的功能和反应部位表现出差异。例如：女性在语言技能测试（语音速度、流畅性、语法、词汇创造）方面得分通常高于男性，其阅读障碍、孤独症的发生率也远低于男性；男性则通常在空间能力，如数学、机械、图形分析、构造设计等方面优于女性。

（4）幼儿期脑继续迅猛发展，神经纤维分支显著增多、增长，使神经突触的联系形成和加强，同时神经纤维出现全面的髓鞘化，使神经兴奋的传导更迅速而准确，神经中枢的内联系加强，分化作用提高，条件反射更加巩固和稳定，婴幼儿的脑功能有较大可塑性，早期经验的剥夺将导致中枢神经系统发育停滞，甚至构成永久性损害。另外，生命早期的大脑有良好的修复性，一旦某侧脑半球受损，另一侧会出现代偿功能。

（5）7～8 岁儿童脑的质变加速进行，神经突触分支更多、更密，大量神经环路形成，该阶段大脑额叶迅速增长，皮层内抑制和分析综合能力提高，为学习和记忆的发展创造条件，运动的准确性与协调性也得到发展，行为变得更有意识和主动，此时儿童对第二信号系统——语言和文字的反应尚未完善，对直观形象事物的模仿能力强，而对抽象观念的思维能力差。

（6）9～16 岁是皮层内部结构和功能的复杂化过程阶段，突出表现为联络神经元功能的加强，联络纤维数量猛增。该过程越完善，脑皮层越成熟，联想、推理、概括、判断能力越强。

### （二）儿童少年心理发展特点

心理发展包括动作、言语、认知、情绪、人格、社会适应性等方面，这些方面的发展相互促进、相互影响。心理发展有鲜明的年龄特征，受该年龄阶段的生理发展水平和社会生活环境的影响和制约。

1. 婴儿期

婴儿期的感知运动阶段只有动作性智力活动，没有表象的和运算的智力活动，其心理发展主要表现在粗大运动、精细动作、言语和社会性等方面。婴儿的心理活动是初步的、幼稚的，有目的的记忆、思维和行为活动往往要从 2 岁才开始形成。

婴儿期早期动作发育规律如下。

（1）自上而下：沿着抬头 → 翻身 → 坐 → 爬 → 站 → 行走的方向发展。

（2）由近及远：越接近躯干中心部位的动作发展越早，越远离躯干中心的肢端动作发展越迟。

（3）由粗到细：从大肌肉延伸到小肌肉，儿童先学会大肌肉、大幅度的粗动作，以后才逐渐学会小肌肉的需手眼协调的精细动作。

（4）从整体到特殊，从孤立运动到共济协调：表现为儿童随意运动，在力量、速度、方向、平衡等方面提高，各动作间相互协调。

婴儿期言语发展属反射性发声阶段，用未分化的哭声表达意思，继而出现类似元音的发声，约 5 个月时会用发声做游戏，元音和复音结合，进入"呀呀语"阶段。最早于 9 个月时"呀呀语"可达到高峰，说出第一个特定意义的词语，学会调节、控制发声器官，为真正的言语发展创造条件。10 ～ 15 个月，小儿每个月能掌握 1 ～ 3 个新词；19 个月时能说出 50 个词；此后掌握词汇的速度加快，平均每月 25 个新词，称"语词爆炸"现象。

气质是婴儿出生后最早表现出来的一种较明显而稳定的个人特征。气质类型是指表现在婴儿身上的一类共同的（或相似的）心理活动特性的结合，一般划分为以下 3 种。

（1）容易型：约占总数的 40%，吃、喝、睡等生理功能有规律，节奏明显，易适应环境，情绪愉快而稳定，易接受新事物和不熟悉的人。

（2）困难型：约占 10%，哭闹无常、烦躁易怒、不易安抚，在饮食、睡眠等生理功能活动方面缺乏规律性。

（3）迟缓型：约占 15%，活动水平低，行为反应强度弱，情绪消极，对外部环境和事物的适应较慢。

此外，还有 35% 的婴儿属于上述类型的混合型或交叉型。气质及其类型对了解、预测婴儿的个性发展及其和社会的相互作用方面都有重要意义。

依恋是婴儿与其养育者（通常是母亲）间最初的情感联结，也是小儿情感社会化的主要标志，表现为对母亲微笑、牙牙学语、哭叫、依偎、注视、追踪、拥抱等。依恋的程度与质量直接影响婴幼儿能否获得正常的安全感。缺乏依恋的儿童会出现"分离焦虑"。换言之，婴儿是否同母亲形成依恋，依恋的性质如何，直接影响婴儿的情绪发展、社会性行为、性格特征和对他人交往态度的形成。

2. 幼儿期

幼儿期的心理发展水平在很大程度上取决于动作、言语的发展。动作发育不是孤立的，有赖于感知觉、体格和生理功能的发展，反过来又影响着幼儿的智力、情绪、个性发展。因此，在儿童早期，对动作的发育程度进行测量，常被用来对儿童的心理进行筛查、诊断和测验，评价心理发展水平。

内抑制（大脑皮质的抑制功能）发展是心理功能趋于成熟的重要标志之一。它既可使反射活动更加精确、完善，又可使脑神经细胞得到必要的保护，因而是儿童认识外界事物，调节、控制自身行为的生理前提。随着内抑制的迅速发展，皮层功能对皮层下中枢的调节控制能力增强，同时幼儿的兴奋性提高，表现为睡眠时间逐渐减少，清醒时间相对延长。

幼儿期的主导活动是游戏，游戏对儿童的心理发展会产生重要的影响。通过游戏，幼儿不但可以练习各种基本动作，使运动器官得到充足发展，而且其认知和社会交往能力也能更好、更快地得到发展。游戏还帮助儿童学会表达、控制情绪，处理焦虑和内心冲突，对培养儿童良好的个性品质有积极作用。幼儿期游戏需要家长、教师的积极组织、正确引导，是幼儿教育的重要手段。

幼儿期口头言语发展进入关键期，连贯性言语得到逐步发展。其语言的发展特点是先理解、后表达；先学发音，后用词法、句法。在理解的基础上，逐步学会应用名词、动词、形容词及副词，由此表达性言语相继发展。1 岁半开始，幼儿掌握的词汇迅速增加；3 岁时增加更快；5 岁后增加速度相对减慢。一般而言，幼儿 3 岁时约能听懂 8000 个单词，使用 300～500 个词，能说出自己名字，指出三种以上的颜色，说出有 3～4 个词的句子；4 岁时会使用更多的形容词、副词，懂得代词的含义，能简单叙述不久前发生的事，说出许多实物的用途，读 100 以内的数；6 岁时说话流利，句法正确。幼儿期使用最频繁、掌握最多的词汇是与他们的日常生活关系最密切的词汇，幼儿用这些词汇来描述自身直接观察、感受到的事物、现象。

幼儿期记忆以无意记忆、形象记忆和机械记忆为主；记忆的持久性发展快，但精确性尚差；记忆的策略和元记忆初步形成；记忆容量随年龄增长而增长。思维开始摆脱动作的束缚；言语在其思维发展中的作用日益增强，在动作前即已进行思考，这种思考开始超越时空限制，具备一定的行为目的性和预见性。但是，幼儿的思维还不能离开实物及其表象，对事物的概括往往是非本质的。认知理论将儿童 2～6 岁、7 岁称为前运算阶段。此时由于符号功能出现，儿童开始从具体的动作中摆脱出来，能凭借象征化的格式在头脑里进行"表象性思维"。因此，幼儿的思维更多依赖具体的形象，并且具有经验性、表面性、拟人化等特点。对幼儿认知发展进行评价，常从其感知觉、记忆、言语、概念、判断、推理等方面进行。

幼儿期社会性认识受其"以自我为中心"的心理特征限制。他们尽管能区分自己与他人，但仍然认为他人对世界的看法和自己相同；随着社会交往经验的增加，幼儿逐渐认识到他人不仅有与自己不同的思维和情感，而且即使情况相同也可能有不同的反应。由此，幼儿开始理解他人行动的目的性。

幼儿期情绪分化基本完成，情绪体验已相当丰富。但由于幼儿的内抑制能力较差，情绪往往不稳定，缺少自我控制，常表现得较强烈和高涨。幼儿期的情绪动因、表现方式都与成人不同。这一时期社会情感（道德感、理智感、美感等）已开始发展，且日益加深和丰富。儿童 3 岁时自尊感萌芽，如犯了错误会感到羞愧，怕别人讥笑，不愿被人当众训斥等。到学龄初期，自尊感才开始稳定，这与儿童对自身能力的认识有关，同时受到父母的育儿态度、风格、对他人的评价等因素的影响。

幼儿期个性心理特征初步形成，儿童气质类型的先天性差异在社会化过程中进一步扩大，从而形成独特的个性。幼儿开始在兴趣爱好、能力、气质等方面表现出明显的个性差异，初步形成对己、对人、对事物的较稳定的态度。在教育和环境的影响下，幼儿的自我意识，如自我评价、自我概念、自我体验和自我控制等逐步形成并不断发展。幼儿期形成的个性心理特征及其倾向性有一定的可塑性，会在其后的社会化进程中发生变化，使自己的个性与社会性紧密交织在一起。

3. 学龄期

学龄期学习活动逐步取代游戏活动，成为儿童的主要活动形式，并对儿童心理产生重大的影响。学校学习是儿童在教师指导下有目的、有系统地掌握知识、技能和行为规范的过程，是一种社会义务。

学龄期注意力、观察力、记忆力全面发展，表现为有意注意开始延长，观察力增强，有强烈的好奇心，记忆则从无意识记忆向有意识记忆加快发展。此期是儿童思维发展的重大转折时期，思维逐步过渡到以抽象逻辑思维为主要形式，但仍带有很大的具体性。例如，低年级小学生能熟练演算加减乘除，但对诸如货币价值的理解就很肤浅。具体形象思维向抽象逻辑思维过渡，存在一个"关键年龄"，大约在小学 4 年级（10～11 岁）。低年级小学生对不具体、不形象的概念很难记忆，但机械记忆能力却在飞速发展，通常在 10 岁达到一生的最高峰。低年级小学生还极具模仿能力，想象力的发展也以模仿性想象为主。因此，成人的言行对其行为塑造起关键作用，教师作为他们的崇拜对象，其言谈举止更具楷模作用。

学龄期记忆由机械记忆向理解记忆过渡，已能对抽象的词汇和具体形象的图画表现出同样良好的记忆；模仿性想象仍占主导地位，但在绘画、手工、游戏中，都有大量创造性想象力的迸发。

学龄期社会化日益丰富，促使儿童进一步加深对自我、他人的认识和了解，使自身的个性和社会性都有新的发展。自我意识是儿童心理发展的重要概念，指个体对自己的认识和评价。学龄儿童的自我意识处于客观化时期，不仅正在逐渐摆脱对外部控制的依赖，逐步发展内化的行为准则来监督、调节、控制自己的行为，而且从对自己表面行为的认识、评价转向对自己内心品质的更深入的评价。该时期也是儿童角色意识建立的时期，受社会文化的影响显著，从而促进儿童的社会自我观念形成。这种自我意识的成熟往往标志着儿童个性的基本形成。

学龄期情绪发展进入高级阶段，责任感、义务感、正义感、集体荣誉感、社会道德等高级情感开始落实于行为表现，而且远比低年级时深化。例如，他们不再只是简单地"爱好人，恨坏人"，而且能把这种爱憎感从亲人、班级扩大到国家、人民方面。不过，在社会化进程中若受到消极、不良因素的影响，可使小学生的一些不健康的情绪、情感（如骄傲、自满、专横、懒散、嫉妒、幸灾乐祸等）滋长。

学龄期容易出现攻击行为，表现为对他人的敌视、伤害或破坏性行为，包括躯体侵犯、语言攻击和对他人权利的侵犯。2岁时产生物主意识，有了占有感。出现真正的指向性攻击行为，一般在3～4岁，男孩比女孩更具攻击性。进入小学后，儿童的攻击行为明显减少。由于社会认知能力提高，他们越来越善于区分偶然的和有目的的激怒行为，可以宽容他人无意做出的伤害行为。

## 二、儿童少年心理障碍

儿童少年心理障碍或异常主要是遗传与生物学因素、家庭因素和社会环境因素交互作用的结果。常见儿童少年心理障碍主要表现为学习问题、情绪问题、品行问题、儿童心身疾病、不良习性行为及青春期心理行为问题。

### （一）注意缺陷多动障碍

注意缺陷多动障碍（attention deficit and hyperactive disorder, ADHD）也称儿童多动症，是指以注意力不集中、活动过度、情绪冲动和学习困难为特征的综合征。学龄儿童中的现患率为3%～6%，男多于女（9：1～4：1）。该征病因与家族遗传、神经系统损害、环境毒副反应、不良的养育等多种因素有关。表现特征如下。

（1）过度活动：自幼易兴奋、活动量大、多哭闹、睡眠差、喂食困难，入学后课堂纪律差，无法静心做作业，做事唐突冒失。

（2）注意力不集中：上课时注意力易被无关刺激吸引而分散，无心听讲，东张西望，影响学习。

（3）冲动：易兴奋和冲动，做事不顾及后果，有攻击行为，不遵守规则，缺乏忍耐，不愿等待，难于理解他人的内心活动、表情。

（4）学习困难：学习成绩不良，可有语言理解或表达问题，手眼协调能力差，短时记忆困难。

## （二）学习障碍

学习障碍（learning disorder, LD）指儿童在阅读、书写、拼字、表达、计算等基本心理过程中存在一种或一种以上特殊性障碍。LD 儿童智力正常，无感觉器官、运动功能缺陷，学习困难非原发性情绪障碍或教育剥夺所致。儿童 LD 发病率国外报道为 3%～8%，国内为 6.6%，男多于女（4.3：1），小学多见。发病原因基本同 ADHD，可分类为阅读障碍、数学障碍、书写障碍和非特定的学习障碍。表现如下。

（1）语言理解困难：听理解困难、构音困难、阅读缺乏节奏、文章理解困难、用词或文字不当。

（2）语言表达障碍：说话缺少关系词、语用学不流利、节律混乱、语调平淡、形体语言偏多等。

（3）阅读障碍：阅读时漏字或添字，读同音异义字困难或混用，阅读时多用手指指字；因果顺序表达欠佳，命名困难，写字潦草难看，涂擦过多，不愿写字；等等。

（4）视空间障碍：顺序或空间认知障碍，计算和书写困难，有符号镜像现象，如将 P 视为 q，将 b 视为 d，将 m 视为 w，将 was 视为 saw，将 6 视为 9，将部视为陪，等等；数字顺序颠倒，数字记忆不良；判断方位、距离、图形困难。

## （三）儿童情绪障碍

儿童情绪障碍是以焦虑、恐惧、抑郁、强迫等症状为主要表现的一组疾病，它不一定与成人期的神经症存在必然连续性。儿童情绪障碍十分常见，但由于与正常的焦虑情绪难以区分，特别容易被忽视和漏诊，得不到及时的治疗干预。多数报道认为，儿童期情绪障碍发病率约为 10%，其中以焦虑障碍居多，男女相当，其次为恐惧和抑郁，但儿童期的焦虑、恐惧、强迫和抑郁通常会混杂（合并）出现。

### 1. 焦虑障碍

焦虑障碍指无明显客观原因下出现发作性紧张和莫名的恐惧感，伴有明显的自主神经功能异常的表现，分为分离焦虑障碍和广泛性焦虑症。前者指儿童对父母的离开或离开家产生与年龄不相符的不适应，表现出过度和绝望的焦虑（害怕）感受；后者是指儿童在多数时间和活动时感受无法自控的过度焦虑与担心的状态。焦虑障碍表现为发作性紧张恐惧，担心发生不祥的事情，焦躁不安，抱怨或发脾气，容易哭泣，不愿上学，不愿与同学老师交往，上课注意力不集中、小动作多，学习成绩偏差或下降明显。在行为上表现为胆小退缩，不愿与父母分离，分离时惶恐不安、哭泣，甚至以死相威胁，时有旷课、逃学、辍学发生，并伴有恐惧、强迫症状，可发展为学校恐惧症。此外，还表现为食欲缺乏、呕吐、腹痛或腹泻；夜间入睡困难、睡眠不宁、易惊醒、多梦或梦魇等；自主神经系统功能紊乱，如呼吸急促、胸闷、心悸、头晕、头痛、出汗、恶心、呕吐、腹痛、腹泻、便秘、尿急、尿频等。

2. 抑郁障碍

抑郁障碍指一种不快乐的弥散性心境或感受，患儿通常会表达自己既感到悲伤，又对很多事物失去兴趣，并且易怒。4～18岁儿童抑郁障碍发病率为2%～8%，童年期男女相当，青春期后女性多于男性，重型抑郁障碍发生于青春期以后且易发展至成年期。表现为情绪低沉和不愉快，容易发脾气或哭泣，自我评估过低，不愿上学，对日常活动丧失兴趣，想死或自杀。动作和思维迟缓、活动减少、退缩萎靡、自责自卑、好发脾气和违拗，也可表现出反社会行为，如不听管教、对抗、冲动、攻击、离家出走或其他违纪行为等。躯体症状为头痛、头昏、疲乏无力、胸闷气促、食欲减退、出现睡眠问题等。

3. 恐惧症

恐惧症指儿童对某些事物和情景产生过分的、与年龄不符的、无原因的恐惧情绪，并出现回避与退缩的行为，可影响日常生活和社会功能。大约4%的儿童在发展过程中出现对某一特定事物的特异性恐惧，如对疾病或黑暗的恐惧。儿童期恐惧症女孩多见，多随年龄增长而逐渐消退，可分类为特异性恐惧症和社交恐惧症。前者指对某一特定物体或情景产生恐惧，通常为各种动物、昆虫、锐物、黑暗、雷电、注射、血液、高空、飞行、学校、幼儿园等；后者则指与他人交往时产生恐惧感，害怕去社交场合，怕遇见陌生人，不愿上学和参加娱乐活动，不愿接电话，不愿向老师提问，严重时可引起惊恐发作。恐惧发作通常由某些诱因所致，如遭受突发或意外事件的惊吓、自然灾害或某次重大生活事件的发生，可造成心理应激，引起过度而持久的恐惧反应。恐惧症表现为对某种物体或情景产生强烈、持久的恐惧，常有预期性焦虑，提心吊胆、害怕自己恐惧的事情发生，逃离恐惧现场或回避可能引起恐惧的事情。可伴有自主神经功能紊乱表现，如呼吸急促、出汗、心悸、血压上升等，重者恐惧时可瘫软、昏厥或痉挛。社交恐惧症多发生于青春期，患者脑子里总想着该怎么走路、该怎么说话、该穿什么衣服等。

4. 强迫症

强迫症又称强迫障碍，以强迫观念和强迫动作为主要症状，伴有焦虑情绪和适应困难的心理障碍，包括强迫观念和强迫动作，患病率为2%～3%，男童较多见，可合并抽动障碍。强迫观念表现为不自主重复出现的非理性的思想、观念、表象、意念、冲动等，如强迫性怀疑、强迫性回忆、强迫性穷思竭虑、强迫性意向等。强迫性动作则是重复、有目的、有意图的行为动作，如强迫洗涤、强迫计数、强迫仪式样动作等。强迫行为常导致做事耗时、拖拉和过度关注自身症状，正常活动减少，社交、学习和家庭关系受影响。

**（四）品行障碍**

品行障碍指在儿童少年期反复、持续出现的攻击性和反社会性行为，这些行为违反了与年龄相适应的社会行为规范和道德准则，影响其学习和社会化功能，损害他人或公共利益，严重时可发展为青少年违法。品行障碍大多发生于青春期，男生明显多于女生（6：1～9：1），18岁以下人群中男性发病率为6%～16%，女性发病率为

2%～9%，城市高于农村。影响因素涉及遗传、气质、激素、生化、家庭与环境等。不良家庭环境与品行障碍的发生显著相关，如父母婚姻危机、家庭暴力、父母离异、父母有犯罪史、家庭社会经济状况差等。另外，贫困和低收入也可能是促发青少年违纪违法的潜在因素之一。

品行障碍表现为易怒、固执、敌意、挑衅、恶作剧、斗殴、侵犯和攻击他人、违拗对抗、家庭暴力、破坏财物、虐待动物、撒谎和欺诈、持续而顽固的偷窃、厌学、逃学、离家出走、纵火等，严重时发展为报复、伤人、性侵犯（早孕）、诈骗、偷盗、物质滥用等违法犯罪行为，多伴有反社会型人格障碍。

# 第四节　儿童少年健康监测与常见病预防

## 一、健康监测

### （一）监测对象

被抽选出的监测对象应具有代表性，覆盖所在地区城乡各级学校的学生。为减少样本量，可以普通大、中、小学校不同年级的部分学生为代表，如小学以一、三、五年级，中学以初一、初三、高二年级，大学以一、三两个年级的学生为代表。每一性别－年龄组的监测人数不应少于300人。

### （二）监测时间

一般规定在每年同一时间（如每年的5～8月）内进行。检测人员须事先接受严格的培训，掌握统一的方法和标准。

### （三）监测内容

1. 生长发育状况

生长发育状况是评价儿童少年健康状况的重要标志，可从下列方面挑选指标。

（1）形态指标，如身高、体重、坐高、胸围、肩宽、骨盆宽、上臂围、肱三头肌和肩胛下皮褶厚度等。

（2）功能指标，如肺活量、血压、脉搏。

（3）运动素质指标，如50米跑（反映速度），立定跳远（反映下肢爆发力），斜身引体、引体向上和一分钟仰卧起坐（反映肌力），立位体前屈（反映柔韧性），50米×8往返跑，800米或1000米跑（反映耐力），等等。条件成熟时还可采用问卷调查等方法了解学生的个性、人际交往、社会适应等心理卫生状况。

2. 疾病或异常

疾病或异常包括近视、沙眼、弱视、牙周疾病、肥胖、营养不良、脊柱弯曲、神经官能症等。可通过测定血红蛋白、检查蛔虫卵等方法，筛查贫血和肠道蠕虫感染。

3. 因病缺课状况

因病缺课状况包括月病假率、因病缺课率及病因分析等。

## 二、儿童少年期患病特点

儿童少年期疾病具有鲜明的年龄特征，并和集体生活、学习条件密切相关。

### （一）婴幼儿期

常见呼吸道疾病、消化道疾病、蛲虫病和佝偻病。

### （二）学龄前期

急性呼吸道传染病和上呼吸道感染仍较多，消化道疾病患病率有所下降，肠道寄生虫病、龋齿、沙眼等患病率有较大增加。

### （三）童年期（学龄期）

呼吸道、消化道疾病仍居前列，与卫生习惯和生活条件有密切关系的蛔虫、沙眼感染最多见。近年来，沙眼、蛔虫感染率在城市有较大幅度下降，龋齿患病率（龋患率）则略有上升。与学习生活有密切关系的近视和脊柱弯曲异常等患病率比学龄前大幅增加。结核病、意外事故等与生活环境关系密切。

### （四）青春期（中学阶段）

沙眼和蛔虫感染率明显减少，龋患率也呈下降趋势（与乳恒牙交替有关），而与学习负担有关的近视却逐年明显增多。青春期少女中月经异常（包括痛经）较多见。风湿病、肾炎、肝炎、结核病、胃病等较青春期前有所增多。中学生中慢性鼻炎、鼻旁窦炎较多，是兵役体检不合格的重要原因之一。青春期心理行为问题较为突出，应引起高度重视。

## 三、学校常见病预防

### （一）视力低下

1. 视力低下的定义及流行

视力低下是指眼睛辨认远方（5 m以上）目标的视觉能力低于正常水平。此时，从远处来的平行光线经过眼的屈光系统，提前在视网膜前聚焦成像，因此患者看不清远处的物体形象。主要有两种情况。

（1）眼轴长度正常，而晶状体屈折力过强，称屈光性近视。

（2）晶状体屈折力正常，但眼球前后轴过长，称轴性近视。

据调查，在视力低下中近视所占比例，小学生为50％～60％（其余多为生理性远视），中学生为70％～90％，大学生在90％以上。因此，预防近视是保护学生视力的核心。

2. 视力低下和近视的发生规律

历次全国学生体质与健康调研证实，学生视力低下检出率（80％以上为近视）随学习年限的增加而上升。年龄越小，轻度视力不良者比率越高；随年龄增长，重度视力不良者的构成比逐渐上升，为50％～60％，而轻度者的构成比则从7岁时的70％左右逐步下降到19～22岁时的10％～15％。调查还发现，重点学校学生因学习负担重，视力低下率显著高于非重点学校学生。

3. 近视发生的原因及影响因素

儿童少年近视的发生发展是遗传和环境因素综合作用的结果。环境因素：睡眠时间短和视近工作时间长、躺着看书等因素与学生近视有关。遗传因素：我国有约占总人口2％的高度近视（-6.0 D以上）患者，基本上由遗传导致，其中大多数为常染色体隐性遗传。有家系调查计算出，中、低度近视的遗传度为50.5％，提示近年来学生近视率的大幅增加既与环境因素（如课业负担重、视近负荷增加）有密切关系，也有一定的遗传基础。儿童少年的体质、营养和健康状况在一定程度上可影响近视的形成和发展。

## （二）龋齿

龋齿是一种口腔中多种因素复合作用所导致的牙齿硬组织进行性病损。表现为无机质脱矿和有机质分解，随病程发展牙齿从色泽改变到形成实质性病损的演变。它是在人类中广泛流行的慢性疾病，也是学生常见病之一，流行面广、发病率高、危害大。

1. 流行特点

我国学生龋患率正在上升，各地儿童的龋患率存在以下特点：幼儿园儿童高于小学生，小学生高于中学生；城市高于农村，大城市高于中小城市。龋均（总龋数/受检总人数）和患者龋均（总龋数/患龋总人数）都是反映龋齿患病程度的重要指标。无论龋患率或龋均，乳牙龋都明显高于恒牙龋。乳、恒龋的度数分布有显著差别。据北京市调查：乳牙龋的浅龋（1～2度）率和深龋（3～5度）率分别占47.2％和52.3％；而恒牙的浅龋率高达85.4％，深龋率仅占14.6％。乳龋的好发牙是第一、二乳磨牙（第四、五乳牙），尤其是第二乳磨牙；恒龋的好发牙是第一、二恒磨牙（第六、七恒牙），尤其是第一恒磨牙（俗称"六龄齿"）。乳、恒龋的好发部位有相同之处，都以咬合面为主；乳磨牙、恒磨牙的咬合面分别占好发部位的60％和70％。

2. 致病因素

根据凯斯（Keyes）"三联因素论"，龋齿由细菌、食物和宿主（主要指牙的敏感性）三种因素共同作用造成。其后纽瑟姆（Newbmm）提出，龋齿的发生、发展是相对缓慢的过程，龋病须有充分的作用时间以完成致病过程。他在凯斯理论的基础上补充了一个时间因素，形成"四联因素论"。

（1）细菌：龋齿发生的必不可缺因素。主要致龋菌是变形链球菌，能产生葡萄糖基转移酶，使蔗糖转化为高分子细胞外多糖；多糖诱发变形链球菌的特异性聚集反应，使之易黏附于牙面。变形链球菌的产酸能力强，从而导致龋病。要特别注意细菌、菌斑的相辅相成、共同致龋作用。菌斑（由黏附在牙面上的细菌和糖类食物残屑形成）是细菌在牙面上代谢和致病的生态环境。细菌在牙菌斑深处产酸，酸逐渐腐蚀牙齿，使牙齿脱钙、软化，造成组织缺损而形成龋洞。

（2）食物：糖类（尤其是蔗糖）是主要的致龋食物，不但可酵解产酸，降低菌斑pH，还可通过合成细胞内外多糖的过程，直接参与菌斑的形成和作用。儿童爱吃的带有黏性的甜食、精细糕点、饼干、糖果等易黏附于牙面，或滞留在牙齿窝沟内发酵，诱发龋病。儿童睡前吃糖、饮含糖饮料更易导致龋齿。

（3）宿主：牙齿对龋病的抵抗力或敏感性。对宿主的抗龋力起重要作用的影响因素如下。

①牙齿的形态结构、排列组成，如牙齿的点、隙、裂、沟处易患龋。

②牙齿排列不整齐，拥挤重叠，易滞留食物残渣和细菌，也易患龋。

③唾液的流量越多、流速越快，其清洁牙齿、稀释口腔内酸的能力越强，越有助于抑制龋病发生。

④营养状况：若膳食中缺乏蛋白质、维生素和矿物质（尤其是微量元素氟），将显著降低牙齿的抗龋能力。

⑤全身性内分泌功能改变，如甲状旁腺功能减退、甲状腺功能亢进或减退等病症，都会影响牙齿的抗龋能力。

（4）时间：时间对龋病发生的影响作用表现在两个方面。

①龋病的发生，即从开始形成菌斑到出现一个小的早期损害（大小刚能勾住探针），再发展为龋洞，是一个缓慢的逐步发展的过程，平均需18个月，如能在其不同的发展阶段及时干预，可收到良好的防治效果。流行病学研究发现，所有龋齿的发生都有明显的周期性曲线，一般在牙萌出后2～4年龋患达到高峰，以后逐渐下降，提示在釉质表面的成熟过程中易患龋。

②2～14岁在整个儿童少年生长的过程中都既是乳牙也是恒牙的患龋敏感期，其中6～8岁龋患率的下降是因为乳恒牙交替而出现的假象。实际上，在该年龄期前后5年，都是龋病发病的高峰期。

3.龋齿的预防措施

应针对龋病发生的四联因素采取以下综合措施。

（1）加强口腔保健宣教：教育儿童从小认识口腔保健的重要性，懂得龋齿对健康的严重危害，培养良好的卫生习惯。学校应和家长密切配合，督促孩子从小注意口腔清洁，养成早晚刷牙、饭后（或吃糖果后）漱口、睡前不吃零食的习惯。应强调睡前刷牙比早上刷牙更重要，目的是清除残留食物，减少菌斑形成。要指导儿童采用正确的刷牙方法。

（2）定期口腔检查：防龋工作的重要内容，每年应至少保证一次。每次口腔检查后，学校应认真分析检查和治疗结果，修订预防措施，调整治疗方案。

（3）合理营养和体育锻炼：日常饮食中应供给合理、充分的营养，尤其应注意摄入钙、磷、维生素（尤其是维生素 D），适当多补充优良蛋白质和富含钙的食物及富含纤维素的蔬菜。茶叶含氟量较多，可适量饮用或用茶水漱口。要限制精制糖的摄入。还应加强体育锻炼和户外活动，接受足够的日光，促进身体和牙齿发育，增强抗龋能力。

（4）药物防龋：主要使用氟化物，是世界公认的有效防龋方法，有全身用氟法和局部用氟法两种。前者主要是在低氟地区对饮用水进行加氟处理，使机体摄入氟化物后再转运至釉质。不同地区水源含氟量不同。为确保氟化饮水的安全性，各地应以氟牙症指数（反映人体摄氟量）为饮水加氟的依据。若氟牙症指数大于 0.6，无须饮水加氟。

（5）窝沟封闭：WHO 推荐的一个重要防龋措施。牙面的窝沟，特别是磨牙的颌面窝沟和各牙间的点隙裂沟是釉质发育的薄弱结构，易窝藏口腔细菌并在其中形成菌斑，而且极不易清洁，故最易受到龋蚀的侵害。窝沟封闭利用合成高分子树脂材料的强大防酸蚀能力，将点隙裂沟封闭，像一道屏障，起到隔绝口腔致龋因素侵害窝沟的作用。正确选择适应证，对取得良好的封闭效果至关重要。应重点选择那些牙面深、窝沟窄的牙齿及那些已患早期龋或可疑龋的点隙裂沟进行封闭。封闭乳磨牙宜在 3～4 岁，封闭第一恒磨牙宜在 6～7 岁，封闭前磨牙、第二恒磨牙应在 12～13 岁进行。但其涂料较易脱落，应定期检查和复涂。

### （三）单纯性肥胖

1. 肥胖概述

肥胖是一种常见的营养代谢性疾病。肥胖有两种类型。一种为单纯性肥胖，主要因摄食量过多、"以静代动"的生活方式、缺乏运动等原因引起。另一种是继发性肥胖，因神经内分泌功能失调或代谢性疾病引起。儿童少年时期的肥胖绝大多数为单纯性肥胖。

2. 流行病学

流行病学意义上的肥胖主要指来自筛查的"肥胖状态"，真正意义上的"肥胖症"取决于临床诊断。欧美发达国家儿童少年的肥胖流行率一般为 10%～20%。我国 20 世纪 80 年代肥胖检出率尚低；20 世纪 90 年代开始，超重、肥胖检出率迅速增加；特别是自 1995 年以来，伴随生活水平的迅速提高，我国城市儿童少年超重、肥胖检出率呈成倍增长趋势。我国部分大城市小学男生的肥胖检出率已接近发达国家水平，是儿童少年中的肥胖高危人群。与此同时，部分发达地区乡村儿童中的肥胖率增长趋势也不容忽视。

3. 肥胖发生的影响因素

单纯性肥胖病因复杂，大体可归纳为遗传和环境两个方面。肥胖受遗传影响，有一定的家族倾向。膳食营养、社会经济条件、家庭环境、体育活动等与儿童肥胖的发生有密切关系。在热能摄入的增加超过热能消耗的情况下，多余热能以三酰甘油形式储存于体内，导致肥胖。不良饮食习惯，如吃饭速度快、晚上进食多、爱吃甜食、边吃饭边看电视等都易导致肥胖。社会经济条件对肥胖发生也有很大影响。在发达国家中，低阶层儿童肥胖检出率高于高阶层者数倍以上；而在发展中国家，肥胖儿童主要出现在高阶层人群中。

4. 肥胖易感阶段

儿童少年发生肥胖，有四个较敏感的年龄阶段。

（1）孕后期：孕期 30 周开始，胎儿细胞繁殖迅速，对热量增加的反应敏感。

（2）婴儿期（尤其是生后 9 个月内）：细胞体积迅速增大，易积聚脂肪。

（3）青春早期：无论男女，因身体需要为生长突增准备充足的能源，使下丘脑对饱中枢的抑制作用下降，食欲猛增，易因过食而导致肥胖。

（4）青春后期：生长速度减慢，热量总需求下降，但青少年食欲仍很旺盛，加之某些不良饮食习惯已养成，易使膳食摄入热量超过身体热量消耗，久之引起肥胖。

5. 肥胖预防

应从小养成良好的饮食习惯，纠正偏爱高糖、高脂、高热量的饮食习惯。指导家长掌握科学的儿童营养知识，不应把进食量多少或吃某种食物作为对儿童的奖惩手段。在肥胖发生高峰阶段尤应注意对体重的定期监测。加强体育锻炼与户外活动，应养成每天锻炼的好习惯。学校和家长应协调配合，为儿童营造良好的体育运动氛围。肥胖儿童应限制过量进食，摄取的热量、蛋白质和其他营养素要既能保证生长发育充分，又能使储存脂肪逐渐减少。慢跑、快走、爬山、游泳、有氧体操等都能通过低强度、有节奏、持续一定时间的有氧运动消耗体内多余的脂肪，达到有效减肥、促进健康的目的。

# 第五节　教育过程卫生

## 一、学习的脑力劳动卫生

### （一）大脑皮质功能活动特性

1. 始动调节

大脑皮质的工作能力在刚开始时，因脑细胞和其他相关器官、系统的功能尚处于较低水平，需要一定的启动时间。伴随工作时的能量损耗，工作能力将逐渐提高，该现象称"始动调节"。据此，在学日、学周、学期、学年开始时，规定的学习难度和强度都不宜太大，应循序渐进，逐渐增强。

2. 优势法则

神经中枢能从作用于机体的大量刺激中选择最强、最重要、最符合自己的目的和愿望的少数刺激，使相应区域的兴奋状态占优势，由此在皮层中形成优势兴奋灶。优势兴奋灶的兴奋性高于其他区域，而且能将皮层其他部位的兴奋性吸引过来，加强自己的兴奋度，同时使其他部位呈抑制状态。优势兴奋灶的形成可明显提高学习效率。不过，其持续时间与儿童有意注意时间的长短有关——年龄越小，有意注意时间越短，优势兴奋灶持续的时间也越短。

3. 动力定型

如果儿童体内外的条件刺激按一定顺序重复多次，在大脑上的兴奋、抑制过程及与此相关的神经环路将相对固定下来，形成动力定型。动力定型的形成过程分三个时相。

（1）兴奋过程扩散。

（2）兴奋过程逐渐集中。

（3）动力定型的巩固、完善和自动化。

该过程的形成是儿童长期学习、反复训练的结果。年龄越小，神经系统可塑性越大，动力定型越易形成。因此，有规律的生活作息、良好的学习态度、健康的行为方式应从小培养。动力定型一旦建立，不要轻易改变，否则会加重皮层的工作负担；小儿心理社会应激能力差，甚至可导致高级神经活动的病理反应。

4. 镶嵌式活动

学习中的脑皮层并非全都呈兴奋状态，而是一部分区域呈兴奋（工作）状态，另一部分为抑制（休息）状态。伴随学习性质变化，脑皮层的功能在定位上（兴奋区与抑制区、工作区与休息区）相互轮换，称镶嵌式活动。由于新的镶嵌式形成，大脑各皮层区得以轮流休息。而且，由于新的兴奋区对其周围的负诱导作用，使原工作部位的内抑制加深，从而获得更多的恢复时间。根据该特点，在教学安排中应注意课程性质的轮换，脑力与体力活动交替，以确保脑皮层在较长的时间内保持旺盛的工作能力。

5. 保护性抑制

大脑皮质在学习活动中不断地分解、损耗能量物质。最初，损耗能使恢复过程加强；持续一段时间后，损耗将超过恢复；当发展到神经细胞的损耗超过其功能限度时，大脑皮质即进入抑制状态，产生保护性抑制。此时，神经细胞的功能活性暂时降低，大脑皮质处于休息状态，以防进一步损耗。保护性抑制是一种生理状态，也是早期疲劳的表现，对保护脑皮层免受衰竭发挥重要作用。在教育过程中如果能注意到学生的早期疲劳表现，适当组织休息或安排其他活动，大脑皮质功能活性将很快恢复；如果任其发展，不采取劳逸结合措施，学生的疲劳状态就会持续下去并逐步加重，甚至发展成病理性的"过劳"状态。

（二）影响脑力工作能力的因素

脑力工作能力包括工作速度和工作准确性，直接反映大脑皮质的功能状态。儿童学习能力的发挥在很大程度上取决于脑力工作的能力。脑力工作能力具体体现在学日、学周、学期、学年中的变化规律，是人类生命活动的生物节律表现之一。在组织教学活动时，应顺应这些规律变化，合理安排学习和生活，并进行科学评价。

影响学生脑力工作能力的因素是多方面的，大体可归纳为以下 7 个方面。

（1）年龄：年龄越小，中枢神经和肌肉等系统的功能发育越不成熟。注意时间短，兴奋和抑制过程都易扩散。

（2）性别：小学低年级，应加强对男生言语能力的培养。青春期开始后应加强对女生肌力、耐力的培养，进入高中阶段前就应注意引导部分女生及时实现从形象思维到抽象逻辑思维的过渡。

（3）健康状况：体弱、多病儿童的脑力工作能力低于健康儿童；多动症患儿注意力不集中，脑力工作能力较低。

（4）遗传对智力、学习能力的影响很大，但遗传潜力的发挥有赖于后天生活环境。

（5）学习动机和态度：良好的学习动机能激发学生对实现学习目标的期望，引发他们自觉领悟知识的意义与价值；主动的、专心致志的学习态度易在大脑皮质上形成优势兴奋灶，提高学习效率。

（6）学习生活条件：影响学习能力的外部因素，包括学习环境、作息制度、营养膳食等方面。良好的教室采光照明，适合的课桌椅，充足的睡眠，适当的户外活动、体育锻炼，合理的膳食制度都对提高脑工作能力起保障作用。

（7）情绪和兴趣：良好的情绪和兴趣可刺激交感神经系统，提高兴奋性和机体应激能力，提高学习效率。

## 二、学习负荷的评价

### （一）学习疲劳的表现

疲劳是在过强刺激或过长弱刺激的作用下，大脑皮质细胞功能的损耗超过其功能限度时所引起的一种保护性抑制现象。此时皮层细胞停止工作，人体各器官、系统功能和全身工作能力也处于低潮，早期疲劳由此产生，经短期休息能迅速恢复。疲劳是一种生理现象，是学习负荷达到临界的征兆。根据皮层细胞功能兴奋与内抑制状态，可将疲劳分为早期疲劳和显著疲劳。

### （二）学习疲劳的评价方法

评价学习疲劳的方法很多，选用原则：能直接反映大脑皮质的功能状况；能评定疲劳的不同阶段，早期发现疲劳；便于现场使用，方法简单易行；符合受试者的年龄特征，不增加其脑力负担。

1. 体征与行为观察法

（1）直接观察法：观察学生上课时的行为表现。

（2）间接观察法：询问学生的主观疲倦感觉。

（3）健康调查法：调查患病率，进行生长发育测定。

### 2. 教育心理学方法

从检查注意力、记忆力、理解和思维能力的变化入手，间接测定疲劳对大脑皮质功能的影响，如短时记忆量测定。

### 3. 生理学方法

当脑力疲劳出现时，皮层细胞功能处于抑制状态，其他器官的生理功能也会发生相应改变。所以，可通过测定明视持久度、临界闪光融合频率等视觉功能变化，以及采取皮肤电活动测定、脑电图测定、条件反射测定、血尿儿茶酚胺类物质测定等方法，来间接反映脑力工作能力水平和疲劳程度。

### 4. 生理 – 教育心理结合法

生理 – 教育心理结合法是目前在实践中使用最多的方法，其中最常用的是剂量作业试验和语言强化运动条件反射法，可评价疲劳的两个时相。

# 第六节　学校健康教育和健康促进

## 一、学校健康教育基本概念

### （一）学校健康教育的目标

学校健康教育的根本目标是提高学生对健康的认知，促进学生培养自我保健意识和态度，引导学生自觉采纳和保持有益于健康的行为和生活方式。

### （二）学校健康教育的原则

学校健康教育要注重实用性和实效性，坚持健康知识传授与健康技能传授并重、健康知识和技能传授循序渐进、健康教育理论学习和学生生活实际相结合的原则。

### （三）中小学学校健康教育的基本内容

#### 1. 健康行为与生活方式

健康行为与生活方式使学生能够正确认识个人行为与健康密切相连，形成合理膳食、积极锻炼等健康的生活方式。

#### 2. 疾病预防

疾病预防帮助学生学习认识常见疾病，如传染性疾病的传播、学校生活环境中常见疾病的影响因素，提高对身体的保健能力。

#### 3. 心理健康

心理健康使学生了解心理健康的影响因素，保持积极情绪，发展良好的自我认知，提高心理社会适应能力。

4. 生长发育与青春期保健

生长发育与青春期保健为学生提供正确的生长发育与生殖健康的知识和保健技能，培养学生以健康的方式维护个体及青春期健康。

5. 安全应急与避险

安全应急与避险使学生学习在不同环境下的安全知识，培养相关的技能和应对策略，保证自身和他人的安全。

### （四）学校健康教育的方法

学校健康教育的特征是教育和传播并重。其通常可分为传统教学方法，主要包括课堂教学、讲座、示教等；参与式方法，包括头脑风暴、小组讨论、角色扮演、案例分析、同伴教育等；间接传播方法，主要有大众媒介、视听手段和网络学习等。

## 二、学校健康教育的评价

### （一）学校健康教育评价的类型

1. 需求评价

需求评价在教育活动开展前进行，通过收集信息、了解基本情况，为确定教育的目标、步骤和方法提供科学依据。

2. 过程评价

过程评价目的是保证该活动能按计划顺利进行并达到预期目标。通常涉及对教育计划的组织管理进行评价，包括计划的目的、内容、方法和有关物质条件等方面。

3. 效应评价

效应评价在教育活动的近期、中期进行，分别称为"近期效应评价"和"中期效应评价"，主要针对健康教育活动（或课程）对学生知识、态度和行为的影响发挥作用。近期效应评价侧重于学生知识、态度的转变程度等；中期效应评价主要涉及行为。学校健康教育的最终效果建立在知（识）、信（念）和行（为）的转变上。

4. 结局评价

结局评价在健康教育活动全部结束后进行。它着眼于目标人群的健康状况和生命质量是否得到改变。体现在两个方面：一是效果；二是效益。

### （二）学校健康教育评价的方法和指标

根据评价的目的和性质，可选择使用问卷调查、行为观察、自我评估、访谈、小组讨论等学校健康教育评价方法。

学校健康教育评价指标应尽量选择有代表性、组成相对完整的指标体系，使评价全面、客观，如健康知识、健康信念、健康行为变化，以及生长发育和常见病患病率等。

### 三、健康促进学校

#### （一）健康促进学校的概念

健康促进学校是近些年来全球兴起的健康促进活动的组成部分，也是健康促进理念在少儿卫生领域的体现。其完整定义："学校所有成员为保护和促进学生健康而共同努力。为学生提供完整、有益的经验和知识体系，包括设置正式的和非正式的健康教育课，创造安全、健康的学校环境，提供适当的卫生服务，动员家庭和更广泛的社区参与，促进学生健康。"

健康促进学校的目标人群以学生为主，也包括所有与学生生活、学习密切相关的人，如学校领导、教职员工、家长、社区和媒体工作者。

#### （二）健康促进学校的内容

1. 学校卫生政策

应明确制定并实施一系列有益于促进学生健康的政策、制度，如定期健康体检，改善学生营养，预防、控制常见病，确保男女学生平等，正确处理学校突发事件等制度。

2. 学校物质环境

确保学校建筑设备、场所及周围环境的安全卫生，重视改善饮用水、厕所等设施，保障学生获得良好的生活、学习条件。

3. 学校社会环境

创造一个学生与教职员工间相互关怀、信任和友好的环境，使每个学生的个人优势或特长都得到发挥。鼓励学生积极参与和维护该环境，对有特殊问题（如残疾）的学生提供帮助和支持。

4. 社区关系

学校与家庭、社区团体应保持密切的协作关系，充分考虑家长对学生教育和健康的需求，鼓励社区组织积极、主动参与学校健康促进活动。

5. 个人健康技能

学生和教职员工通过课堂内外各种健康促进活动，获得健康知识、态度和技能，提高自我保健意识，以更强的责任感、更积极主动的态度参与健康促进学校的建立和维护工作。

6. 卫生服务

充分发挥医院、疾病预防控制中心、中小学卫生保健所等本地卫生教育服务机构的作用，鼓励它们向学生、教职员工提供各项基本的卫生服务，参与学校的健康促进活动，帮助校医和保健教师提高业务水平。

# 第七节　学校卫生监督

## 一、学校卫生监督概述

### （一）学校卫生监督的基本概念

学校卫生监督是指卫生行政部门对辖区内学校、企事业单位和个人执行《学校卫生工作条例》（以下简称《条例》）及有关法律法规的情况进行监督管理，对违法行为追究法律责任。

### （二）学校卫生监督依据

学校卫生监督的政策性、法律规范性、科学性和技术性都很强，必须严格纳入法治轨道，确保有效实施。由于其具有综合性强的特点，故涉及的法律、法规较多。《中华人民共和国义务教育法》《中华人民共和国未成年人保护法》《中华人民共和国食品安全法》《中华人民共和国传染病防治法》等明确规定了教育、体育、卫生行政部门，以及家庭、学校和社会各界在完善卫生保健措施、创造保护学生身心健康的社会环境等方面的职责和义务，是学校卫生监督的主要法律依据。

《条例》是我国学校卫生工作的第一部正式法规，也是开展学校卫生监督的基本依据。它明确规定了学校卫生的管理构架：教育部门负责行政管理，卫生部门负责监督指导，两部门协调配合，共同搞好学校卫生工作。《条例》规定了学校卫生监督的工作范围，明确规范了学校卫生监督人员的行为准则。

### （三）学校卫生监督的目的

（1）促使学校明确其卫生工作职责，规范行为，消除卫生安全隐患。

（2）通过对新建、改建、扩建校舍选址和建筑设计的预防性卫生监督，确保校园环境健康安全。

（3）通过对学校的经常性卫生监督，切实保障学生的身心健康成长。

（4）促进学校对教学条件及设施设备的改善和管理，提高学校卫生工作水平。

### （四）学校卫生监督职责

（1）依照《学校卫生工作条例》《中小学校教室采光和照明卫生标准》等国家有关法律、法规和卫生标准，对新建、改建、扩建校舍的选址、建筑设计等实施预防性卫生监督。

（2）对学校传染病管理和学生常见病防治、饮用水卫生、学习与生活环境卫生、公共场所卫生、劳动卫生和安全防护、医疗机构（保健室）设置与人员配备情况、健康教育（心理卫生）等实行卫生监督。

（3）根据《中华人民共和国医师法》《医疗机构管理条例》等法律法规，对学校内设医疗机构或保健室设置、医疗服务、学校预防保健工作进行卫生监督。

（4）在卫生行政部门的组织协调下，对学校突发公共卫生事件进行调查处理。

## 二、学校卫生监督的基本内容

### （一）学校预防性卫生监督的主要内容

学校预防性卫生监督是指按国家相关法律、法规、规范和标准的要求，对新建、改建、扩建校舍的选址、设计进行审查，参加竣工验收。学校建设项目的建设包括选址、设计和施工三大环节，学校预防性卫生监督的工作就贯穿在选址、设计、施工、竣工验收四大阶段之中。

审查的主要内容包括学校选址情况；学校建筑总体布局；教室采光、照明、通风、采暖、黑板、课桌椅设置、噪声等学校教学环境，学生食堂、学校饮用水设施设备、校内游泳馆、校内公共浴室、学生宿舍、学生厕所、学校医疗机构或保健室等学生生活环境是否符合要求；对不符合要求的出具《卫生监督意见书》，对符合要求的发放《建设项目设计卫生审查认可书》。学校建设项目应按《建设项目设计卫生审查认可书》的要求施工，竣工后由卫生行政部门派人员参加验收，符合要求的发放《建设项目竣工卫生验收认可书》，不符合要求的出具《卫生监督意见书》，提出整改意见。

### （二）学校传染病防控卫生监督

学校传染病防控卫生监督主要依据《中华人民共和国传染病防治法》《学校卫生工作条例》《学校和托幼机构传染病疫情报告工作规范（试行）》等法律、法规和规范性文件要求对学校进行监督指导，督促学校建立传染病管理机构，配备专兼职人员落实各项传染病管理制度，依法查处违法行为，预防和控制学校传染病的发生和蔓延。

### （三）学校饮用水卫生监督

学校饮用水的常见类别有市政集中式供水、自建设施集中式供水、二次供水、分散式供水、开水、桶装水、直饮水等。卫生监督主要依据《中华人民共和国传染病防治法》《学校卫生工作条例》《生活饮用水卫生监督管理办法》等相关法律法规，监督内容主要是学校是否依法落实了各项饮用水卫生管理要求。

### （四）学生学习环境卫生监督

学生学习环境卫生监督应以教室为重点，对教室人均面积、教室采光、教室照明、教室微小气候、课桌椅、黑板、环境噪声等内容实施卫生监督检查。

### （五）学校内设医疗机构或保健室卫生监督

学校内设医疗机构或保健室卫生监督主要依据《中华人民共和国传染病防治法》《中华人民共和国医师法》《学校卫生工作条例》《医疗机构管理条例》《国家学校体育卫生条件试行基本标准》等法律、法规和规范性文件，对学校内设医疗机构或保健室的设置、医疗服务、学校预防保健工作进行监督指导，对违法行为依法查处，确保学生的身体健康。

### （六）学生用品卫生监督

学生用品专指学生在日常生活中密切接触，同时有一定卫生质量指标要求的文具、娱乐器具和保健用品。《学校卫生工作条例》第二十七条明确规定："供学生使用的文具、娱乐器具、保健用品，必须符合国家有关卫生标准。"《学校卫生工作条例》第二十八条规定县以上卫生行政部门对学生使用的文具、娱乐器具、保健用品实行卫生监督。学生用品卫生监督的目的首先是防止对使用者产生直接或间接的危害、近期或远期危害；其次是确保这些用品的功效指标符合卫生标准要求。学生用品卫生监督的内容主要是对学生用品生产、经营单位及其从业人员进行监督检查，并检查产品是否符合国家有关卫生标准。

## 三、学校卫生监督的工作程序

### （一）学校预防性卫生监督程序

卫生行政部门根据教育行政部门或学校的申请，开展学校校舍新建、改建、扩建项目的选址、设计及竣工验收的预防性卫生监督指导工作。在接到申请单位提交的《建设项目卫生审查申请书》和相应图纸、资料后，卫生行政部门或会同有关部门，或独立查阅建设单位提交的相关材料，核实材料的真实性、完整性和准确性，同时查阅相关检测（评价）报告，核实建设项目符合卫生要求的情况，指定 2 名以上卫生监督员进行现场审查，核实学校选址、建筑总体布局、教学环境、生活环境、医疗机构等符合相关卫生要求的情况，以及核查建设单位提交的材料与现场实际的吻合情况，并出具相关意见。

### （二）学校经常性卫生监督程序

学校经常性卫生监督大体包括监督前准备、现场监督检查、监督情况的处理、总结四项内容，其中监督情况的处理最重要。对于监督情况的处理，辖区卫生行政部门应做到以下几点。

（1）应当及时将检查情况反馈给被检查单位，针对问题及时出具卫生监督意见书，必要时通报本地教育行政部门，督促学校落实整改措施，对存在违法行为的，应当按照相关法律和规章的规定予以查处，并将查处结果通报本地教育部门。

（2）应当及时将辖区内学校卫生重大违法案件的查处情况逐级向上级卫生行政部门报告，并通报同级教育行政部门，对涉嫌犯罪的，及时移交本地公安机关或司法机关。

### （三）学校突发公共卫生事件卫生监督程序

学校发生突发公共卫生事件后，学校卫生监督的主要职责是配合相关部门对学校突发公共卫生事件应急处置工作的落实情况实施卫生监督。但遇到特殊情况时，卫生法律法规具体执行机构——卫生监督机构也履行一般卫生单位的突发事件处理职责。

# 参考文献

[1] 曹建文，刘越泽. 医院管理学 [M]. 3 版. 上海：复旦大学出版社，2010.

[2] 张岚. 医院会计 [M]. 成都：西南财经大学出版社，2011.

[3] 李启明，杜宇录，刘杰. 医院会计实务 [M]. 北京：北京理工大学出版社，2011.

[4] 金玲. 医院财务管理理论与实务 [M]. 北京：中国财政经济出版社，2010.

[5] 赵宜珍. 医院财务管理研究与实践 [M]. 北京：中国财政经济出版社，2008.

[6] 王振宇，樊俊芝，刘辉. 新医院财务会计制度详解与实务操作 [M]. 北京：中国财政经济出版社，2011.

[7] 曹荣桂，刘爱民. 医院管理学：病案管理分册 [M]. 2 版. 北京：人民卫生出版社，2011.

[8] 徐力新. 新编医院会计实务指南 [M]. 广州：中山大学出版社，2011.

[9] 戴琼. 最新医院会计制度操作实务与报表审计应对 [M]. 北京：中国财政经济出版社，2011.

[10] 易利华. 医院精益管理链 [M]. 北京：中国协和医科大学出版社，2014.

[11] 徐天和，吴清平. 医院统计学：新编 [M]. 北京：中国统计出版社，2014.

[12] 黄明安，袁红霞. 医院管理学 [M]. 北京：中国中医药出版社，2011.

[13] 沈绍武，董亮，张红. 中医医院信息系统规划与设计 [M]. 北京：中国中医药出版社，2013.

[14] 胡春平，谌汉喜，戴海洲，等. 武汉市卫生统计工作实用手册 [M]. 武汉：华中科技大学出版社，2011.